经方临床实战录

吴　鸿　主编

河南科学技术出版社

·郑州·

图书在版编目(CIP)数据

经方临床实战录 / 吴鸿主编. —郑州 : 河南科学技术出版社,2023.7

ISBN 978-7-5725-1235-3

Ⅰ.①经… Ⅱ.①吴… Ⅲ.①经方—临床应用 Ⅳ.①R289

中国国家版本馆CIP数据核字(2023)第105896号

出版发行:河南科学技术出版社

　　　　　地址:郑州市郑东新区祥盛街27号　邮编:450016

　　　　　电话:(0371)65788613　65788629

　　　　　网址:www.hnstp.cn

策划编辑:邓　为

责任编辑:许　静　邓　为

责任校对:龚利霞

封面设计:中文天地

责任印制:朱　飞

印　　刷:河南文华印务有限公司

经　　销:全国新华书店

开　　本:720mm×1020mm　1/16　印张:19.25　字数:302千字

版　　次:2023年7月第1版　　2023年7月第1次印刷

定　　价:68.00元

本书编写人员名单

主编　吴　鸿

编委　胡蒙惠　王凯霞　梁腾云　闫京京

　　　曹盼夏　彭超杰　吴林柯　陈新愿

　　　舒　艳　王晨光　孟　雪　商亚云

　　　郑佩玥　张梦雯　费添添

自　序

　　皆谓中医与中国传统文化一脉相承，博大精深。中医理论天圆地方，抽象难及。中医典籍古奥艰涩，读之如在云里雾里。中医界感慨中医教育成才率低。中医青年学子自嘲学中医难于上青天，缺乏勇气处方看病，难觅信心听天由命。临床病情纷繁，中药药性复杂，生搬硬套，人云亦云。一腔热血渐不见，何以攻难克坚？改弦更张者有之，入他行当者亦有之。默然留守中医岗位者，无为无事不在焉，理法方药不了然，分子基因深其味，全然无我中医魂。熬年头，本职尽，略感悟，已然双鬓斑白。终究一头雾水，行将去远归山。

　　舞象之年，初识岐黄。自此闻得中药香，愿学神农尝百草。曾梦想悬壶济世，以报桑梓，亦憧憬游医四方，独步天下。从脏腑经络到膜原三焦，从天人合一到辨证论治，皆为构筑中医之大厦。师者大咖，旁征博引，纵横千里，诠释不无透彻；吾辈追梦，程门立雪，废寝忘食，求学不无勤勉。然叹其理论实践，各行其道。八年已往，意欲难平。懵懂延续，临床何堪？经方思潮早有涌动，难撼阴阳五行根基。阴阳之说，认识世界，木火土金水，根植于脑膜。确为中华文化之瑰宝，奈何实践成虚无缥缈。一启明星难寻觅，岁月光阴徒蹉跎。

　　吾无聪颖天资，自当勤奋补拙。痛定思痛，涉览典籍，专精医术，心往明医。浩瀚书源，甄别挑选。转习经方，日行千里。《伤寒》《金匮》，事半功倍。条文互参，《本经》相伴。"六经辨，圣道彰"，六经钤百病，阴阳表里间。阴阳当分虚实寒热，知晓表里参机属变。表阳无外麻黄桂枝，表阴无外解表温煦。少阳四逆或小柴胡，厥阴三方无分高低。阳明里实白虎承气，太阴虚寒理中四逆。知常达变，随证治之。一一三方，比类相附。方证相应，寻方顺接。药对病源，屡起沉疴。伤寒杂病，无一不妙。生命奥秘，经方尽解。

　　"传承精华，守正创新"，当为吾辈之努力方向。不言中医学习之艰辛，却已踏寻仲景之足迹。不妄言创新标异，却谨守先圣原意。习以为常者有之，以讹传讹者有之。细微之处发挥，临证之时求真。心神澄清，临证乃无滞碍。医话医理，细思不离法度；录得验案，皆可举一反三；心得体悟，语言虽简却善。不敢爱简畏繁，却积累入微、传承入细。不敢囿于见闻，却小心精思、求疑悟新。不敢得少便足，却博采各家、圆机活法。不敢安于小就，却思辨笃行、履践致远。读书临证，水到渠成，妙不可言。

　　医者不易，慎重为医之道，恪守为医之德。先贤叶天士曰："医可为而不可为，必天资敏悟，读万卷书，而后可借术以济世。不然，鲜有不杀人者，是以药饵为刀刃也。"读书识物，心知其意，科学扬弃，去伪存真。日积月累，厚书变薄，融会贯通，精进医术。医德为先，医者仁心，勿以物欲名利。诊前药后，片言只语，字字精到。不求闻达于天下，但求无愧于心底。付梓成册，以惠后学。

吴　鸿

壬寅年初冬写于中原绿城郑州

CONTENTS 目 录

—— 经方医话 ——

—— 经方医案 ——

—— 经方故事 ——

—— 经方习得（弟子篇）——

经方医话

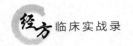
胸口刺痛多可排除冠心病

胸痛的鉴别是所有临床医生的必备技能。作为心血管科大夫，我们会接触大量以胸痛为主要表现的患者，要注意尽早识别危害患者生命安全的胸痛。临证诊疗胸痛时，我们心中永远要有一根无形却绷紧的弦，当听到患者描述胸痛为胸口一过性刺痛，反反复复，短则数秒，长也不过十数秒时，弦就松缓了些许。初步判断，此胸口刺痛多不属于冠心病胸痛。

从现代医学来看，按疼痛性质分类，刺痛属于锐痛，表现为针扎样、放电样。冠心病胸痛属于内脏痛之钝痛，多表现为绞痛、胀痛、闷痛等。

按疼痛部位分，刺痛多属浅表痛，多定位明确、呈局限性；内脏痛为深部痛，多定位不精确且疼痛可放散。

刺痛的产生是由于疼痛信号经外周神经传入了中枢，痛觉形成与消失均迅速且定位明确。部分神经相关性疾病多以刺痛为表现，如肋间神经炎表现为阵发性或持续性针刺样、电击样疼痛；胸椎根神经痛表现为沿胸神经后根分布的放射样刺痛和烧灼样疼痛。

门诊患者所描述的心前区一过性刺痛，持续几秒钟，不定时发作，多为神经性疼痛，归于心脏神经官能症。

冠心病胸痛是由心脏本身病变引起的胸痛，由心肌缺血、缺氧引起，且受饮食、活动、情绪和天气等因素变化的影响。心肌在缺血、缺氧时，会产生部分酸性物质和多肽类物质，刺激心脏自主神经及相应脊髓段，而脊髓段的脊神经所分布的区域均可产生痛觉，即"牵涉痛"。

因此，常见的典型心绞痛表现为胸骨上中段或心前区的压榨性、闷胀性或窒息性疼痛，可放射至左肩、左前上肢内侧，达环指和小指。一般情况下，心绞痛持续时间 1~5 分钟，舌下含服硝酸甘油后缓解。急性心梗是临床急危重症，其疼痛部位与心绞痛相似，但症状更剧烈，发作时间更长，多长于 15 分钟，甚至持续数小时，且含服硝酸甘油无缓解。

可见，若出现胸口一过性刺痛，基本可以排除心肌缺血，排除冠心病。当然，患者其他症状体征及病史亦可以作为辅助参考。

从中医看，胸口刺痛多由瘀血所致，症状多见于胸胁脘腹处，归属于胸痹范畴。胸痹病名由来已久，首见于《黄帝内经》，后张仲景《金匮要略》提出胸痹心痛短气病，现今《中医内科学》教材将胸痹定义为以胸部闷痛，甚则胸痛彻背，喘息不得卧为主要表现的病证。

对于胸痹的认识，百家争鸣。基于中西医结合诊疗模式盛行的时代，有医家将胸痹与冠心病等同；亦有医家认为胸痹与现代医学之循环、呼吸、消化系统疾病均有联系。

我个人认为胸痹是胸部产生的疼痛。胸部即颈部以下、腹部以上区域，正如《医宗金鉴》中提出的"胸者，缺盆之下，腹之上"。《素问》中强调痹为"风寒湿三气杂至，合而为痹也"，《素问直解》云"痹，闭也，血气凝涩不行也"，《中藏经》论"痹者，闭也。五脏六腑，感于邪气，乱于真气，闭而不仁，故曰痹"等。可见，痹是风、寒、湿等邪气阻滞，导致气血滞结不通，不通则痛的表现。故瘀血阻滞于胸部所致的刺痛，理应归属于胸痹。

临证当以活血化瘀止痛为法，针对性选用活络效灵丹，此方出自《医学衷中参西录》，由当归、丹参、乳香、没药4味药物组成。当归、丹参养血活血止痛；乳香、没药行气通络定痛。也可选用丹参饮。

此类病例门诊较为常见。如一位中年患者，来诊急切，自诉心前区刺痛1月有余，于当地医院行冠状动脉血管造影，显示一支血管近端中度狭窄，服药罔效。近2天刺痛发作频繁，持续数秒后缓解，又出现头晕伴头蒙发胀。给予活络效灵丹合柴陈泽泻汤，服药1周即效。此患者心前区刺痛并非心脏病变，虽然检查发现冠状动脉一支血管近端中度狭窄，但患者同时存在诸多心血管病危险因素，应引起重视。

故临床对于胸部疼痛的患者，可以从胸痛的性质给予初步判断，亦需结合患者自身及是否伴有其他症状，必要时给予辅助检查明确诊断。

胸痹不全是冠心病，经方调治为捷径

胸痹是以胸闷、胸痛为主要临床表现的一类疾病。很多患者出现胸痛、胸闷、气短等症状后，常怀疑自己得了冠心病（或心脏病），但心电图、超声心动图、冠脉 CTA 或冠状动脉造影等检查均无明显异常。其实，这类患者所患的大多数不是冠心病，而属于心脏神经官能症。

心脏神经官能症临床极为常见，患者虽无心脏器质性病变，预后良好，但其症状多样，如心前区疼痛、胸闷、气短、呼吸困难、心悸、头晕、烦躁、紧张、焦虑、压抑、失眠多梦等，可长期存在，严重者影响正常工作、生活。

此类患者门诊常见，多由情志诱发，运用经方治疗，往往有奇效。以下为常用于治疗此类病证的经方。

八味解郁汤。该方为黄煌教授经验方，由四逆散和半夏厚朴汤组成，兼有四逆散证和半夏厚朴汤证的特点。四逆散为缓解情志焦虑、紧张的第一方，可让人心胸开阔，心旷神怡。半夏厚朴汤常用来治疗梅核气，但远不局限于此，凡是躯体、精神状态感觉异常者服之均有奇效。二方合用，调治心脏神经官能症效佳。

甘麦大枣汤。该方出自《金匮要略》："妇人脏躁，喜悲伤欲哭，象如神灵所作，数欠伸，甘麦大枣汤主之。"此方甘润平补，养心调肝，安神缓急。原为妇人精神恍惚、情绪不定、心中烦乱、睡眠不安而设。而紧张、焦虑，中枢系统兴奋、抑制过程发生障碍，均可导致貌似冠心病的症状，应用此方有奇效。

温胆汤。这是一个看似简单却非常神奇的方子。比较有名的有《千金》温胆汤和《三因方》温胆汤。其主要组成为二陈汤加枳实、竹茹，功擅化痰浊、调气机。如《血证论》所言："二陈汤为安胃祛痰之剂，竹茹以清膈上之火，加枳壳以利膈上之气。总求痰气顺利，而胆自宁。"无论是外感邪气，还是情志失调，均可引起机体气血运行受阻，气机紊乱。胆居于少阳，可启运全身阳气，通达表里、内外、上下、阴阳。施之于临床治疗心脏神经官能症，疗效显著。

此外，适合应用温胆汤的患者，往往体形中等或偏胖，营养状况较好，面部偏油性，主诉较多，自觉性症状较重，或有失眠多梦、易受惊吓、恐惧感等。

柴胡类方。这是一大类方，如柴胡加龙骨牡蛎汤、小柴胡汤、大柴胡汤、柴胡桂枝汤、柴胡桂枝干姜汤等。柴胡类方使人气机通畅，心神安宁，擅长治疗心脏神经官能症。如何区别使用？其中，柴胡加龙骨牡蛎汤多用于胸闷心慌，烦躁失眠。小柴胡汤多用于胸胁胀满，口干口苦。大柴胡汤在小柴胡汤证基础上用于心下痞硬，腹大胀满，便干或便黏。柴胡桂枝汤在小柴胡汤证基础上兼有发热恶风、汗出身痛等表现。柴胡桂枝干姜汤则多用于胸闷心烦，寒性腹胀，口干口苦，大便稀溏。

有一年轻女性患者，脸色暗黄，缺乏光泽。因情绪激动，出现胸骨处疼痛，紧张时明显，按之稍疼，伴胸闷、气短，口干，腹部按压有抵抗感。纳可，眠差，入睡难，二便调。舌红，苔腻，脉弦细数。查心电图未见明显异常。与患者交谈发现患者情绪紧张，平素易焦虑。诊断为胸痹（心脏神经官能症），给予八味解郁汤加味，服药14剂后胸痛、胸闷、气短等症状已好转八成，情绪亦较前平稳。

当然，并非所有心脏神经官能症皆因情志不遂诱发，也有患者并无诱发因素而出现胸闷、气短等心前区不适症状。此类患者，应明确其病机特点。常用的经方有茯苓杏仁甘草汤、橘枳姜汤、枳实薤白桂枝汤、瓜蒌薤白半夏汤、桂枝去桂加茯苓白术汤等。

枳实薤白桂枝汤、茯苓杏仁甘草汤与橘枳姜汤三方均能治疗胸中气塞。其中，枳实薤白桂枝汤以治疗胸中气塞痞满为主，或痛连胁下，有气向上窜至心胸甚至咽喉之感。茯苓杏仁甘草汤用于兼见舌淡胖、苔腻、脉弦滑等饮阻之征。橘枳姜汤用于气滞明显，自觉心前区如物压迫。

瓜蒌薤白半夏汤与桂枝去桂加茯苓白术汤用于病机以"痰饮停滞"为主的患者，其中，痰浊壅滞较盛者以瓜蒌薤白半夏汤攻逐痰饮，水饮停滞较盛者以桂枝去桂加茯苓白术汤化气行水。

2022年3月接诊一患者，胸闷、气短经常发作，活动后明显，善太息，以呼出为快。曾于当地诊所输液（具体用药不详），无济于事。纳眠可，大便调，夜尿多，起夜2~3次，舌红，苔腻，脉弦细。辅助检查：心电图及心脏彩超均无明显异常。诊断为胸痹（心脏神经官能症），给予枳实薤白桂枝汤合茯苓杏仁甘草汤合五苓散，服药1周后，胸闷、气短明显改善，自觉全身气机顺畅，气足。方证相应，病即速愈。

总之，胸痹患者常见，各项检查基本上不见心脏器质性病变，多数患者不属于冠心病，而属于心脏神经官能症范畴。若不重视治疗，既会影响患者工作、生活状态，又会成为心血管疾病的潜在因素。经方治疗胸痹（心脏神经官能症）具有较大优势，把握方证相应，往往能获佳效。

浅谈胸痹的经方证治

胸痹是以胸部闷痛，甚则胸痛彻背，喘息不得卧为主证的疾病，轻者仅感胸闷、呼吸不畅，重者则有胸痛，严重者可表现为心痛彻背，背痛彻心。冠心病、心绞痛多属此病范畴，但胸痹可不等于如今所说的冠心病。至于胸痹成因，西医说法很多。心衰、胸膜炎、肺炎、肺栓塞、肋骨骨折、肋软骨炎、肋间神经痛、骨质疏松症等引起的以胸痛为主要症状的多种疾病，都可以诊断为中医的胸痹。

从中医角度来讲，东汉张仲景在《金匮要略》中提出胸痹病因病机为"阳微阴弦"，即上焦阳虚，阴寒内盛，痹阻胸阳所致，而阴寒、阴邪者，多认为是寒饮、痰浊、瘀血等为患。至于胸痹的治法，仲景亦是根据病情给予不同的经方进行治疗。现结合临床所见，尝试将胸痹证治分述如下。

从病机论治，想到一位胸痹之饮阻气滞证的患者。患者为 46 岁女性，胸闷，头晕，症状时轻时重，持续 1 月有余，发作时胸中似有重物压迫，善太息，以呼出为快，伴头晕，头脑昏沉；舌淡，苔润，脉弦。服用茯苓杏仁甘草汤合泽泻汤后，胸闷、头晕发作次数屈指可数，又服 7 剂后，皆未再发。《金匮要略》谈及胸痹轻症时曰："胸痹，胸中气塞，短气，茯苓杏仁甘草汤主之；橘枳姜汤亦主之。"该患者仅感胸闷，善太息，以呼出为快，舌脉皆有水饮之象，判断为饮阻气滞之胸痹轻症，气滞未及心下，所以与橘枳姜汤相比，选方茯苓杏仁甘草汤；水饮上泛所致头晕，再合以泽泻汤利水消饮。用方以方证相应为原则，自然能够获得满意疗效。

若饮邪更甚，则成胸痹痰饮壅盛之证。去年 8 月份我诊治过一位 77 岁男性患者，8 年前曾患急性心梗，一直保守治疗，最近 1 周心前区不适频频发作，伴心慌、气短；舌暗红，苔腻，脉弦结代。当天查心电图提示前侧壁导联 ST-T 改变。给予瓜蒌薤白半夏汤与桂枝茯苓丸合方，嘱加 1 两白酒同煎，服 7 剂后心前区不适消失，心慌、气短明显改善，再服 7 剂后，诸症皆无。《金匮要略》

中说"胸痹不得卧，心痛彻背者，瓜蒌薤白半夏汤主之"，与瓜蒌薤白白酒汤相比，前者痰浊更盛。患者心前区不适难以言表，心慌，气短，苔腻，脉弦，与此方方证相应。痰饮壅阻易致气滞血瘀，合桂枝茯苓丸活血化瘀，这也是治疗胸痹常用到的一个方子。

气结在胸又有偏实、偏虚之分，治法自然也不同。一位73岁的女性患者马某，近3个月稍活动后就胸闷、气短厉害，严重时呼吸不畅、心慌，自服速效救心丸缓解。经常胃胀，小便频；舌红，苔腻，脉弦。查心电图：窦性心律，心率65次/分；下壁、前侧壁导联ST-T改变。判断为有形之气滞在胸胁，证偏实，开方枳实薤白桂枝汤合五苓散。7剂服完后，胸闷、气短、尿频均大减，又服7剂后，事日常体力活动而无明显胸闷、气短，小便正常。此方亦出自《金匮要略》："胸痹，心中痞，留气结在胸，胸满，胁下逆抢心，枳实薤白桂枝汤主之；人参汤亦主之。"胸中有气结之感而胀满，或有气上冲之感，苔腻，脉弦，证偏实，枳实薤白桂枝汤主之以泄满降逆；若中阳虚衰、寒凝气滞，此胸痹证偏虚，才用人参汤温中益气、扶助中阳。尿频，乃水气结于下，当以温化，合五苓散助气化。

胸痹证治除了从病机入手，也有不少是从体质入手进行调理。门诊来过一个20多岁的年轻小伙，最近2周学业压力过大，反复出现持续5秒左右的心前区刺痛感；舌淡胖大，有齿痕，苔中后腻，脉弦。从舌脉观其水湿之象明显，予方五苓散合活络效灵丹，1周后，患者喜悦，心前区刺痛已3日未发。这便是以五苓散从整体调其水湿体质，合以《医学衷中参西录》记载的活络效灵丹祛瘀止痛，"治气血凝滞，疮癖癥瘕，心腹疼痛，腿疼臂疼，内外疮疡，一切脏腑积聚，经络湮瘀"。两方合用，得以速效。

体质鉴别。有不少患者从外貌即可一眼分辨出来。例如，一位中年女性，一进诊室门我就发现其体格壮实，脖子短粗，上身饱满，心想这不就是个大柴胡汤人吗？患者说常出现心前区针扎样疼痛，胸闷，头晕，全身乏力。舌红，苔腻，舌下络脉充盈瘀暗，脉弦细。查心电图未见异常。便予方大柴胡汤合活络效灵丹。服后精神状态佳，心前区疼痛、胸闷、头晕、乏力皆无。以大柴胡汤对应调理整体体质，再合活络效灵丹祛瘀止痛，既有方证相对，又应其体质，从而获效。

桂枝体质的患者也是较容易分辨的。也是一位中年女性，体形偏瘦，肤白少泽，每每活动后出现心前区疼痛，胸闷，易情绪紧张，烦躁，自觉胸中、后背发热，口干口苦，胃中不适，眠差。舌淡暗胖大，苔腻，舌下络脉充盈，脉弦。给予黄连汤，服7剂后而诸不适全无。黄连汤出自《伤寒论》："伤寒，胸中有热，胃中有邪气，腹中痛，欲呕吐者，黄连汤主之。"其方证明确，"胸中有热"也可指患者多有烦躁、失眠等，"胃中有邪气"多指心下、胃中不适，其适用人群多为出现心中烦、不得卧、心下痞等证的桂枝体质患者。

说到方证相应而选方，又想起一位50岁女性患者，因生气频繁出现胸闷、胸痛，每次发作持续2分钟左右，有时连带后背疼痛，口干苦，怕冷怕热，常全身汗出，纳差，胃痛，易腹胀，呃逆。舌淡胖，有齿痕，苔腻，脉沉弦。心电图未见明显异常。开柴胡桂枝汤7剂，复诊见精神状态佳，胸痛、后背疼痛已无，余症皆有好转。《伤寒论》中这样描述柴胡桂枝汤："伤寒六七日，发热，微恶寒，支节烦疼，微呕，心下支结，外证未去者，柴胡桂枝汤主之。"此案患者症状与条文所述高度契合，怕冷怕热，时有后背疼痛，为表证；胸闷，胸痛，口干苦，纳差腹胀，为少阳证。遂选柴胡桂枝汤，表及半表半里同解。

仲景把握病机，对疾病施以通、散、利、补、化等不同治法，其审证之细，用药之准，值得后代医家学习品味。对经方的应用，从病机、体质、方证皆可入手，病虽同，方却不同；人不同，方亦不同。今借分析胸痹的证治浅谈一二，再次感慨经方之妙。

被忽视的茯苓杏仁甘草汤

王先生，年近四十，胸闷、气短 3 年，做过心脏、肺功能等多项检查均未见明显异常，屡进补气养血类药物无效，甚苦于此。其人体形偏胖，诉 3 年来时常感到胸闷、气短，善太息，以呼出为快，稍从事体力活动则气短更甚，易困倦，纳眠一般。舌淡胖，有齿痕，苔腻，脉弦。用方茯苓杏仁甘草汤，只三味药：茯苓 45 g，杏仁 15 g，甘草 15 g。用药 1 周后，胸闷、气短大减，不过 2 周，顽疾竟愈。

茯苓杏仁甘草汤是《金匮要略》中的一个小方，常被临床忽视。说它小，是因为其组成只有三味药物，原方记载茯苓三两，杏仁五十个，甘草一两。以茯苓为君，作用于中焦，可健脾化痰逐中焦之水，平上冲之气，利水化湿，水利则气畅；臣以杏仁，作用于上焦逐胸中之水，降肺之逆气，又可开胸散结，令肺气往来流利，气畅则胸中水液得布；甘草为使，既可健脾和中，补养肺气，又无壅滞之患，不会阻碍茯苓利水渗湿的功效，而可助增茯苓、杏仁输布水气津液之力，使胸痹去而气不短。从药物组成就可以看出，茯苓杏仁甘草汤所主之证应为"饮停气阻所致胸痹之轻证"，其方证为胸中气塞、短气。经典条文亦是这样论述的。

说茯苓杏仁甘草汤易被忽视还有一个原因，是记载它的经典条文实在甚少，只《金匮要略》中"胸痹，胸中气塞，短气，茯苓杏仁甘草汤主之；橘枳姜汤亦主之"。普遍认为，此条贯以"胸痹"，复言"短气"，不言"胸痛"，但言"气塞"，故所主之证为饮停气阻之胸痹轻证，方证为胸中气塞、短气；若气滞及心下与胃，再考虑橘枳姜汤。所谓胸痹之证，如果与现代医学相对应，胸痹不仅局限于冠心病之胸闷胸痛，还可涉及呼吸、消化、神经等多系统疾病，临床应用本方时要明晰病机，对证施治。对于经方的应用要依从经典原文，而又不拘泥于经典原文。

　　茯苓杏仁甘草汤治疗的是饮停气阻之胸痹，治法为健脾利水、理气宽胸。那么以方测证，本方所治患者除了有"胸闷、气短"的症状，也当兼见饮停湿阻气滞之象，比如胃脘部不适、食欲不佳、便溏、肢体困倦等，其舌脉或为舌质淡，舌体胖大，边有齿痕，苔腻，脉弦滑等。如今人们生活水平较高，或饮食无度，或嗜食肥甘，或不忌冷热，均易损害脾胃功能，致使中焦运化失司，水气津液无以通行输布，聚而化生水饮湿邪。水饮上犯心肺，肺失宣降、气机出入失常，清浊失司，则致胸痹，出现胸闷、气短的症状；湿困中焦，则发为胃脘部胀满不适，食欲不佳，大便稀溏；湿困四肢经络，则见肢体困倦。

　　若饮停湿阻气滞日久，亦可导致气血阴阳虚弱，以及瘀血、痰浊等病理因素出现，胸闷、气短之症更重，甚至出现胸痛，可见饮停湿阻气滞在胸痹发展过程中占据重要地位，以茯苓杏仁甘草汤利水逐饮、行气宽胸。若兼见胸部刺痛，舌色偏暗，舌下络脉瘀暗，脉涩等属瘀血阻脉者，可合用丹参饮活血化瘀；兼见水饮上泛所致头晕，可合以苓桂术甘汤温阳化饮；兼见胸胁不适，口苦，咽干，食欲不佳，脉弦等属肝脾不调者，可合用小柴胡汤治疗。临证辨治胸痹时还需要注重脾胃功能以及气血津液代谢的调节。

　　仅三味药便使王先生3年顽疾得愈，也可见经方药简、价廉、效显的特点。小方亦可治顽疾，经方的妙用不容忽视。

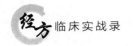

千年误解肾气丸

　　肾气丸出自《金匮要略》，书中提及此方治疗脚气上入、少腹不仁、虚劳腰痛、短气有微饮、男子消渴、女子转胞等病证。传统教材中将其归于补阳剂。方由干地黄八两、薯蓣四两、山茱萸四两、泽泻三两、茯苓三两、牡丹（去心）三两、桂枝一两、附子一两，八味药物组成，配伍特点为大量滋阴药中加少量温阳药，医家多以"阴中求阳"论之——即认为肾气丸是一个补肾阳的方子。这可能是一个千年错误。

　　仲景原文中有关肾气丸的描述均无明显阳虚之征象，反有"烦热不得卧"的表现。张景岳提出"阴中求阳"是指于温阳药中佐以少许滋阴药，以达到补阳的目的。若参考景岳理论，肾气丸更符合"阳中求阴"。

　　其次，经方方名颇有讲究，大部分方剂直接以君药为名，少数涉及功效。仲景虽未明言此方为补阴或助阳，但名其为肾气丸而不是肾阳丸或肾阴丸，表明此方是补益肾气之方。

　　《千金方衍义》载："此肾气丸纳桂附于滋阴剂中十倍之一，意不在补火，而在微微生火，即生肾气也，故不曰温肾，而名肾气。"《医方集解》亦云："《金匮》又用此方治脚气上入，少腹不仁；又治妇人转胞，小便不通；更其名为肾气丸，盖取收摄肾气归元之义。"如此看来，将肾气丸作为补肾助阳的代表方剂实非仲景原意。

　　现今医家运用此方时，对于生地黄、熟地黄、桂枝、肉桂的选择各有千秋。之所以将此方用于肾阳不足之人，多是将原方中干地黄换作熟地黄、桂枝换作肉桂，并加大肉桂、附子药量占比。正如市场上的桂附地黄丸、金匮肾气丸，细看药物组成，均是以熟地为主，故论其功效为温补肾阳，毋庸置疑。此类肾气丸并非仲景之肾气丸。

　　以《金匮要略》成书之期推算，原方中干地黄应为生地黄，桂枝应包括桂枝与肉桂。《神农本草经》记载干地黄"味甘、寒"，善于"逐血痹，填骨髓，长肌肉"，治疗妇人转胞、虚劳腰痛、少腹不仁等，而现今药材中生地性寒，熟地性温，且熟地黄首载于宋《本草图经》，制作工艺为"九蒸九晒"，据考证，仲景时代尚无此工艺。故于宋之前均为生地黄，即原方中干地黄应为生地黄。

《神农本草经》谓牡桂"味辛，温，主上气咳逆，结气，喉痹，吐息，利关节，补中益气"，含有桂枝通阳、肉桂温阳之意，至唐宋时期，才有桂枝、肉桂之别。

从用药来看，干地黄（生地黄）八两加泽泻、牡丹等寒性之品，全方乃以寒为主，故以生地黄为君，养阴益精；山茱萸、山药为臣，补阴、敛精、益气；桂枝、附子为佐，补肾助阳、鼓舞肾气，使阴得阳助；茯苓、泽泻、牡丹皮为使，补气、利水、活血，沟通全身。诸药配伍，肾气运化无穷，阴得阳助不竭。即肾气丸主要功效为滋补肾阴。滋补肾阴为什么用附子、桂枝？"肾气丸"中"气"分阴阳，肾阴需得到肾阳的温煦助化，否则如一潭死水，看似清晰明净，实则丧失生机。通常认为肾气丸补肾阳，六味地黄丸补肾阴，其实，二者皆为补肾阴之品。

肾气丸以补肾阴为主，但调整用药、用量，亦可以助阳。临床中，应辨证论治，古方今用，以上古方更好地服务于当今社会大环境下的人群，所需即所用。选药亦可灵活多变，偏于阴虚，选用生地黄；偏于阳虚，选用熟地黄，或生地黄、熟地黄并用。

至于桂枝、肉桂之别，原书中有关肾气丸条文共五条，处于正文四条中均明确提及小便，附方中有关"脚气上入、少腹不仁"的叙述未有小便。因此，多用桂枝助气化，使小便利，诸证愈。若患者怕冷明显，可选用肉桂温肾水，配合附子助命门之火。

退一步讲，桂枝、肉桂同用也并非不可。仲景已用实际行动告知后人，药同量异则主治各有所主，《伤寒论》中就有桂枝汤、桂枝加芍药汤与桂枝加桂汤同方异量的先例。我们更要学以致用，懂得创新。

经常有患者询问："我有点虚，是不是得吃点肾气丸补一下？"看似普通的一句话，往往使人哭笑不得，暗含现今人群对肾气丸的诸多误解。

如果用专业知识解读，这句话既对也不对。对是因为肾气丸确实是治疗虚劳的专方，不对是因为肾气丸不是保健药，有其适应证。肾气丸的经典方证为：

（一）虚劳腰痛，少腹拘急，小便不利者，八味肾气丸主之。(《金匮要略·血痹虚劳病脉证并治》)。（二）夫短气有微饮，当从小便去之，苓桂术甘汤主之。肾气丸亦主之。(《金匮要略·痰饮咳嗽病脉证并治》)。（三）男子消渴，小便反多，以饮一斗，小便一斗，肾气丸主之。(《金匮要略·消渴小便不利淋病脉证并治》)。（四）问曰：妇人病，饮食如故，烦热不得卧，而反倚息者，何也？师曰：此名转胞，不得溺也。以胞系了戾，故致此病，但利小便则愈，宜肾气丸主之。(《金匮要略·妇人杂病脉证并治》)。（五）崔氏八味丸。治脚气上入，少腹不仁。(《金匮要略·中风历节病脉证并治》)。

结合临床，应用此方要把握以下几点：一是腰酸腰痛，肾虚则腰酸腰痛，正所谓"腰者，肾之府，转摇不能，肾将惫矣"；二是口干、尿频，阴精耗损、固摄失常；三是饮食如故，阴虚之人食欲多正常；四是脉沉细（弱），表明机体诸虚不足。

曾有一老妪，稍活动即胸闷气短，全身乏力，四肢关节疼痛，常感腰酸，纳眠可，二便正常。舌紫暗，苔腻，脉沉弦无力。给予肾气丸改汤剂，用15剂后胸闷基本上消失，整个人精神了许多，后予原方巩固。脉证合拍，见效神速。

青年高血压的"两种治疗思路"

高血压已不再是老年人的专属，其发病人群逐渐呈年轻化趋势。相较于老年人，青年人群受熬夜、饮食不节制、缺乏运动、生活压力大及人际关系复杂等内在或外在因素影响，血压波动在临界值以上，称为"青年高血压"。

青年高血压有其独到的治疗优势。此类人群处于高血压初起状态，多为轻度高血压，若服用中药调理，兼顾改善生活方式，往往能够将高血压遏制在萌芽时期。临床治疗青年高血压可采用以下两种思路。

第一，从体质治疗青年高血压。

青年人常常具备柴胡体质特点，一身正气、性格坚韧；肌肉紧实；情绪不稳定，易受外界因素的影响。为什么这么说呢？青年多指18~44岁人群，他们处于人生的巅峰时期，具有勇于挑战、敢于奋斗的拼搏精神，但同样也承受着来自社会、家庭、自身的压力，可能长期处于严重睡眠不足、精神过度紧张、交感神经亢奋状态，常表现为情绪失控、失眠、焦虑、抑郁甚则躁狂。自主神经功能紊乱、交感和副交感神经失衡与青年高血压的发生、发展也密切相关。

柴胡类方，是以柴胡为主的一类方剂，适合柴胡体质患者。柴胡类方对于高血压伴抑郁障碍、躯体感觉障碍人群具有良好的疗效。柴胡有降压、镇静、抑制自发运动、延长睡眠时间、抗抑郁等作用。此类方剂有大柴胡汤、柴胡加龙骨牡蛎汤、小柴胡汤、柴胡桂枝汤、柴胡桂枝干姜汤等。

《伤寒论》及《金匮要略》中涉及的大柴胡汤原文较多，如"呕不止，心下急，郁郁微烦者，为未解也，与大柴胡汤，下之则愈""热结在里，复往来寒热者，与大柴胡汤""心中痞硬，呕吐而下利者，大柴胡汤主之"及"按之心下满痛者，此为实也，当下之，宜大柴胡汤"等。

由此可见，大柴胡汤证为热证、实证，可见胸胁苦满，或恶心呕吐，或下利，或腹胀，或便秘，或心烦易怒。故大柴胡汤适用于体格、体力均壮实的青年高血压患者，按压此类患者上腹部及右胁下时出现抵抗感或压痛，且患者多见舌红苔腻、脉象弦滑有力。

柴胡加龙骨牡蛎汤主"胸满烦惊，小便不利，谵语，一身尽重，不可转侧者"。"胸满"常表现为胸胁苦满、默默不欲饮食、心烦等柴胡证；"烦惊"表现为精神紧张、焦虑、烦闷忧郁、胆怯易惊、失眠等主证；身重、腹胀、小便不利和谵语等可作为客证。故柴胡加龙骨牡蛎汤适用于精神心理症状较为明显的青年高血压患者，抑郁和焦虑混合状态，胸闷烦惊。

柴陈泽泻汤为经方名家江尔逊先生治疗眩晕的经验方，由小柴胡汤、二陈汤、泽泻汤加上天麻、钩藤、菊花而成。以药推测方证，此方应有柴胡证、二陈汤证、泽泻汤证，且天麻、钩藤、菊花降压效佳。本方不限于高血压的治疗，对于符合方证的其他疾病亦可选用。故柴陈泽泻汤适用于头晕、视物旋转为表现的青年高血压患者，兼心烦喜呕、口苦、脉弦等柴胡证。

第二，从风、痰、虚治疗青年高血压。

中医并无高血压之病名，多根据患者临床症状，将其归于眩晕范畴。早于《黄帝内经》中就有"诸风掉眩，皆属于肝"的论述，后世医家朱丹溪、张景岳分别提出"无痰不作眩""无虚不作眩"。青年人群喜食肥甘厚味，日久痰湿内存；过度消耗身体，以致机体亏虚。故多从风、痰、虚论治青年高血压。

从风论治，天麻钩藤饮功专肝肾不足、肝风上扰所致青年高血压。机体肝肾不足常见形瘦面暗、腰酸背痛、乏力、走路不稳等；风邪上扰常见头晕、耳鸣、头痛、失眠、脉弦等。药随证立，天麻、钩藤、石决明、栀子、黄芩息风除烦；杜仲、牛膝、益母草、桑寄生滋补肝肾；夜交藤、茯神安神。故提炼天麻钩藤饮证为：头晕、心烦、乏力、舌红、脉弦。

从痰论治，半夏白术天麻汤擅治痰浊内扰所致青年高血压，其功能正如方歌所述"眩晕头痛风痰盛，痰化风息复正常"。风痰之风论治区别于天麻钩藤饮，是由痰浊亦可化风，根在于痰。此方适合半夏体质，该体质患者体形多肥胖、皮肤较滋润、双眼灵动且双眼皮。故提炼半夏白术天麻汤证为：半夏体质、头晕、头痛、头部沉重、呕吐、舌淡胖、苔滑腻等。

从虚论治，肾气丸主治肾气不足所致青年高血压。追溯至原文，肾气丸可使腰痛得减、少腹得和、微饮得消、烦热得除、小便得利。此方于大量滋阴之品中少佐补阳药，沟通肾中阴阳以助肾气，肾气充则血压得控。故提炼肾气丸证为：腰酸、腰痛、脉沉细等。

最后，仍需强调一点，生活方式的调整不可忽视。前人早就强调"法于阴阳，和于术数，食饮有节，起居有常，不妄作劳"的养生法则，换句话说即管住嘴、迈开腿、勿熬夜。临床使用此两种思路治疗青年高血压，配合患者自身努力，如此医患合作，共调血压，疗效则不言而明。

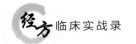

失眠治疗体会

失眠患者，或精神不振、郁郁寡欢，或情绪暴躁、烦躁易怒，或气血失调、心神不守，或脾胃失和、心烦不宁。轻者睡眠质量下降，重者则会影响工作、生活，苦不堪言。

中医药对于失眠的辨治具有其独特的优势。在此记录一点治疗失眠的体会。

现在社会发展迅猛，生活节奏加快，加之近年受新冠疫情的影响，越来越多的年轻人出现思虑过度，情志不遂，轻则表现为失眠，重则出现抑郁症、焦虑症等精神心理疾病。此种情志不遂所导致的失眠，常以温胆汤或柴胡加龙骨牡蛎汤来治疗。

温胆汤又名壮胆汤，出自《三因极一病证方论》："治大病后虚烦不得眠，此胆寒故也，此药主之。又治惊悸。"用于治疗半夏人的神志异常，常伴惊恐胆怯。

柴胡加龙骨牡蛎汤出自《伤寒论》第107条："伤寒八九日，下之，胸满烦惊，小便不利，谵语，一身尽重，不可转侧者，柴胡加龙骨牡蛎汤主之。"用于治疗柴胡人的神志异常，常伴抑郁焦虑。

有位失眠患者给我留下了深刻的印象。此患者于六年前因情志不调附加工作环境嘈杂，出现睡眠欠佳，入睡困难且眠浅易醒，先后就诊于上海、北京、郑州等地知名医院及我院精神心理科，口服抗焦虑药物缓解症状，帮助睡眠，效不佳。1月前再次出现严重失眠，伴心前区及左侧肩胛骨处不适，自觉后头部、腹部、右下肢等处肌肉紧张，腹胀，嗳气，惊恐。观此患者为半夏人，故给予温胆汤合半夏厚朴汤，治疗3个多月，患者痊愈，自行停服抗焦虑药物。

气血失调也是失眠的主要病机，临床多见于女性患者，无明显情志不畅，但神疲乏力，问及原因，因长期睡眠不佳，导致身体困乏倦怠，精神不振。对于此类体虚失眠的患者，常以酸枣仁汤或黄连阿胶汤来治疗。

《金匮要略》记载："虚劳虚烦不得眠，酸枣仁汤主之。"用于虚劳性失眠，其特征为稍劳则累、烦。

黄连阿胶汤出自《伤寒论》第303条:"少阴病,得之二三日以上,心中烦,不得卧,黄连阿胶汤主之。"用于阴虚之失眠,其特征为内热躁扰,不易困乏。

一患者失眠2年有余,睡眠时好时差,严重时辗转反侧、彻夜难眠,间断口服地西泮片、乌灵胶囊助眠。失眠逐渐加重,助眠药效欠佳,入睡困难,眠浅易醒,醒后难再入睡。伴情绪低落,心烦,易急躁。月经量少,淋漓12日方尽。舌红,苔腻,脉弦数。给予黄连阿胶汤加味,服药近1个月后,精神状态佳,睡眠好转,心烦、入睡困难、易醒基本未再发。

也有患者合用或单用栀子豉汤、半夏秫米汤、四逆散调治失眠,效果较好。心中烦热者选用栀子豉汤;兼见胃脘胀满不适者选用半夏秫米汤;情志不畅者则选用四逆散。

我曾治疗一位失眠3年的患者,其睡眠质量差,每晚入睡2~5小时,次日自觉心跳快,易汗出。纳欠佳,时呃逆,二便正常。舌红,苔腻,有齿痕,脉沉细。给予酸枣仁汤合栀子豉汤合半夏秫米汤。服药2周后,即可快速入睡,睡眠质量明显改善,精神可,自觉心跳快已无,汗出已无,未诉其他不适。

治疗腹胀的几张经方

腹胀是临床常见症状，多为患者主观上感觉腹部胀满，伴或不伴消化不良、腹泻、便秘、嗳气、烧心等症状。引起腹胀的病因多种多样，以消化道疾病最为常见。其中对于功能性腹胀，中药治疗效果甚好，常用的经方也很多，如《外台》茯苓饮、半夏泻心汤、叶氏茯苓饮、厚姜半甘参汤等。

《外台》茯苓饮最早载于《外台秘要》，后经宋代医家整理《金匮要略》时收录于附方之中，"《外台》茯苓饮：心胸中有停痰宿水，自吐出水后，心胸间虚，气满，不能食，消痰气，令能食"。多用于胃部不适、食欲尚可的患者，症状出现的原因可从痰水内聚而起，导致中焦运化功能失常，从而出现了腹胀、气满不能食。

《外台》茯苓饮所治不能食，并非完全不能食。此类患者尚有食欲，只是因气满而致食下下，所以治法应专注于消痰水、行气以使中焦功能恢复正常。水气凌心，可多伴有心悸、气短等症，胃胀一除，心悸、气短等症随之消失。

《外台》茯苓饮共有6味药物，或攻或补，以消水气、逐痰饮、健运中焦为主要目的，可谓针对性极强，邪去正复，中焦调和，自能进食，真正做到药简而效宏。门诊患者安某，腹胀1天，未进食，欲食食不下，伴有心慌、气短，给予《外台》茯苓饮6剂，服后胃胀已无，进食正常，心慌、气短随之亦无。有是证，用是方，故收全效，不足为奇。

半夏泻心汤出自《伤寒论》，以心下痞为主证。当然，患者来诊并不言"痞"，而诉"腹部胀满""胃部堵""自觉不消化""心口满"等，常伴有食欲不振的表现，或有恶心感，或食后胃胀、泛酸等。故临床应用本方主要把握"心下痞，不欲食"。

临床上急慢性胃炎、胃溃疡、十二指肠溃疡、食管炎、胆囊炎等一系列消化系统疾病，凡是见到胃脘胀痛、痞满、纳差不欲食、吞酸、反胃呕吐等症，可用半夏泻心汤施治，皆具卓效。

　　试举一例，患者周某，胃脘部不适，纳差，自觉不消化，既往患有浅表性胃炎伴肠化，给予半夏泻心汤 6 剂，药毕而效著，胃脘部不适、纳差均明显改善。此方与《外台》茯苓饮均可用于不能食，区别在于前者食欲差，而后者食欲尚可。

　　叶氏茯苓饮是陕西名医孙曼之创制的一个方子，思路来源于《外台》茯苓饮，结合了叶天士的用药规律。该方主"通降阳明胃气"。若阳明胃气不降，则饮食停滞，酿湿生热。可见脘腹胀满、疼痛，或纳差、不思饮食，伴有口黏口苦、舌苔厚腻、大便黏腻等，甚或兼有一切浊气不降、浊气不降引起的胸闷、头晕等症状。与《外台》茯苓饮比较，叶氏茯苓饮所治腹胀伴见明显胃肠热象。

　　还有一个好用的经方——厚朴生姜半夏甘草人参汤，简称厚姜半甘参汤。该方出自《伤寒论》："发汗后，腹胀满者，厚朴生姜半夏甘草人参汤主之。"条文记录极简，临证不易掌握。以药测证，大量厚朴、生姜、半夏消胀除满，少量甘草、人参补益中气，治疗脾虚腹胀。脾虚腹胀有一个重要特征是午后傍晚腹胀为甚。为什么呢？子时一阳生，早上至中午身体得天之助尚可周旋。午时一阴生，下午阴气重，午餐也会加重脾胃负担，腹胀明显，导致晚餐吃不下去了。

　　经常见到患者组团来调理身体，或是亲属，或是好友同事，备感荣幸，说到底，中医之所以在老百姓心目中有一席之地，还是因为实实在在的临床疗效。用好经方，便可收桴鼓之效。也正如黄煌所言："经方神效如此，吾辈不可不怀敬畏之心而习用之，不可不以满腔热情而推广之。"

　　另外，临床选方用药需注意，由于个人体质不同，症状各异，应遵循仲景"观其脉证，知犯何逆，随证治之"之指引，灵活运用经方，以获佳效。

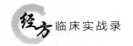

从"胖大舌"话"痰饮水湿"

舌体比正常舌大而厚，伸舌满口，称为胖大舌。如今门诊患者来诊，观其舌象，十有八九，皆为此舌。究其原因，与现代人的生活、饮食习惯有很大关系。随着物质生活水平的提高，越来越多的人嗜食肥甘厚味、生冷之品，或由于压力等因素，暴饮暴食，增加脾胃的负担，导致胃肠功能紊乱，久则生湿成痰。痰饮水湿互结，停滞中焦，上泛潴留于舌体，舌体类似长期在水中浸泡而导致胖大。所以舌体胖大多为体内痰饮水湿过盛的表现。《辨舌指南·辨舌之形容》也有："胀者，浮而肿大也，或水浸，或痰溢……"

见胖大舌亦多辨为痰湿体质：常表现为身宽体胖，腹部松软，皮肤出油，汗多，眼睛浮肿，容易困倦等。反推亦然，无数次验证，有此体质特征的患者，大多张口即可见胖大舌。

"湿"从何来？人体除了易被外界的湿邪侵袭，又易因脾胃虚弱，不能正常运化而内生湿邪，湿性重浊黏滞，湿聚成饮，饮凝成痰，舌体胖大往往是判断痰湿存在的重要依据。我们所说的"湿"既是一种病理产物，又是一种致病因素。

同为胖大舌患者，其病可各有不同，有眩晕，有头痛，有失眠，有心悸，有胸痹，有水肿，还有月经不调、慢性胃炎、抑郁症、焦虑症等。病虽不同，但都为胖大舌，且多苔腻。舌诊对临床的意义不可忽视，舌象亦可看作选方用药的方证之一，同样的舌象提示具有类似的病机，即使疾病不同，也可选相似的治法。这让我们想起学习经方时反复提起的圆机活法，异病同治。

有一次接诊一位50岁女性，体形肥胖，伸舌满口。诉2月前劳累后出现心前区疼痛，当时查心电图只提示心肌缺血，口服一系列营养心肌类西药后还是时不时出现心前区疼痛，还有胸闷、气短、颈项强痛、面红、面热，心下胃满痛，口干口苦，大便黏腻。舌胖大，苔腻，脉弦细。辨为痰湿水饮内停，给予桂枝去桂加茯苓白术汤，服7剂后诸症渐消。

若按当今中医常规，可能要用清热类药物，但本案投桂枝去桂加茯苓白术汤，利水通阳。此为从经方思维出发，本案患者的症状表现正对《伤寒论》中所述的方证"头项强痛，翕翕发热，无汗，心下满，微痛"。刘渡舟先生有云："桂枝去桂加茯苓白术汤，是太阳之水不下行，故去桂枝重加茯苓白术，以行太阳之水，水行则气自外达，而头痛发热之症自解。"同时以"胸闷、气短"为方证合茯苓杏仁甘草汤宣肺化饮。药后即效。

我还遇到过另一位女性患者，来诊见其体形偏胖，头发稍油，眉头紧皱，自诉 1 年前发现血压偏高，自此时常头痛，颈部不适，疲倦乏力。舌胖大，苔腻，脉沉弦。辨为痰湿体质，是以痰饮水湿为患，用五苓散、半夏厚朴汤之合方——八味通阳散利湿行水、调其痰湿体质。服 14 剂后复诊，血压控制稳定，诸不适皆无。若患者体质特征明显，可不从病切入，改为从体调治。前人医案此类经验不乏其数，多读自有体会。

这两个案例都可见胖大舌与痰饮水湿的密切关系，遵从经方思维，有是证用是方，有的辨病机治疗，有的辨体质调理，但不论从何入手，遵从方证相应，即可药到病愈。

在此基础上，嘱患者注重生活调摄，做到饮食清淡，忌油腻、辛辣之食物，少吃甜食，戒烟、酒等以助化"湿"。如此，服药所获疗效才可长远，不为徒劳。

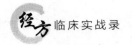

从"痰饮水湿"治头晕

头晕之病，当下发病率极高，门诊有近三分之一的患者因头晕前来就诊。"无虚不作眩"者有之，然大多数却责之于"无痰不作眩"，即头晕发作与痰饮水湿有关。细想其中缘由，有多方面因素。

当今社会，饮食条件普遍较好，极少人会因饮食不足导致气血乏源，反而会因为饮食不节，过食肥甘厚味而损伤脾胃，痰湿内生；或久坐，缺乏运动，代谢变慢，痰湿堆积；或不吃早餐、熬夜、常吃夜宵、酗酒，不仅损伤脾胃，更会内生痰湿；或情志波动，伤肝及脾，亦可痰湿内生。

何谓痰饮水湿？人体水液代谢障碍所形成的病理产物。平常能听到不同的名称，或为"痰湿"，或为"痰饮"，或为"痰浊"，或为"水湿"。有何不同？中医学虽有区分，如稠厚的液体为"痰"，清稀的液体为"饮"，比饮还清稀的液体为"水"，呈弥散状态的液体为"湿"。但"痰""饮""水""湿"在病理本质上是一致的，一源四歧，皆为阴邪致病。《伤寒杂病论》中并不区分"痰""饮""水""湿"，因此沿袭此思路，统称为"痰饮水湿"。

由痰饮水湿潴留而形成的特征性体质称为"痰湿体质"。该类体质多见体形偏于肥胖，腹部松软，面色淡暗或油腻，肤色白滑，鼻部或眼眶周围色微黑，口中黏腻不爽，四肢沉重，容易困倦，大便正常或不实。多舌体胖大，苔滑腻，舌边常有齿印。

痰饮水湿致病广泛，变化多端，内至脏腑，外至皮肤肌肉关节，无处不到。如果侵犯头部，则常表现为头晕、头痛、不清醒、记忆力减退，甚至出现耳聋、耳鸣、听力下降等。舌体胖大，齿痕，苔腻苔润，脉弦或濡。伴或不伴有脾失健运或中焦湿滞的征象。

临床中，常用苓桂术甘汤、泽泻汤、半夏白术天麻汤等方治疗因痰饮水湿所导致的头晕，也可用于调治痰湿体质这类人的头晕。每个方子都有其独一无二的证眼，从经典原文中往往能找出此类证眼。

苓桂术甘汤出自《伤寒论》："伤寒若吐、若下后，心下逆满，气上冲胸，起则头眩，脉沉紧，发汗则动经，身为振振摇者，苓桂术甘汤主之。"从条文看其证眼为"起则头眩""身为振振摇者"，理解其方证为：活动后头晕发作或加重，有气向上顶冲感，甚则身体颤抖。

泽泻汤出自《金匮要略》："心下有支饮，其人苦冒眩，泽泻汤主之。"从条文看其证眼为"支饮""冒眩"，理解其方证为：头昏沉不清，头蒙，未言及是否与活动有关。结合古人和近现代医家经验可知，此方调治的头晕与活动无关。

半夏白术天麻汤出自《医学心悟》："眩，谓眼黑；晕者，头旋也。古称头眩眼花是也。……有湿痰壅遏者，书云：头旋眼花，非天麻、半夏不除是也，半夏白术天麻汤主之。"从条文看其证眼为"湿痰壅遏"，结合半夏、天麻之功效，理解其方证为：头晕乃痰湿蒙蔽清窍所致，头晕可能与活动有关，也可能无关。

当头晕患者来诊时，确定其头晕特点有助于快速选方用药，提高诊疗效率，并提高疗效。方法有多种，其中问诊往往至关重要。譬如，询问患者："头晕是怎么晕的？有什么规律吗？是一动就晕呀，还是不动也晕呀？"为什么要这么问呢？结合上面苓桂术甘汤、泽泻汤、半夏白术天麻汤等各个方子的证眼，自明其中之妙。

2021年一女性患者来诊。在她进入诊室一瞬间，我就断定此人是痰湿体质。只见该患者身高170 cm左右，体重近90 kg，身形肥胖，皮肤白皙。近1月出现头晕，间断发作，晨起头晕明显，动则加剧。自测血压最高达170/100 mmHg。舌淡胖，苔润，脉弦滑。诊断为痰饮水湿之头晕，给予苓桂术甘汤，药用茯苓40 g，桂枝20 g，肉桂10 g，白术20 g，甘草10 g。服6剂后，头晕基本已无，血压较前稳定，多数稳定在120/80 mmHg左右。根据方证特点与体质特征，快速选定苓桂术甘汤，获得良效。

另一男性患者魏某，半年前出现心悸，晨起和午后明显，伴持续性耳鸣，于当地医院查24小时动态心电图示：频发室早（室性期前收缩），2万次/24小时，口服稳心颗粒效一般，心悸仍间断发作。其舌尖红，舌体淡胖，苔润，脉弦。诊断为心悸，给予苓桂术甘汤加味，服用7剂，心悸明显改善，早搏减少。此患者因"心悸"而非"头晕"来诊，但心悸发作特点为活动后加重，与苓桂术甘汤方证特征一致。同时，观其舌体胖大，苔润，可见内有痰饮水湿。此例异病同治依据的是痰饮水湿之相同病机。

若患者头昏沉、胸闷、恶心、不想吃饭，那就选用半夏白术天麻汤治疗。若头晕不重，仅仅是头脑不清醒，头蒙不适，则选用泽泻汤治疗。草记几笔，如有不妥，敬请指正。

小议"有汗不可用麻黄"

麻黄是辛温解表药,一般认为其"发汗之力过强",多用于无汗、恶寒之伤寒表实证。《本草通玄》云:"麻黄轻可去实,为发表第一药,惟当冬令在表真有寒邪者,始为相宜。虽发热恶寒,苟不头疼、身痛、拘急、脉不浮紧者,不可用也。"后世在麻黄之用上,顾虑甚多,认为其"发汗猛于虎"者不在少数,囿于"有汗不可用麻黄"之争而不能自已。

不敢妄测历代医家之意,不敢妄评今人麻黄之用,现仅从《伤寒杂病论》原文探讨使用麻黄是否基于"有汗无汗"。

首先是麻黄汤。《伤寒论》第 35 条曰:"太阳病,头痛发热,身疼,腰痛,骨节疼痛,恶风无汗而喘者,麻黄汤主之。"条文中明确提到"无汗",方中麻黄用了 3 两。"煮取二升半,温服八合",每次服用约三分之一的量(约 1 两麻黄)。

其次是大青龙汤。《伤寒论》第 38 条曰:"太阳中风,脉浮紧,发热恶寒,身疼痛,不汗出而烦躁者,大青龙汤主之。若脉微弱、汗出、恶风者,不可服之。服之则厥逆,筋惕肉瞤,此为逆也。"条文中明确提到"不汗出"可用,而"汗出"则不可用。方中麻黄用了 6 两。"煮取三升,温服一升",相当于每次服用 2 两麻黄。

以上是"无汗用麻黄"的两条典型条文和方剂。那是不是仲景认为只有无汗才用麻黄呢?不尽然。

继续看《伤寒论》第 63 条:"发汗后,不可更行桂枝汤。汗出而喘,无大热者,可与麻杏石甘汤。"此条文明确提出了"汗出"。麻黄用了 4 两,"煮取二升,温服一升",也是相当于每次服用 2 两麻黄。

类似的,《金匮要略》云:"风水,恶风,一身悉肿,脉浮不渴,续自汗出,无大热,越婢汤主之。"此条文也明确提出了"汗出"。麻黄用了 6 两,"煮取三升,分温三服",也是每次服用 2 两麻黄。

相较于麻黄汤和大青龙汤,麻杏石甘汤和越婢汤都是在"汗出"情形下用的麻黄。那这里用麻黄是为了发汗吗？显然不是。因为麻杏石甘汤原文提到"发汗后，不可更行桂枝汤"，桂枝汤为发汗轻剂。发汗轻剂之桂枝汤都不可再用了，说明汗出过多，需要止汗，不可能再用麻黄取其汗了。越婢汤在"续自汗出"即汗出不止的情况下，从临床出发，也需要"止汗"。在需要"止汗"情形下，依然用"发汗猛药"麻黄，能达到"止汗"的目的吗？岂不是与治疗目的背道而驰吗？

再仔细查看麻杏石甘汤和越婢汤的药物组成发现，两个方子都用了"半斤石膏"，即石膏 8 两。《神农本草经》记载石膏"味辛微寒。主中风寒热，心下逆气惊喘，口干，苦焦……"通常认为，石膏配伍麻黄，即能起到"止汗"作用。不过，大青龙汤也用了石膏，而大青龙汤是用来发汗的。看来，麻黄配伍石膏，是"发汗"还是"止汗"，并不确定。

还是从原文入手细细斟酌一下，原来奥秘在于石膏用量上。大青龙汤虽用了石膏，但用量小——"如鸡子大"。据专家学者考证，"如鸡子大"的石膏在 30~50 g，即 3 两左右，而麻黄用了 6 两，大概是石膏的 2 倍，即 2：1。观麻杏石甘汤和越婢汤中麻黄与石膏的比例分别为 1：2、3：4。从上述分析可以看出，当麻黄用量大于石膏用量时，发挥"发汗"之功；当麻黄用量小于石膏用量时，起"止汗"之效。是不是麻黄与石膏的配伍比例决定了是"发汗"还是"止汗"？答案是肯定的。

再从头梳理一下，我又有了新的发现。凡是欲用麻黄"发汗"的，不管有没有配伍石膏，在其煎服法中均记载了覆汗法，如麻黄汤"覆取微似汗，不须啜粥，余如桂枝法将息"，大青龙汤"取微似汗"，葛根汤"覆取微似汗，余如桂枝法将息及禁忌"，小青龙汤"须臾啜热稀粥一升，助药力，取微汗"。反观欲用麻黄"止汗"的，除了配伍大于麻黄用量的石膏之外，在其煎服法中均未提及覆汗法。这不是偶然，而是必然。

单方如此，仲景用的麻黄复方亦如此。查阅《伤寒论》第 23、25、27 条亦能探知一二。第 23 条曰"以其不能得小汗出，身必痒，宜桂枝麻黄各半汤"，身痒是因为汗不得出，用麻黄显然是为了"发汗"，煎服法中提到了覆汗法——"将息如上法"。第 25 条曰"若形似疟，一日再发者，汗出必解，宜桂枝二麻黄一汤"，这里用麻黄也是为了"发汗"，一如既往地在煎服法中提到了要用覆汗法——"将息如前法"。

而第 27 条曰"太阳病，发热恶寒，热多寒少。脉微弱者，此无阳也。不可发汗，宜桂枝二越婢一汤"，明确提出了"不可发汗"，然而赫然用了麻黄。但至此已不感意外，想必方中用了大于麻黄用量的石膏，而且不会用覆汗法。果然，麻黄用了 18 铢，石膏用了 24 铢；果然，没有覆汗法。

如上所述，"有汗""无汗"不构成使用麻黄的羁绊，通过与不同剂量的石膏配伍，配合是否覆汗法，麻黄既可发挥"发汗"之功，又可施展"止汗"之效。至此，执于"有汗不可用麻黄"之争已无任何意义。

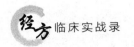
小议"细辛不过钱"

"细辛不过钱"之说自宋代陈承《本草别说》和明代李时珍《本草纲目》以来，流传千古，迄今仍为临床运用细辛不可逾越的鸿沟。加之《中国药典》也明确规定细辛的剂量为 1~3g，成为临床现代应用细辛的法定剂量，故临床中医师对于细辛的用量可谓慎之又慎，甚至舍弃不用。

然而，上至张仲景先师，下至当代良医，将细辛大剂量应用于临床的例子屡见不鲜，其治顽疾更是效如桴鼓，不禁引人思考，如何正确认识"细辛不过钱"？如何高效发挥其治疗效果？

翻阅古今本草学文献发现，对细辛毒性及其用量的认识可分为 3 个阶段。第一阶段，主张细辛无毒，未提及用量问题，该主张见于唐代以前的著作中。第二阶段，认为细辛无毒，但"过半钱单服"可致"气闷塞不通者死"，该学说发端于南宋陈承《本草别说》，原书佚。第三阶段，认为细辛有毒，"不可过一钱"。如清代汪昂《本草备要》载"然味浓辛烈不可过用（不可过一钱，多则气不通，闷绝而死，虽死无伤可验，开平狱尝治此，不可不知）"。

再至当代《中国药典》，规定细辛用量为 1~3g，散剂每次服 0.5~1g。教科书《中药学》第 7 版载细辛"有小毒"，规定其用量为"煎服，1~3g；散剂每次服 0.5~1g"。

纵观历史，可以看出对细辛毒性和用量用法的认识是逐渐深入的。南宋时期陈承开始认识到细辛的毒性作用，并首次提出"不可单用末过半钱匕"，后被明代李时珍《本草纲目》收录，将半钱匕改为一钱匕，从此便有"细辛不过钱"之说。陈、李均强调"不可单用末"，即细辛在单独使用和用末（散剂）的前提下，剂量不可过钱，否则可致气闷塞不通而死。

但后世在传抄中，由于各医家理解和体会不同，忽视了陈承提到的两个基本前提，即"单用""用末"，从而产生了放大效应，演变成现今所传警语"细辛不过钱，过钱命相连"。这是长期以来人们的误区所在，亦是导致古今细辛剂量之争的根本原因。以致现在临床中医对于细辛一药，仍畏之如虎，不敢越雷池一步。

实际上，据有关文献考究表明，细辛单独作为散剂内服者在古方中基本不用，甚至完全不用。皮之不存，毛将焉附？既然细辛单用末不复存在，那么"不过钱"还有何临床指导意义？

现对细辛在《伤寒杂病论》中的用量加以探究。《伤寒论》与《金匮要略》中细辛共入方20余次，其中，《伤寒论》入方6次，《金匮要略》入方16次。除去为散剂剂型的侯氏黑散、白术散及乌梅丸外（细辛用6两），其余均为内服汤剂。其中，细辛用量"三分"者1首，见于防己黄芪汤加减中。"1两"者2首，一为真武汤方加减法中的"若咳者，加五味子半升，细辛一两，干姜一两"，一为赤丸方后加细辛一两。"2两"者5首，见于麻黄附子细辛汤、厚朴麻黄汤、大黄附子汤、苓甘五味甘草去桂加干姜细辛半夏汤、桂枝去芍药加麻黄细辛附子汤。"3两"者8首，见于小青龙汤、小青龙加石膏汤、当归四逆汤加吴茱萸生姜汤、当归四逆汤、射干麻黄汤、苓甘五味姜辛汤、苓甘五味加姜辛半夏杏仁汤、苓甘五味加姜辛半杏大黄汤。

综观这些经方，以东汉1两合今15.625 g计算，除了防己黄芪汤加减中的3分（约11.719 g），仅有真武汤、赤丸加减方中的细辛用到1两，而其余经方中细辛的用量均超过1两，远大于3 g。且仲景在经方中细辛使用频率最多的为2~3两，折合为现代剂量为31.25~46.875 g。其中麻黄细辛附子汤、小青龙汤、当归四逆汤、乌梅丸、苓甘五味姜辛汤、防己黄芪汤均是耳熟能详且疗效确切的临床常用经方。

因此不仅细辛可用，且剂量不必拘泥于3 g之内。自宋朝以来，临床上细辛的用量一直被压制，功效无法彰显，如今看来实在冤枉。药与药量是临床关键中的关键，正如古人云"不传之秘皆在用量上"。

细辛虽然有毒，但可以通过延长煎煮时间、全草入药、合理配伍等方法来降低其毒性，以确保"过钱"临床用药安全。此外，细辛的毒性还可能与品种来源、采摘季节、道地药材等有关，但目前还未有确切证据，需进一步的研究来证明。

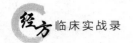

综上所述，"细辛不过钱"的关键是以单用为末为前提，意在避免出现中毒危及生命。而在久煎的复方汤剂中细辛不仅可以过钱，必要时还可剂量偏大或超大剂量，只要辨证准确，亦能收效非凡。

麻黄和桂枝之间的相爱相杀

麻黄汤为风寒表实证第一方,其中麻黄、桂枝"相须"为用,是经典的发汗药对。君麻黄,发汗峻猛,业界更有"有汗不得用麻黄"之说(此观点前文已述);臣桂枝,助麻黄一臂之力。以上,无人不知,无须赘述。故临床医家视麻黄汤如虎狼,往往敬而远之。

除了麻黄汤中麻黄、桂枝配伍外,《伤寒杂病论》中有麻黄、桂枝配伍的方子多达 10 余首,如葛根汤、小青龙汤、大青龙汤等,均有发汗解表之功,均可治疗外感风寒。那么,桂枝配麻黄均属"相须"为用,以增强发汗之力吗?

再者,汗为心之液,过汗、误汗则易伤心阳,出现烦躁、心悸等症状(或者说是麻黄的副作用)。麻黄既为发汗重剂,那为什么还要配伍辛温之桂枝火上浇油呢?如果真的用了,而且导致出汗过多会怎么样?应该怎么处理呢?《伤寒论》第 64 条云:"发汗过多,其人叉手自冒心,心下悸,欲得按者,桂枝甘草汤主之。"仲景先生对这一点早就考虑到了,便是用桂枝甘草汤善后。

但当细细品读上述第 64 条条文时,我又产生了一些新的疑惑。桂枝甘草汤,由桂枝、甘草两味药物组成,具有温通心阳之效,可治疗"发汗过多"导致的心阳不足。既然桂枝甘草汤有如此功效,而麻黄汤中含有桂枝、甘草,那么,麻黄汤中的桂枝、甘草就不能治疗"发汗过多"了吗?如果可以,那么桂枝岂不是监制麻黄发汗吗?麻黄、桂枝之间,可能有更多的爱恨情仇故事。

翻阅古代文献,我有了更多的发现。清初医家喻嘉言曰:"麻黄发汗散邪,其力最猛,故以桂枝监之,甘草和之。"另一位清初医家汪昂亦云:"麻黄善发汗,恐其力猛,故以桂枝监之。"类似的,清代名医尤在泾云:"麻黄轻以去实……然泄而不收,升而不降,桂枝甘草,虽曰佐之,实以监之耳。"无一例外,上述医家认为麻黄汤中的桂枝,监制之职是也。

从现代药理研究中也有发现,单用麻黄可兴奋大鼠中枢神经系统,麻黄桂枝药对配伍后,可使大鼠中枢神经系统从兴奋趋于正常[1]。麻黄主要成分为麻黄碱、伪麻黄碱，在小鼠实验中发现，麻黄碱、伪麻黄碱等主要成分容易入心入脑并蓄积，发挥相应作用；配伍桂枝后，能明显延缓麻黄碱、伪麻黄碱等主要成分在小鼠心脑组织中的分布，降低心脑内蓄积量，并加快其在心脑内的消除[2]。还有研究表明，桂枝配麻黄起到增效减毒作用，随着桂枝配伍比例增大，对急性毒性的拮抗作用增强[3]。上述研究表明，配伍桂枝，可以减少麻黄的不良反应。

桂枝为什么可以监制麻黄、减少其不良反应呢?《神农本草经》云:"牡桂，味辛温。主上气咳逆，结气喉痹，吐吸，利关节，补中益气。"表明了桂枝为解表、补虚之品。后世对于桂枝的认识也较为趋同:解表散寒，温通心阳。有药理研究表明，桂枝对大鼠中枢神经系统具有镇静和抗焦虑作用，随着用药剂量的增加，镇静作用增强[4]。而麻黄最大的副作用恰恰是对神经系统的过度兴奋。这也许是桂枝能够监制麻黄的原因所在。

本人临床中经常用到麻黄、桂枝配伍，如麻黄汤、葛根汤，麻黄、桂枝常用量均为 10~20 g，二者基本等量使用，往往取得满意治疗效果，很少有患者反馈药后大汗出的情况，有少部分患者会出现轻度心慌、失眠，视体质不同而有所差异，但总体满意。

本人尝过麻黄，18 g 颗粒剂，200 ml 开水冲服，约半小时后开始出现面热，口微渴，头微痛，血气冲脑，心跳加速，有较强的心悸感觉，但没有出汗。静卧休息约 1 小时后，没有缓解趋向，心跳不适感明显，服用一杯热牛奶后又过了约 3 小时，上述症状慢慢消失。后来试过麻黄 18 g、桂枝 20 g，同样取颗粒剂，200 ml 开水冲服，上述症状几乎没有出现。

总之，关于桂枝配麻黄，大家的认知各不相同，我个人倾向于监制之功也，还需要更多的临床验证。

参考文献

[1]郑芳昊.麻黄–桂枝药对配伍对麻黄碱引起的大鼠中枢神经系统毒副作用的保护机制研究[D].广州:南方医科大学，2015.

[2]曾岑，李睿，曾勇，等.桂枝对麻黄中麻黄碱和伪麻黄碱在小鼠脑内分布动力学的影响[J].中草药，2014，45（11）:1597–1601.

［3］徐文杰．麻黄类药对组成规律的基础研究——麻黄桂枝药对Ⅰ［D］．广州：南方医科大学，2012.

［4］郑芳昊，罗佳波．桂枝对大鼠中枢神经系统作用的研究［J］．中药药理与临床，2014，30（4）:76–79.

龙骨牡蛎药对在经方中的应用

龙骨、牡蛎，二药均重坠沉降，性善收敛，是临床常用的经典药对，常相须为用，相得益彰。龙骨、牡蛎生用，善于镇惊安神、平肝潜阳、收敛固涩；若煅用，则收敛固涩之力加强。而龙骨归心经，故镇惊安神之效较牡蛎强；牡蛎归肝经，故平肝潜阳之效较龙骨强。

龙骨、牡蛎配伍出自仲景《伤寒杂病论》，分别见于桂枝甘草龙骨牡蛎汤、桂枝去芍药加蜀漆牡蛎龙骨救逆汤、柴胡加龙骨牡蛎汤、桂枝加龙骨牡蛎汤及风引汤共5方。现据《伤寒杂病论》有关条文及方证以探析其用药意义，如下。

第118条"火逆下之，因烧针烦躁者，桂枝甘草龙骨牡蛎汤主之"。本方是在桂枝甘草汤的基础上加用龙骨、牡蛎。两方均属心阳虚损，但桂枝甘草汤属"心下悸、欲得按"，是心阳虚导致心中悸动不安。而桂枝甘草龙骨牡蛎汤属"烦躁"，是心阳虚导致阴阳不能交济，源于攻下误治而致阴气下陷，虚阳上浮，而见烦躁不安，故取辛甘之桂枝温复心阳；配伍质重沉降、潜镇安神的龙骨（四两）、牡蛎（二两）以潜敛心阳而取效。

第112条"伤寒，脉浮，医以火迫劫之，亡阳，必惊狂，卧起不安者，桂枝去芍药加蜀漆牡蛎龙骨救逆汤主之"及《金匮要略·惊悸吐衄下血胸满瘀血病脉证治》篇"火邪者，桂枝去芍药加蜀漆牡蛎龙骨救逆汤主之"，此论述与第118条均属太阳病火劫后出现精神症状，但第118条是"烦躁"，第112条是"惊狂"，烦躁者是神清而烦躁不安，惊狂是精神失常、言行不能自主，较烦躁重，已有亡阳之兆，故名救逆汤。重用龙骨（四两）、牡蛎（五两）益阴潜阳以安定心神，桂枝用量三两配甘草以复受损之心阳，因神志不清，多是痰阻清窍，故加用蜀漆涤痰开窍醒神，姜枣顾护后天之本中焦。

第107条"伤寒八九日，下之，胸满烦惊，小便不利，谵语，一身尽重，不可转侧者，柴胡加龙骨牡蛎汤主之"。此条所述亦属太阳病的误治，当汗解者误用下法，邪陷少阳，各种变证环生，虚实互见，方中有攻有补，虽似杂乱，确属精妙搭配。其主要方证为柴胡证的枢机不利（胸满、小便不利、一身尽重不能转侧者）和邪热内扰心神（烦惊、谵语），取小柴胡汤去甘草，以和解少阳，除半表半里之邪，再佐以质重味涩之龙骨、牡蛎（各一两半）镇胆气之怯而止烦惊。

综上所述，对于精神异常症状者，仲景喜用龙骨、牡蛎以镇静安神，如第118条中"烦躁"，第112条中"惊狂"，第107条中"烦惊、谵语"，亦与《神农本草经》所言龙骨主"小儿热气惊痫"、牡蛎主"惊恚怒气"相吻合。

再观之，桂枝甘草龙骨牡蛎汤为纯虚无邪，使用龙骨、牡蛎，取其收敛固涩之性，无敛邪之虑。另见桂枝去芍药加蜀漆牡蛎龙骨救逆汤中的痰浊之邪及柴胡加龙骨牡蛎汤中里热水饮之邪，仲景亦用龙骨、牡蛎，可否理解为其收敛固涩的是正气而不是邪气？盖如徐灵胎所言："龙骨最黏涩，能收敛正气，凡心神耗散，肠胃滑脱之疾，皆能已之。此药但敛正气，而不敛邪气。所以仲景于伤寒邪气未尽者，亦恒与牡蛎同用。"

《金匮要略·血痹虚劳病脉证并治第六》载："夫失精家，少腹弦急，阴头寒，目眩，发落，脉极虚芤迟，为清谷、亡血、失精。脉得诸芤动微紧，男子失精，女子梦交，桂枝加龙骨牡蛎汤主之。"本条文所述属阴阳失调之心肾虚寒失精证，故取桂枝汤以调和阴阳，另取有血肉之情，且质重沉降之龙骨、牡蛎（各三两）相并以收敛固涩，使阳固阴守而取效。

《金匮要略·中风历节病脉证并治第五》载："风引汤，除热瘫痫。"本条文所述为肝热动风证，大人见中风、瘫痪、癫痫，小儿则见惊风、抽搐等症，取同是质重且入肝经之龙骨（四两）、牡蛎（二两），以清热镇惊安神，潜阳息风，固涩肝肾。

综上，通过研究仲景用方，总结龙骨、牡蛎应用规律，可见该药对多治疗烦躁、惊狂、卧起不安者，其中桂枝甘草龙骨牡蛎汤、桂枝去芍药加蜀漆牡蛎龙骨救逆汤、柴胡加龙骨牡蛎汤主要用二者收敛神气以镇惊，桂枝加龙骨牡蛎汤用其潜阳固阴治疗失精梦交，风引汤取其平肝潜阳以助息风，开创临床应用之典范。

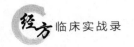

此"阳"非彼"阳"

《内经》中之"阳"，多为"阳热之气"，如"阴不胜其阳，则脉流薄疾，并乃狂""阳不胜其阴，则五脏气争，九窍不通"中所言"阳"者即此意。

《伤寒论》中之"阳"呢？通读条文发现，描述"阳"的地方大多会言"汗"，而且在使用附子回阳救逆时，多有"亡阳"之语，不免引起一些思考，《伤寒论》中的"阳"是不是与上述《内经》中"阳热之气"之"阳"有所区别？

胡希恕先生主张《伤寒论》中之"阳"应为"津液"。本人认同此观点，此"阳"当为"阳气"，亦即人体正气，体现为"津液"，即在外感病正邪交争过程中，人体调动体内正气（即津液）于体表以驱邪外出。"汗出而解"，是正邪斗争的结果，出腠理之汗就是人体奋起抗邪而集于表的"津液"（正气）。

《伤寒论》中有关"亡阳"或"亡其阳"的条文共有5条，分别是第30、112、211、283、286条。"亡阳""亡其阳"当为"津液亏虚"（或正气亏虚），津液亏虚自然需要"存津液""护正气"，不能再发汗了。

《伤寒论》第30条："……病形象桂枝，因加附子参其间，增桂令汗出，附子温经，亡阳故也。"分析此条应联系《伤寒论》第29条："伤寒脉浮，自汗出，小便数，心烦，微恶寒，脚挛急，反与桂枝汤，欲攻其表，此误也。"本来"自汗出"，不应再发汗，只是表现似为桂枝汤证——"病形象桂枝"，而再次用桂枝汤，汗出过多，导致"亡阳"，即阳虚，因此用附子温经。结合《伤寒论》第20条："太阳病，发汗，遂漏不止，其人恶风，小便难，四肢微急，难以屈伸者，桂枝加附子汤主之。"当用"桂枝加附子汤"，温经止汗。此处之阳，自然不是"阳热之气"。

《伤寒论》第112条："伤寒脉浮，医以火迫劫之，亡阳，必惊狂，卧起不安者，桂枝去芍药加蜀漆牡蛎龙骨救逆汤主之。"外感后，医家用火攻之法，迫使大汗出，津液被伤，出现"亡阳"，即此处的"阳"是化身为人体正气的津液。

《伤寒论》第211条："发汗多，若重发汗者，亡其阳。谵语，脉短者死，脉自和者不死。"此条中，发汗不仅多，更是"重发汗"，汗出过度，津液大失，也就是"亡其阳"。"谵语""脉短"等症状也是津液大失的表现。

《伤寒论》第283条："病人脉阴阳俱紧，反汗出者，亡阳也，此属少阴，法当咽痛而复吐利。""脉阴阳俱紧"当无汗出，而"反汗出"，是因为"亡阳"在先。此本虚弱之证，而脉为假象，阳虚卫外不固，津液亡失。

《伤寒论》第286条："少阴病，脉微，不可发汗，亡阳故也。阳已虚，尺脉弱涩者，复不可下之。"少阴病为在表之阴证，"亡阳"为正气虚弱，正气化身的津液自然不足，津液不足自然"不可发汗"。少阴病又是老年人或"气血虚衰"之人的常见病，此两类人共同点为正气亏虚，津液不足，即"亡阳故也"，所以不可再汗。因此，不难理解此"亡阳"应是正气调动的津液不足之意。"尺脉弱涩"也是津液不足的脉象，尺脉弱主里虚，脉涩主血不足。此两者无论何种情况均不能给"正气"输送足够的津液予以抗邪，所以损伤津液的下法也应该避免。仲景在此针对两个"阳不足"，分别提出"不可发汗""不可下"。此两个"不可"的共同点就是避免伤"津液"，而可供"正气"调动的津液无论是"不足"还是"亡失"都无法再受"重创"。

除了上述明确提出"亡阳"的条文外，其他涉及"阳"的条文也很好地体现了"阳"为"津液"（正气）的思想。

《伤寒论》第27条："太阳病，发热恶寒，热多寒少，脉微弱者，此无阳也，不可发汗，宜桂枝二越婢一汤。"本条明确指出"不可发汗"，因为"无阳"，即无"津液"之意。"脉微弱"亦是津液亏虚之征。

《伤寒论》第46条："太阳病，脉浮紧，无汗，发热，身疼痛，八九日不解，表证仍在，此当发其汗。服药已微除，其人发烦目瞑，剧者必衄，衄乃解。所以然者，阳气重故也，麻黄汤主之。"此为典型的太阳伤寒之麻黄汤治证之一。人体正气足，感受外邪，正气化身的"津液"汇聚于体表以抗邪，虽然已服药，但其症不解，"微除"而已，大量"津液"仍然汇聚于体表，欲抗邪外出，却又不能，表现为"阳气重"。

再看《伤寒论》第48条："……设面色缘缘正赤者，阳气怫郁在表，当解之熏之。若发汗不彻，不足言，阳气怫郁不得越……"其与第46条道理相同，

"阳气怫郁在表"当理解为"津液郁积在表"，须用足够的发汗力度使"津液"外出，邪气顺势而外解。当"发汗不彻"即汗出不够足量时，郁积于体表的"津液"不得出腠理，即"阳气怫郁不得越"，再次说明了"阳""阳气"为正气化身的"津液"。

　　根据对以上条文的分析，可以明确指出《伤寒论》中之"阳"绝非《内经》中之"阳"。再者，许多学者认为《伤寒论》的理论体系来源于《汤液经法》《神农本草经》，与《内经》理论体系是不同的，也不宜用《内经》中"阳"为"阳热之气"的观点去阐释《伤寒论》之"阳"。学习《伤寒论》绝不能一成不变，要把握实质、融会贯通。

百合与消渴之异病同治

百合病与精神状态密切相关，"人身之病，多生于郁"，情志不遂，则气机紊乱，阴阳失调而发疾病。明代赵以德在《金匮方论衍义》中说"情志不遂，或因离绝菀结，或忧惶煎迫"，指出情志不遂可致百合病。《金匮要略》描述百合病："意欲食，复不能食，常默默，欲卧不能卧，欲行不能行，饮食或有美时，或有不用闻食臭时，如寒无寒，如热无热。"可以看出百合病患者精神状态不稳定，主要表现为精神恍惚、饮食失常、行动失常、寒热无常等症状，各种症状与主观感觉有关。

消渴病同样与情志有关。《灵枢》曰："怒则气上逆……血脉不行，转而为热，热则消肌肤，故为消瘅。"指出情志不遂可致消渴病，临床上消渴病患者多具有明显的焦虑抑郁。其主要表现为口干、口渴、情绪低落、焦躁、睡眠障碍等。

两者均可由情志致病，均可归属于气郁质，由此可将百合病与消渴病联系起来。可从方证角度分析，以探求异病之治同。

气郁质者体形多瘦，因长期情志不畅、气血阴阳失调而出现性格内向、情绪不稳定，常有忧郁、敏感等心理特征，症见胸胁胀满，善太息，口干，口渴，失眠多梦，易惊，大便干，舌淡红，苔薄白，脉弦细等。百合病、消渴病均可见上述症状。

仲景设立百合病专篇，详细论述了百合病的症状、治疗及预后，后世可从条文，结合《神农本草经》及相关医家注释，总结出百合类方方证。"百合病，不经吐、下、发汗，病形如初者，百合地黄汤主之。"以百合地黄汤作为百合病的主方，其方证为：精神恍惚，默默不语，忧郁喜静，坐卧不安，烦躁，饥不欲食，口苦舌干，小便黄赤，苔薄黄，脉数。其中，主要方证是：口干或口苦，小便黄赤，脉数。又如，"百合病，发汗后者，百合知母汤主之"，其方证为：汗出，烦热恍惚。

如上所述，百合类方除了治疗百合病，还可治疗消渴病。消渴病多具有典型的口干、口渴等症状，伴情绪、睡眠障碍者会使口干、口渴等症状加重，症状加重又导致更加焦虑、抑郁，如此循环往复，则会使患者身心俱疲。若消渴病患者平素杂事冗烦，出现口干舌燥、烦渴多饮、心烦失眠、夜寐难安、大便干结等症状，可百合地黄汤、百合知母汤合用以滋阴泄热，清心除烦。百合类方之所以可用于治疗消渴病，是因为消渴病表现出了和百合病类似的方证。

仲景明确描述"消渴"的有关条文并不多。有见厥阴病提纲云："厥阴之为病，消渴，气上撞心，心中疼热，饥而不欲食，食则吐蛔。下之，利不止。"仲景把"消渴"作为厥阴病提纲中的首要症状，乌梅丸又是治疗厥阴病的主方，结合《伤寒论》乌梅丸条文"伤寒，脉微而厥，至七八日，肤冷……今病者静，而复时烦，此为脏寒……蛔厥者，乌梅丸主之。又主久利"，总结乌梅丸方证为：手足厥冷，心中烦热，呕吐，不时烦躁，或腹泻、腹痛、大便稀溏，症状在后半夜出现或加重。又如五苓散之条文："太阳病，发汗后，大汗出，胃中干，烦躁不得眠，欲得饮水者，少少与饮之，令胃气和则愈。若脉浮，小便不利，微热消渴者，与五苓散主之。"总结五苓散方证为：口渴、大量饮水而小便少，脉浮。

消渴类方亦可治疗百合病。若百合病患者见精神抑郁、情绪不宁、胸口闷憋疼痛、有气上顶之感、口腔溃疡、腹痛、腹泻、下肢冷等上热下寒症状，可用乌梅丸以寒热并用，攻补兼施。若见失眠、口干、烦躁、小便不利、脉浮数等症状，可用五苓散表里同解，除烦安眠。诸此种种，亦属异病同治。

临证如何辨阴阳

阴阳本属中国古代哲学概念，用于描述自然界相互关联的事物或现象对立双方的属性。而后医家将阴阳理论引入医学范畴，将人体具有向上、向外、运动、温煦、兴奋等特性的现象归为阳，反之为阴。阴阳理论在中医理论中占据重要地位，正如《素问·阴阳应象大论》云："阴阳者，天地之道也，万物之纲纪，变化之父母，生杀之本始，神明之府也，治病必求于本。""本"即阴阳。亦如《景岳全书》所云："凡诊病施治，必须先审阴阳，乃为医道之纲领。"可见，阴阳是中医诊治疾病之根本。

后世医家于中医发展过程中提出较多临床辨证方法，如八纲辨证、脏腑辨证、气血津液辨证、六经辨证等，它们均与阴阳密切相关。以八纲辨证与六经辨证举例，八纲分阴阳、表里、寒热、虚实，并以阴阳为总纲。六经辨证即阴阳两病性与表、里、半表半里三病位，相合为六，病性是根本。若将病性细分，则可具体到寒热虚实，正所谓"水火者，阴阳之征兆也""阴盛则寒""阳盛则热"，故寒属阴，热属阳。虚实则不然，虚热为阳、虚寒为阴，实热为阳、实寒为阴。归根结底，中医辨证的本源是阴阳。

郑钦安曾言："医学一途，不难于用药，而难于识症。亦不难于识症，而难于识阴阳。"临证应如何辨阴阳呢?《伤寒论》一书即临床辨阴阳的典范。本人素来崇尚仲景之道，临床多从体质、脉证等方面辨别阴阳。

体质是在患者先天禀赋及后天获得基础上形成的，结合黄煌教授提出十大证所对应人群，将麻黄、柴胡、大黄、石膏、黄连证人归于阳，桂枝、半夏、黄芪、干姜、附子证人归于阴。

麻黄证人：身材粗壮，皮肤粗糙。

柴胡证人：体形中等偏瘦，但肌肉坚紧。

大黄证人：体形丰满健壮，腹部膨隆偏硬。

石膏证人：表现明显热象，烦躁口渴。

黄连证人：神志错乱，心烦，舌红苔腻。

桂枝证人：体瘦肤白，似黛玉型弱美人。

半夏证人：体形偏胖，眼睛灵动，但多胆怯易惊。

黄芪证人：疲倦貌，皮肤淡黄无光泽，腹大松软。

干姜证人：恶寒喜暖，语声低微，易呕吐清涎、下利清谷。

附子证人：精神不振，身寒肢冷，乏力欲寐。

显而易见，机体呈现亢盛、兴奋状态为阳，呈现镇静、疲乏状态为阴。通过体质可辨别阴阳，同时可以选择相应类方加以治疗。

《伤寒论》中桂枝汤为太阳病方，麻黄附子细辛汤、麻黄附子甘草汤为少阴病方，是否与上述体质分属阴阳相悖？我的回答是：阴阳并非一成不变，而是相对的，且阴与阳中复有阴阳。

上面将麻黄人归于阳，桂枝人归于阴，是将此两者相比。李逵患感冒选用麻黄汤，林黛玉受风寒则选桂枝汤。桂枝汤虽然是体质柔弱桂枝人的代表方，但相对于"脉微细、但欲寐"的少阴病患者，桂枝汤人的正气尚可与邪气抗争，故仲景将桂枝汤归于太阳病。

至于麻黄附子细辛汤、麻黄附子甘草汤，若将其单纯归于麻黄类方，则稍有不妥。以药测证，此两方应用于麻黄证与附子证均见之人，即正气极虚弱兼外感，而附子应用至关重要，附子"主风寒咳逆邪气；温中"。故麻黄附子细辛汤、麻黄附子甘草汤为少阴病代表方。可见，体质之阴阳亦需结合具体情况加以区别。

仲景亦告知后人，可从脉证辨阴阳，不仅提出"凡脉大、浮、数、动、滑，此名阳也。脉沉、涩、弱、弦、微，此名阴也"，还将疾病演变过程中所表现的各种证候归纳为三阴病、三阳病，如：

太阳病见"脉浮，头项强痛而恶寒"等。

阳明病见"胃家实""身热，汗自出，不恶寒，反恶热""不更衣，内实，大便难"等。

少阳病见"口苦、咽干、目眩"等。

太阴病见"腹满而吐，食不下，自利益甚，时腹自痛""脉浮而缓，手足自温者"等。

少阴病见"脉微细，但欲寐""脉细沉数""恶寒而蜷"等。

厥阴病见"心中疼热，饥则不欲食""脉迟""手足逆冷者"等。

同时，《伤寒论》中列举六经病典型方证，太阳病之桂枝汤证、麻黄汤证、葛根汤证；阳明病之三承气汤证；少阳病之柴胡汤证；太阴病之四逆辈；少阴病之麻黄附子细辛汤证、麻黄附子甘草汤证、附子汤证；厥阴病之乌梅丸证；等等。以上内容，具体展现了仲景对于阴阳的理解。

《黄帝内经》中强调"察色按脉"是辨阴阳的前提。《伤寒论》将《黄帝内经》中"察色按脉"以及阴阳理论具体化、明确化、实践化，为临床提供借鉴与参考，值得后世继承与发扬。

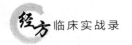
鼻炎神方

每到春秋季节，鼻炎患者就会多起来，或鼻塞，或流涕，或鼻痒、打喷嚏，或伴头痛，或这些症状皆有……表现不一。

今年初春时有一位年轻的 Z 先生来到门诊，说自己已经反复鼻塞、头痛 2 年了，每到季节更替或天气变化时会更严重，去年鼻窦 CT 检查提示，既有右侧上颌窦、双侧筛窦炎症，又有双侧下鼻甲肥大，鼻中隔稍偏曲。吃过西药，使用过鼻喷雾剂，也用过药物纳鼻填塞治疗，鼻炎总是反复发作，苦不堪言。最近天气变化，鼻塞就又严重了，鼻通气严重受阻，呼吸不畅，流清涕，前额疼痛，无汗，经常怕冷；舌淡胖，有齿痕，苔腻，寸脉浮。开方麻黄附子甘草汤合吴茱萸汤，12 天后复诊时说鼻塞明显改善，多数时间通气无碍，受凉时仅流少量清涕，头痛已经消失，喜悦之情溢于言表。予原处方巩固治疗。

上面标题中所说的"鼻炎神方"就是麻黄附子甘草汤，是我治疗慢性鼻炎最常用到的方子之一。这是《伤寒论》中治疗少阴病的一个方子，原文这样说："少阴病，得之二三日，麻黄附子甘草汤，微发汗。以二三日无证，故微发汗也。"我常用它来治疗慢性鼻炎患者，有时合上吴茱萸汤，屡获奇效。

治慢性鼻炎为什么用麻黄附子甘草汤？因为很多慢性鼻炎患者都和 Z 先生类似，鼻塞、寒时流涕、无汗、怕冷、舌淡、脉浮，这是阳虚且寒邪稽留在表的征象，当属少阴证，因有阳虚表现，则发汗不宜太过，须配以附子类温性之药以助正气驱邪外出，以麻黄附子甘草汤微发其汗，发散表邪而不伤正气，邪减则症轻。为什么合用吴茱萸汤？因为受凉后头痛明显，这种因寒饮上冲所致的头痛，正是吴茱萸汤方证。

慢性鼻炎，顾名思义，此病多经年累月不愈，缠绵反复，治则可取一时之效，过则又发。病久使得素体阳虚，机能沉衰，又多为外邪侵袭，而正气不足不能与邪抗争，导致外邪稽留鼻窍，气运行不畅，鼻宣通不利，出现鼻塞、流涕、无热恶寒及头痛等表现。每遇外感，症状又会加重，平人外感可辛温解表得汗而解。但若患者阳气不足、机能沉衰、正气虚无力抗邪外出，这就属于功能减退的阴类病证，此类患者外感，易出现鼻塞、流涕、怕冷等症状，符合"少阴表证"范畴，即少阴证，就不能单纯用辛温发汗解表，当配入强壮作用的药物以扶正祛邪、解表兼以温阳，可应用温阳发汗解表类方治疗。

少阴病的代表方麻黄附子甘草汤就属于此类方：麻黄发汗解表，但少阴宜微汗，故本方加以附子温阳固里，避免机体发汗太过而伤阳气，温阳益气解表发微汗，药证契合。慢性鼻炎的兼证中头痛较为常见，若患者伴有头痛、乏力等半表半里的厥阴症状，就合用厥阴头痛代表方吴茱萸汤。在临床上经常将这两方合用，屡试不爽。

临床患者病情往往复杂多变，运用六经归属、方证辨证则可以快速准确地定位用方。此外，对鼻炎患者还要嘱其尽量不吃或少吃辛辣、燥热之品，加上生活调摄，复发率也能大大降低。

柴胡桂枝干姜汤的应用指征

对于柴胡桂枝干姜汤方证，有学者总结为口干、口苦、便稀；也有学者总结为口干、口苦、便干。不难看出，二者不同之处在于"便稀"或"便干"，看似正相反，怎么会有这种情形出现？

柴胡桂枝干姜汤出自《伤寒论》147 条："伤寒五六日，已发汗而复下之，胸胁满微结，小便不利，渴而不呕，但头汗出，往来寒热，心烦者，此为未解也，柴胡桂枝干姜汤主之。"普遍认为，该方主治伤寒少阳证，有和解散寒、生津敛阴之效。

柴胡桂枝干姜汤由柴胡、桂枝、干姜、天花粉、黄芩、牡蛎、甘草组成。此方由小柴胡汤化裁而来，表现有少阳证之口干、口苦，自然不难理解，临床广泛认同。诚然，临床上口苦所属情形多样，有口苦症状不一定是少阳证，当需结合"少阳病欲解时，从寅至辰上"之发病特点，即发生在早晨的口苦才属于少阳证。

由于仲景未明言柴胡桂枝干姜汤之大便情形，历代医家看法不一。刘渡舟教授认为"便稀"是柴胡桂枝干姜汤特征性证候之一，因太阴脾寒，运化水谷功能失司，则下利。郝万山教授赞同此观点，并主张便溏重者重用干姜。而胡希恕先生则主张"便微结"（"便干"）才是本方的特征表现，认为伤寒五六日，为由表传半表半里之时，汗已发但表未解，邪热内陷，里有微结，但非阳明病之里结较甚，故非下利，应为微结。

临床以方证相应，结合患者整体症状，探经方之奥妙，既可提升诊病效率，又能获得良效。临证时，"便稀"或"便干"，均可应用柴胡桂枝干姜汤治疗，但以"便稀"者多见。

若"便稀"之症常伴随太阴脾寒的其他症状同时出现，如腹胀，腹痛，纳差，怕冷等，加之口干、口苦典型少阳胆热之证，更易判断应使用柴胡桂枝干姜汤治疗。

若大便干结，又伴随邪热内陷的其他症状出现，如汗出，但不怕冷等，结合口干、口苦典型症状，部分患者还会出现柴胡带不适等情况，也可判断应使用柴胡桂枝干姜汤治疗。

去年有一位患者徐某，食欲时好时差，不能喝凉水，稍食凉即腹泻，晚上食凉、食甜后胃中不适明显，影响睡眠。口干、口苦，无怕冷怕热，大便不成形且臭秽。查其舌淡暗，胖大，苔厚腻，脉沉弱，左脉弦数。其人表现有津液不足口干之证、典型的少阳病口苦之证，以及太阴脾寒之腹泻与大便不成形之证，给予柴胡桂枝干姜汤合当归芍药散治疗。服药后患者自诉胃部不适、大便不成形均明显改善，口干、口苦渐缓，继服而愈。临床总结可知，当患者素体较弱时，柴胡桂枝干姜汤与当归芍药散合用，可提高机体免疫力。

今年遇一位患者刘某，全身乏力，下肢无力，易疲倦，下腹胀，口干，饮水多不解渴，晨起口苦，纳眠可，大便不成形，尿频，尿不尽。舌暗红，苔腻，舌下络脉充盈瘀暗，脉弦滑。给予柴胡桂枝干姜汤合当归贝母苦参丸，服药 7 剂后口干、口苦明显减轻，尿频亦改善，大便恢复正常。

以上两个病例均表现为口干、口苦、便稀，临床用方为柴胡桂枝干姜汤，方证相应，疗效显著。

再看前年的一个案例。郭某，来诊见头痛、头晕，时有心慌汗出，口干口苦，无怕冷，手脚偏凉，时有流涕，纳可眠差，大便干结，2~3 日 1 次，小便正常。舌淡胖，苔中后腻，脉沉无力。给予柴胡桂枝干姜汤合当归芍药散治疗，二诊时自诉头痛消失，口干减轻，大便改善。继服 6 剂愈。该病例典型主证为口干、口苦，但患者纳可，不怕冷，便干，无太阴脾寒之证，此为表传半表半里，里有微结，所以可用柴胡桂枝干姜汤治疗。

综上所述，柴胡桂枝干姜汤方证为"口干、口苦、便稀或便干"。临床运用时，应重视理解方义，如柴胡、黄芩和解少阳之邪，柴胡证表现较重，或柴胡带不适明显者，可适当增加柴胡用量；口苦重者，加重黄芩用量，减少干姜用量。临证之时，患者多病情复杂，但只要抓住主证，切中方证，定能奏效。

经方医案

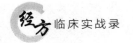

茯苓杏仁甘草汤调治胸痹案

患者： 熊某，男，48岁。177 cm/71 kg。体形适中。2021年10月14日初诊。

主诉： 胸闷、气短半月余。

现病史： 患者半月前出现胸闷、气短，于郑州某医院查冠脉CTA、心电图未见明显异常，查动态心电图提示偶发房早，偶发室早，下壁导联可见异常Q波、持续性T波改变，未见明显异常的动态变化，被告知无须用药治疗。然患者自觉胸闷、气短越来越重，无法安心工作，遂来诊。

刻下症： 间断胸闷，气短不足以吸，抬肩长出口气后舒适，未见心悸、胸痛。纳可，眠差易醒，大便溏，小便调。舌淡胖，齿痕，苔腻，脉沉弦。

既往史： 脂肪肝、胆囊结石、肝囊肿、肾囊肿等病史。

诊断： 胸痹。

处方： 茯苓杏仁甘草汤

茯苓40 g　　杏仁10 g　　甘草12 g

6剂，水冲服，日1剂，早、晚饭后温服。

二诊（2021年10月21日）：服药第1天即感胸闷、气短症状大减，6剂服完后胸闷、气短完全消失，大便溏亦改善。感慨中药如此神奇，要求继服中药，调理脂肪肝，调理身体。之后给予五积散调理，当为后话。

【按语】 临床此类患者甚多，常因胸闷、气短等不适怀疑罹患冠心病而来诊，然心电图、心脏彩超、心肌酶等检查几乎完全正常，在西医院常被诊断为心脏神经官能症，无药可用。茯苓杏仁甘草汤是一个不被临床重视的经方，《金匮要略》中条文之描述亦极为简要，"胸痹，胸中气塞，短气，茯苓杏仁甘草汤主之"，不易掌握。以方测证，茯苓杏仁甘草汤的病机当为水饮壅滞上焦，气机不畅，治以祛水宣肺。该例患者舌淡胖、齿痕、苔腻，为体内水饮之佐证。临床运用该方的抓手为：胸闷气短，善太息，以呼出为快。经临床验证，无论有无冠心病，出现上述症状者，用此方后多能迅速取效。

茯苓杏仁甘草汤合附子汤调治胸痹案

患者： 黄某，女，67岁。158 cm/65 kg。2021年10月21日初诊。

主诉： 胸闷、气短伴后背凉1月余。

现病史： 患者1月前出现胸闷、气短，自行口服速效救心丸后10分钟左右症状可缓解，后症状反复，时有后背凉。

刻下症： 间断胸闷、气短，善太息，以呼出为快，心悸，下肢乏力，易感困倦，自觉后背凉，怕冷。纳眠可，便秘。舌淡胖，舌尖红，苔厚腻，脉沉弦细。心电图提示：窦性心律，心率66次/分，属正常范围。心脏彩超显示：升主动脉稍宽，二、三尖瓣轻度反流，左室舒张功能减低。

诊断： 胸痹。

处方： 茯苓杏仁甘草汤合附子汤

茯苓30 g   杏仁10 g   甘草10 g   白芍10 g

附子15 g   白术15 g   党参10 g   苁蓉20 g

火麻仁30 g

15剂，水冲服，日1剂，早、晚饭后温服。

二诊（2021年11月4日）：精神状态明显改善，胸闷、气短、心悸明显减轻，食欲好转，乏力困倦减轻，后背凉稍减轻，常感腰痛，便秘。守方微调。14剂，服法同前。后复诊数次，症渐趋愈，守方继服月余。

六诊（2021年12月23日）：（视频复诊）自觉全身轻松，症状均已无，守方巩固。

【按语】 患者以胸闷、气短为主症，然心电图、彩超未见异常。此类患者临床颇多，常表现善太息，以呼出为快，舌胖苔腻，多责之于水气搏结胸中。据《金匮要略》，茯苓杏仁甘草汤治疗此类人群恰到好处。乏力、困倦、后背凉，属阴兼表，从少阴论治，"少阴病……其背恶寒者，当灸之，附子汤主之"。故此案以茯苓杏仁甘草汤为主方治疗胸痹，兼用附子汤治疗背寒，二方合用，半个月明显奏效，余诊守方微调，调理两月，已如常人。叹仲景之书真乃临床实用教科书！

茯苓杏仁甘草汤合橘枳姜汤调治胸痹案

患者： 靳某，男，37 岁。2021 年 2 月 26 日初诊。

主诉： 胸闷 3 天。

现病史： 患者 3 天前出现胸闷，间断发作，服参松养心胶囊、稳心颗粒，效欠佳。

刻下症： 间断胸闷、气短，长出气觉舒，胸部似压重物，纳眠可，精神正常。舌淡暗，苔厚腻，脉弦细。心电图提示：①窦性心律，心率 73 次 / 分；②左室高电压。肺部 CT 提示：右肺叶微小结节样影。

诊断： 胸痹。

处方： 茯苓杏仁甘草汤合橘枳姜汤

茯苓 45 g　　杏仁 15 g　　甘草 15 g　　陈皮 30 g

枳壳 15 g　　生姜 15 g

6 剂，水冲服，日 1 剂，早、晚饭后温服。

1 周后随访：胸部不适已明显减轻。

【按语】"胸痹，胸中气塞，短气，茯苓杏仁甘草汤主之，橘枳姜汤亦主之。"水饮阻滞于胸，胸中气机壅滞，则见患者胸闷气短。气机郁滞，浊气填塞，气行不利，故患者自觉胸部似压重物，长出气觉舒，这一症状正如《备急千金要方》中对橘枳姜汤的要点补充："胸中愊愊如满。"舌淡暗，苔厚腻，脉弦细，为气郁饮阻胸痹之征。治当通阳化饮，理气宽胸。方用茯苓杏仁甘草汤，以利其水，水利则气顺，合以橘枳姜汤，以开胸气，气开则痹通矣。两方合用宣通降逆，散水行气，临床治疗气滞饮阻之胸闷、气短有明效。

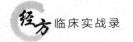

茯苓杏仁甘草汤合五苓散调治胸痹案

患者： 刘某，女，63 岁。160 cm/56 kg。2021 年 11 月 7 日初诊。

主诉： 胸闷 1 周。

现病史： 患者 1 周前出现胸闷不适，静坐休息 10 分钟左右缓解。后胸闷症状每日发作 3~4 次，忧虑日增，来诊。

刻下症： 胸闷，每次持续 10 分钟左右，气短，善太息，以呼出为快，偶伴肩胛部疼痛，心悸，偶感右胁部疼痛，口干多饮，无发热，汗出正常，纳眠可，二便调。舌淡胖，苔腻，舌下络脉充盈瘀暗，脉弦细。心电图提示：窦性心律，心率 78 次 / 分，下壁导联 T 波改变。

诊断： 胸痹。

处方： 茯苓杏仁甘草汤合五苓散

茯苓 45 g	杏仁 15 g	甘草 15 g	桂枝 12 g
白术 15 g	猪苓 15 g	泽泻 20 g	丹参 30 g

14 剂，水煎服，日 1 剂，早、中、晚饭后温服。

二诊（2021 年 11 月 28 日）：胸闷、气短、心悸改善六成左右，肩部疼痛已无，口干多饮有所缓解，仍偶见右胁部疼痛。舌淡暗，胖大，苔腻，舌下络脉充盈，脉弦细。守一诊方，合小柴胡汤，14 剂，继续治疗。

2 周后随访：诸症已无，周身舒畅。

【按语】《金匮要略》有言："胸痹，胸中气塞，短气，茯苓杏仁甘草汤主之。"患者近期出现胸闷、气短，且善太息，以呼出为快，恰合茯苓杏仁甘草汤方证。另患者有心悸、口干多饮之症，加之舌淡胖，苔腻，舌下络脉充盈瘀暗，脉弦细，正如刘渡舟先生所述："此乃水气不化，津液不行，阳气不能温煦，阴气上蔽咽喉之证，夫津液者，能滋润官窍也。今水蓄而不化津，则有凝而必有缺，故水瘀者而津则反缺，是以咽干、口渴欲饮。舌质淡嫩，阳气虚也；苔见水滑，阴津凝而不化也。前医见其有咽干口渴，误认为肺胃之津液不滋，妄投甘寒滋柔之品，则反助阴邪而伤阳气，更使水邪瘀结不去。此证之治法，需温阳下气，上利咽喉，伐水消阴，下利小便，方用五苓散为最宜。"另考虑患者舌下络脉瘀暗之状，投以丹参化瘀通脉。二诊见患者尚有右胁部疼痛不适症状，遂加以小柴胡汤和解少阳。诸药紧贴方证，邪疾遂愈。

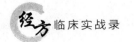

茯苓杏仁甘草汤合泽泻汤调治胸痹、眩晕案

患者： 宋某，女，46岁。160 cm/58 kg。2021年11月25日初诊。

主诉： 胸闷、头晕1月余。

现病史： 患者1月前出现胸闷、头晕，症状时轻时重。

刻下症： 胸闷，胸中似有重物压迫，长出气后觉舒，时轻时重。头晕，头脑昏沉、不清醒。常觉小腹凉，口干，喜热饮，饮不解渴，平素怕冷，易上火。纳眠可，二便调，月经量少，色淡，痛经。舌淡，苔润，脉弦。

诊断： 胸痹；眩晕。

处方： 茯苓杏仁甘草汤合泽泻汤

茯苓 45 g　　杏仁 15 g　　泽泻 50 g　　白术 20 g

天花粉 30 g　　牡蛎 30 g　　甘草 15 g

15剂，水煎服，日1剂，早、晚饭后温服。

二诊（2021年12月9日）：胸闷基本已无，头晕明显改善，口干明显减轻，怕冷亦有好转。纳眠可，二便正常。舌淡暗，齿痕，苔腻，舌下络脉充盈，脉弦。守一诊方，茯苓杏仁甘草汤减量。15剂，继调之。

1周后随访：胸闷、头晕未再发。

【按语】 患者以胸闷、胸中气塞为主症，忆及《金匮要略》："胸痹，胸中气塞，短气，茯苓杏仁甘草汤主之。"遂予此方宣气化饮。又有头晕、头脑昏沉，结合主症及舌脉，为水饮上泛所致，《金匮要略》中亦云："心下有支饮，其人苦冒眩，泽泻汤主之。"恰用此方。另有口干，喜热饮，饮不解渴，平素易上火，应《金匮要略》"百合病，渴不差者，栝蒌牡蛎散主之"所云，予此方生津止渴，引火下行。如此随"证"治之，即便病证繁多，如能做到"有是证用是方"，方随证用，自能药到病除。

茯苓泽泻汤调治眩晕案

患者：张某，男，78岁。165 cm/55 kg。体形偏瘦，肤色萎黄。2022年9月11日初诊。

主诉：头蒙1周。

现病史：患者1周前出现头蒙，自觉头部不清醒，时有活动后心慌、胸闷、气短。

刻下症：头蒙，头部不清醒，偶有心悸、胸闷、气短。无明显口干口苦，纳眠可，嗜睡，二便调。舌紫暗，胖大，苔腻，脉弦滑。

诊断：眩晕。

处方：茯苓泽泻汤

  茯苓30 g 桂枝10 g 肉桂10 g 白术15 g

  甘草10 g 泽泻35 g 生姜15 g

  6剂，水冲服，日1剂，早、晚饭后温服。

4天后随访：头蒙、不清醒症状改善大半，纳眠可，二便调。

【**按语**】茯苓泽泻汤由苓桂术甘汤、泽泻汤、茯苓甘草汤合成，适合水饮之邪上冲所致的眩晕。《金匮要略》中载："病痰饮者，当以温药和之。"此三方均有温化水饮之功。苓桂术甘汤主"心下有痰饮，胸胁支满，目眩"；泽泻汤主"心下有支饮，其人苦冒眩"；茯苓甘草汤主"治水"。水饮上犯则头蒙、头部不清、心悸、胸闷，舌胖大、苔腻、脉滑，亦属水饮内盛之象。以茯苓泽泻汤祛邪蠲饮，病证顿失。

茯苓泽泻汤合四妙散调治眩晕案

患者： 王某，男，33岁。173 cm/74 kg。体形偏胖，肤色正常。2022年9月8日初诊。

主诉： 头蒙1年。

现病史： 患者1年来间断头蒙，时觉肌肉紧张，乏力明显，无明显头痛，为求中医药治疗，来诊。

刻下症： 头蒙，乏力，肌肉紧张，晨起口苦。平素纳可，眠差，多梦易醒。大便偏稀，小便正常。舌暗红，苔腻，有齿痕，舌下充盈瘀暗，脉弦滑。辅助检查：心电图及心脏彩超无明显异常。头颅CT：颅脑未见明显异常，双侧筛窦、上颌窦炎、右侧上颌窦囊肿。

既往史： 发现血压升高3年，最高达170/105 mmHg，未服降压药物；半年前发现血脂升高、颈动脉斑块形成，间断口服阿托伐他汀钙片、阿司匹林肠溶片。

诊断： 眩晕。

处方： 茯苓泽泻汤合四妙散加味

茯神 20 g	桂枝 10 g	肉桂 5 g	白术 12 g
甘草 6 g	泽泻 20 g	生姜 10 g	苍术 15 g
黄柏 10 g	牛膝 30 g	薏苡仁 30 g	菊花 30 g
玉米须 20 g	决明子 15 g		

6剂，水冲服，日1剂，早、晚饭后温服。

二诊（2022年9月18日）：精神状态明显好转，头蒙、乏力改善，睡眠好转。舌红，苔腻，脉弦滑。改为叶氏茯苓饮加味，15剂，服法同前。

【按语】 茯苓泽泻汤出自《金匮要略·呕吐哕下利病脉证治》，主治"胃反，吐而渴，欲饮水者"，由苓桂术甘汤、泽泻汤组成，常用来治疗痰湿中阻所致眩晕。患者头蒙，舌红，苔腻，脉弦滑，为痰湿中阻之象。眠差，多梦易醒，为痰阻日久，郁而化热所致。予茯苓泽泻汤化痰除湿，合四妙散清热利湿。两方合用，头蒙症状基本消失，乏力等不适好转，方与证应，病即愈。

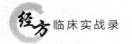

八味解郁汤调治胸痹案

患者： 张某，女，28 岁。162 cm/73 kg。体形偏胖，面色暗黄。2022 年 9 月 3 日初诊。

主诉： 胸痛 1 周。

现病史： 患者 1 周前出现胸骨处疼痛，紧张时明显，平素易焦虑。

刻下症： 胸骨处疼痛，紧张时明显，按之稍疼，偶肩痛，伴胸闷、气短、口干，平素易焦虑，纳可，眠差，入睡难，二便调。舌红，苔腻，脉弦细数。腹诊：腹部有抵抗感。心电图提示：窦性心律，心率 81 次／分。

诊断： 胸痹。

处方： 八味解郁汤加味

柴胡 15 g	白芍 15 g	枳壳 15 g	甘草 10 g
半夏 15 g	厚朴 10 g	紫苏 20 g	茯苓 15 g
百合 30 g	延胡索 30 g	山萸肉 30 g	徐长卿 15 g

7 剂，水煎服，日 1 剂，早、中、晚饭后温服。

二诊（2022 年 9 月 10 日）：胸痛、焦虑症状较前好转五成，仍劳累后胸痛，口干、睡眠稍好转，纳可，二便调。守一诊方，7 剂，服法同前。

三诊（2022 年 9 月 18 日）：胸痛、焦虑症状较前好转八成。守二诊方，14 剂，继调之。

【按语】 八味解郁汤是四逆散和半夏厚朴汤的合方，常用来治疗神经系统疾病，适合脸色偏黄、缺乏光泽、精神焦虑的患者。八味解郁汤的方证特点为：因情志导致的咽中异物感；四肢常冷，精神紧张；胸胁苦满，腹部按压有抵抗感或肩背部疼痛；常有抑郁、焦虑状态。本案患者脸色暗黄，缺乏光泽，平素易精神紧张，焦虑，胸闷气短，肩背痛，腹部有抵抗感，均符合八味解郁汤的方证，遂予八味解郁汤。百合具有清心安神之效；延胡索、徐长卿行气止痛以安神；张锡纯认为"山萸肉性温，味酸，具有收敛元气，振奋精神的功效"，患者眠差，入睡难，故用此药对治疗。方证相应，病即速愈。

八味解郁汤合茯苓杏仁甘草汤调治胸痹案

患者： 孙某，女，35 岁。172 cm/76 kg。体形偏胖，面色正常。2022 年 9 月 18 日初诊。

主诉： 胸闷、气短 1 周，再发加重 2 天。

现病史： 患者 1 周前因情绪激动后出现胸闷、气短，伴心悸、头晕等不适，于外院查心电图提示频发室早（未见报告），服稳心颗粒后稍缓解。2 日来患者胸闷、气短症状再发加重，严重影响患者的日常生活，故来诊。

刻下症： 胸闷、气短，心悸、心烦、急躁，头晕，无明显口干口苦，无汗出，平素月经正常，纳眠可，二便调。舌红，苔腻，舌下络脉稍充盈瘀暗，脉弦数。查心电图：心率 75 次/分，窦性心律，频发室性早搏。

诊断： 胸痹。

处方： 八味解郁汤合茯苓杏仁甘草汤

柴胡 18 g	白芍 15 g	枳壳 15 g	甘草 10 g
半夏 15 g	厚朴 15 g	紫苏 15 g	茯苓 30 g
杏仁 10 g	甘松 15 g	苦参 6 g	

14 剂，水煎服，日 1 剂，早、中、晚饭后温服。

二诊（2022 年 9 月 29 日）：胸闷、气短改善八成，自觉左上肢不适。纳差，眠可，二便正常。守一诊方，加葛根 30 g。9 剂，服法同前。

【按语】 八味解郁汤为四逆散与半夏厚朴汤合方，是黄煌教授所创立的情志病方，功擅疏肝解郁，适用于情志失常所导致的各类神经官能症。茯苓杏仁甘草汤出自《金匮要略·胸痹心痛短气病脉证治》，常用于以胸闷、气短为主的胸痹心痛。患者于情绪波动后出现胸闷、气短、心悸等症状，可给予疏肝解郁之八味解郁汤，合用茯苓杏仁甘草汤缓解胸闷、气短症状。

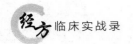

八味解郁汤合甘麦大枣汤调治心悸案

患者： 蔡某，男，24 岁。166 cm/57 kg。2022 年 3 月 13 日初诊。

主诉： 阵发性心悸 1 年余。

现病史： 患者 1 年前出现心悸，情绪紧张时易发作，稍活动后心悸亦可加重，未予诊治。

刻下症： 情绪紧张，心悸，无口干口苦。纳可，偶有泛酸、腹胀，眠欠佳，小便调，大便不成形。平素易情绪紧张、易受惊吓。舌暗红，胖大，齿痕，苔腻，脉弦细数。

既往史： 诉高中时有焦虑症、惊恐障碍，曾口服西药治疗，加之情绪调理，效尚可。

诊断： 心悸。

处方： 八味解郁汤合甘麦大枣汤

柴胡 18 g	白芍 15 g	枳壳 15 g	甘草 20 g
半夏 15 g	厚朴 15 g	茯苓 15 g	苏梗 1 5g
浮小麦 120 g	大枣 20 g		

7 剂，水煎服，日 1 剂，早、中、晚饭后温服。

1 周后随访：心悸、腹胀、大便稀均无。

【按语】 八味解郁汤由四逆散合半夏厚朴汤组成，其体质要求多为柴胡体质和半夏体质的结合体。患者来诊时形体偏瘦，面色偏黄、缺乏光泽，情绪、肌肉紧张，敏感谨慎，时有腹胀、眠差，恰符合黄煌的八味解郁汤这一经验方的适用人群特征，用之可解郁行气，更可调体解诸症，实践证明，其言不谬。考虑患者郁证日久，心神扰动，遂合甘麦大枣汤安神并加强解郁之功。因其病情与情志有关，再加以心理疏导，使其病情得以好转。

八味解郁汤合四妙散调治眩晕案

患者： 吕某，男，31岁。180 cm/85 kg。体格壮实，肤色正常。2022年3月31日初诊。

主诉： 头晕、乏力2周。

现病史： 患者2周前出现头晕、乏力，伴心悸，颈项强痛，情绪焦虑，自觉全身不适。

刻下症： 头晕，乏力，懒动，时有心悸，颈项强硬，咽中不适、似有物堵塞，严重时咽中憋闷影响睡眠。稍口干口苦，纳差，泛酸，眠差，甚至彻夜难眠，偶有濒死感，二便正常。舌红，胖大，齿痕，有瘀斑，苔厚腻，脉弦。

既往史： 颈椎病病史10年。

诊断： 眩晕。

处方： 八味解郁汤合四妙散加味

柴胡 18 g	白芍 15 g	枳壳 15 g	甘草 10 g
半夏 15 g	厚朴 15 g	茯苓 15 g	苏梗 15 g
黄柏 10 g	苍术 20 g	牛膝 30 g	薏苡仁 30 g
粉葛（先煎）120 g		川芎 10 g	泽泻 50 g

7剂，水煎服，日1剂，早、中、晚饭后温服。

1周后随访：服药1剂后颈部强硬不适明显减轻，心情愉悦，欣喜之情溢于言表，现已服药5剂，诉整体改善约有七成，头晕、昏沉、心悸、乏力、咽中异物感、泛酸、睡眠均有明显好转。

二诊（2022年4月9日）：颈项不适基本已无，余症状皆有明显改善。2天前饮酒后再次出现头昏沉，颈后不适、重按疼痛，腰酸。眠欠佳，入睡困难。舌淡红，苔腻，有瘀斑，脉弦细数。守一诊方，合泽泻汤。7剂，继续调理。

【按语】 患者性格开朗，善言健谈，目光灵动，自觉全身不适症状较多，兼舌红，苔腻，为半夏人特征。因长期眠差，严重时彻夜难眠，甚至有濒死感，观其舌体胖大，齿痕，有瘀斑，苔厚腻，脉弦，可见此为痰浊之邪日久，形成内郁之证。八味解郁汤可归属半夏类方，适合于痰气凝结、气机郁滞之病证，以此为主方，合四妙散祛痰湿、清郁热。另患者既往有颈椎病，又颈项强硬，加用重剂粉葛、川芎活血通络，解肌舒筋，治疗"项背强几几"之症。服药1剂，颈项强硬症状明显好转，自觉身体前所未有的轻松。药用1周后，患者诸症缓解，心情愉悦，欣喜之情溢于言表。

八味通阳散调治头痛案

患者：王某，女，39岁。159 cm/63 kg，体形偏胖。2022年3月12日初诊。

主诉：头痛1年余，加重1个月。

现病史：患者1年前出现头痛，于当地医院就诊，诊断为高血压，血压最高达158/89 mmHg，口服中药调理半年后血压恢复正常，遂停药，未进一步诊治。近1个月头痛再发并加重，且发作频繁，自测血压偏高。

刻下症：头痛频发，偶有颈部不适，全身乏力。无口干口苦，无其他明显不适。纳可，眠一般，二便调，月经正常。平时脾气急躁。舌淡胖，有液线，苔腻，脉沉弦。

诊断：头痛。

处方：八味通阳散加味

茯苓 15 g	桂枝 15 g	白术 15 g	泽泻 15 g
猪苓 15 g	半夏 15 g	厚朴 15 g	苏梗 15 g
决明子 15 g	玉米须 20 g	菊花 30 g	

7剂，水煎服，日1剂，早、中、晚饭后温服。

二诊（2022年3月19日）：诸证皆有好转。晨起易眼睑浮肿，余无不适。舌淡暗，苔中后腻，舌下络脉充盈，脉弦数。守一诊方加薏苡仁30 g，7剂，服法同前。

三诊（2022年4月2日）：血压控制稳定，睡眠亦明显好转。纳可，二便正常。守二诊方，7剂，巩固疗效。

四诊（2022年4月9日）：近1周血压维持在140/90 mmHg左右，无明显不适症状。守三诊方，加龙胆草6 g、夏枯草15 g、益母草30 g，7剂，继调之。

【按语】本案患者体形偏胖，结合舌脉，舌淡胖，有液线，苔腻，脉沉弦，辨为痰湿体质。加之来诊时头发稍油，表情丰富，眉头常皱，表述病情细腻，全身有乏力及不适感。既有半夏厚朴汤证，又有五苓散证，八味通阳散即此二方的合方。且患者平素脾气急躁、睡眠欠佳，半夏厚朴汤亦可以降低其身心敏感度，稳定情绪。选用八味通阳散调治其痰湿体质，进而改善体内环境，同时合用刘渡舟先生的经验方龙胆、夏枯、益母三草联合调理血压，从而取得了不错的疗效。

八味通阳散调治胸痹案

患者： 程某，女，58 岁。159 cm/71 kg。2022 年 9 月 3 日初诊。

主诉： 心中不适伴头晕 5 天，加重 1 天。

现病史： 患者 5 天前出现心中揪紧感，伴头晕，口服心宝丸后缓解，今日凌晨上述症状再发，5 时口服丹参片，症状未缓解，7 时口服速效救心丸后头晕缓解，心中仍有揪感。

刻下症： 心中有揪紧感，晨起口干口苦，饮水多不解渴，咽炎，咽中有异物感，舌头易溃疡，纳可，眠差。舌暗胖，有裂纹，苔腻，脉弦细。心电图提示：窦性心动过缓，心率 55 次 / 分。

诊断： 胸痹。

处方： 八味通阳散加味

茯苓 15 g	桂枝 15 g	白术 15 g	泽泻 15 g
猪苓 15 g	半夏 15 g	厚朴 15 g	紫苏 15 g
延胡索 30 g	百合 30 g	山萸肉 30 g	徐长卿 15 g

6 剂，水冲服，日 1 剂，早、中、晚饭后温服。

1 周后随访：整体感觉好转，心中已无揪紧感，头晕减轻，晨起口干口苦消失，已不口渴，咽中异物感缓解，睡眠亦改善。

【按语】 八味通阳散是黄煌教授用五苓散合半夏厚朴汤而成的经验方，具有通阳理气的功效。其中五苓散出自《伤寒论》第 156 条："本以下之……其人渴而口燥，烦，小便不利者，五苓散主之。"患者心中有揪紧感，晨起口干口苦，饮水多不解渴，与五苓散条文方证对应。半夏厚朴汤出自《金匮要略》："妇人咽中如有炙脔，半夏厚朴汤主之。"患者素有咽炎，异物感明显，与条文所述"咽中如有炙脔"一致。二方合用，方证对应，疗效显著。

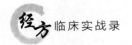

八味通阳散调治眩晕案

患者： 涂某，男，42 岁。159 cm/63 kg。2022 年 3 月 13 日初诊。

主诉： 头晕、头痛 2 年，加重 1 个月。

现病史： 患者 2 年前出现头晕、头痛，血压偏高，口服吲达帕胺片、氨氯地平片治疗，血压控制可，头晕、头痛缓解。近 1 个月头晕、头痛发作频繁，查头颅 CT、MRI 均未见异常。

刻下症： 头晕、头痛，口干，稍口苦，食凉易腹泻，纳眠可，夜尿多，大便正常。舌暗紫，胖大，齿痕，苔腻，脉弦细。

诊断： 眩晕。

处方： 八味通阳散加味

茯苓 15 g	桂枝 15 g	白术 15 g	泽泻 15 g
猪苓 15 g	半夏 15 g	厚朴 15 g	苏梗 15 g
玉米须 20 g	决明子 15 g	菊花 30 g	

7 剂，水煎服，日 1 剂，早、中、晚饭后温服。

二诊（2022 年 3 月 24 日）： 头晕、头痛较前明显改善，近 1 周血压未监测，平素食凉后易腹泻，二便调。守一诊方加丹参 30 g。7 剂，服法同前。

【按语】八味通阳散为五苓散与半夏厚朴汤的合方，适用于口渴、小便不利、咽喉异物感、舌胖大苔白腻患者。此类患者多因机体阳气不足，水液代谢失常而呈现"白胖"体质状态，即皮肤白皙柔软，浮肿貌。本案患者肤白、稍胖，兼见口渴、夜尿频、舌体胖大（水分偏多）、苔腻等征象，即八味通阳散方人。予此方，收获良效。

八味通阳散调治郁证案

患者：万某，女，54 岁。153 cm/45 kg。2022 年 9 月 18 日初诊。

主诉：咽部异物感 1 个月。

现病史：患者 1 个月前出现咽部有异物感，无咽痛，无扁桃体肥大。

刻下症：咽部异物感，无口干口苦，易出汗，平素思虑较重，手脚冰凉，纳可，眠差，二便调。舌暗红，胖大，齿痕，苔腻，脉弦。

诊断：郁证。

处方：八味通阳散加味

茯苓 15 g	猪苓 15 g	白术 15 g	泽泻 15 g
桂枝 12 g	半夏 15 g	厚朴 15 g	苏梗 15 g
酒萸肉 30 g	百合 30 g	延胡索 30 g	徐长卿 15 g

15 剂，水冲服，日 1 剂，早、晚饭后温服。

5 天后随访：咽部异物感改善八成，入睡可，且睡眠质量高，仍手脚冰凉，纳可，二便调。

【**按语**】八味通阳散和八味解郁汤均可治疗咽喉异物感。前者适用于手足冰冷兼有"茯苓舌"即舌胖大、齿痕、苔腻等阳虚水饮内停之象的患者，后者适用于焦虑、敏感、自觉全身不适、症状甚多、易胸胁胀满之气机郁结的患者。患者咽部异物感，手脚冰凉，舌胖大、齿痕、苔腻，与八味通阳散证不谋而合。予八味通阳散温阳利水，辅以百合、酒萸肉、徐长卿、延胡索四味主治失眠，见效甚捷。

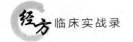

半夏泻心汤调治胃痞案

患者： 王某，女，83 岁。158 cm/61 kg。2021 年 9 月 23 日初诊。

主诉： 食欲不振半月余。

现病史： 患者半个月前出现食欲不振，后症状持续不减，颇为苦恼。

刻下症： 食欲不振，烧心，嗳气，轻微腹胀，晨起口干，时有下肢水肿，夜眠可，大便偏干，1~2 次 / 日，小便调。舌红，苔腻，舌下络脉充盈瘀暗，脉弦。

既往史： 房颤、心功能不全病史 10 余年，服用华法林、硝酸异山梨酯、利尿药等控制。

诊断： 胃痞。

处方： 半夏泻心汤

半夏 15 g　　黄芩 15 g　　黄连 5 g　　干姜 15 g

党参 15 g　　大枣 20 g　　甘草 10 g

15 剂，水冲服，日 1 剂，早、晚饭后温服。

4 天后随访：病情好转，食欲可，二便调。

【按语】 半夏泻心汤是止呕消痞的常用方。半夏泻心汤证的病机关键在气滞湿阻，"痞"为半夏泻心汤辨证之要点，而胃脘的胀、满、闷、痛、嘈杂等症也可用半夏泻心汤。"苔腻"为半夏泻心汤证重要的临床指征，半夏泻心汤患者多见脾胃运化失职，湿浊内生，阻滞气机，故舌苔必腻。患者食欲不振，轻微腹胀，烧心，呃逆，舌红，苔腻等，故以半夏泻心汤寒热互用以除湿热，辛开苦降以序升降，补泻同施以扶正祛邪，方证相应，患者食欲不振、腹胀、烧心、嗳气等诸症皆愈。

半夏泻心汤调治胃痞（浅表性胃炎）案

患者： 周某，男，43岁。163 cm/70 kg。体形适中，皮肤偏黄。2022年9月8日初诊。

主诉： 胃脘部不适1周。

现病史： 患者1周前出现胃脘部不适，伴心悸，自觉紧张、发抖、头痛、腰酸等不适。遂来诊。

刻下症： 胃脘部不适，心悸，自觉紧张、发抖、头痛、腰酸。纳一般，自觉时有不消化，时泛酸，眠可。大便稀溏，一日2~3次，小便正常。舌紫暗，苔腻，舌下充盈瘀暗，脉弦细数。心电图提示：窦性心律，心率88次/分，多数导联T波异常，短QTc间期。

既往史： 浅表性胃炎伴肠化。

诊断： 胃痞（浅表性胃炎）。

处方： 半夏泻心汤

半夏15 g　　黄芩10 g　　黄连5 g　　干姜15 g

党参15 g　　大枣20 g　　甘草10 g

6剂，水冲服，日1剂，早、中、晚饭后温服。

1周后随访：胃脘部不适、纳食、大便偏稀情况明显改善，时有泛酸。心悸、自觉紧张、发抖亦有改善。眠可。

【按语】 半夏泻心汤是治疗胃病的专方，亦有治疗精神心理症状的作用。在《金匮要略》中有记载："呕而肠鸣，心下痞者，半夏泻心汤主之。"临床尤以心下痞为主证，心下痞，即为胃脘部的不适，患者常伴有食欲不振的表现，或有恶心感，或食后胃胀、泛酸等。故总结临床应用本方主要把握"心下痞、不欲食""胃脘部不适，纳一般，自觉时有不消化，时泛酸，且既往患有浅表性胃炎"，此皆为胃肠道症状，可简单概括为"心下痞、不欲食"；心悸、自觉紧张、发抖，此属于精神心理症状，与半夏泻心汤的方证一致，故收效颇佳。

半夏泻心汤调治呕吐案

患者： 李某，女，54岁。160 cm/52 kg。2021年3月13日初诊。

主诉： 食则呕吐伴乏力3天。

现病史： 患者3天前于午饭后出现恶心、呕吐，吐后得缓，未予重视及诊治。期间出现食则吐逆，且日渐乏力。

刻下症： 食则呕吐，全身乏力，倦怠懒言，无口干口苦，多嗳气。偶有背部酸痛。纳差，夜寐可，大便有排不尽感，小便调。舌淡暗，有齿痕，苔厚腻，脉弦数。辅助检查：时测血压133/83 mmHg。心电图提示：窦性心律，心率74次/分，广泛导联T波异常。

既往史： 肛肠脱垂术后3个月。

诊断： 呕吐。

处方： 半夏泻心汤

半夏15 g	黄芩15 g	黄连5 g	干姜15 g
党参15 g	大枣20 g	甘草10 g	

6剂，水冲服，日1剂，早、晚饭后温服。

二诊（2021年3月25日）：服药1日，呕吐即无，今乏力、嗳气等改善五成余；另诉时有胃胀、剑突处憋闷沉重感，午后明显，口中乏味。舌淡胖，舌尖红，边有齿痕，苔腻，舌下络脉迂曲，脉沉弦。守一诊方，合橘枳姜汤，加厚朴15g。6剂以巩固调理。

4日后随访：呕吐未再发，余症均缓，继调之。

【按语】 患者突发呕吐，观其症，呕、痞、利均具，恰与"呕而肠鸣，心下痞者"相应，予以半夏泻心汤，呕吐立止，嗝气减轻。二诊时胃胀及胸部憋闷沉重，更加橘枳姜汤开胃消痞，对证遣方，效果速显。正如顾植山教授言："用药如用兵，临证要善抓薄弱关节，攻其一点，切中肯綮，而非见病治病。"吾辈临证，不外如是，当共勉之。

柴陈泽泻汤调治高血压案

患者： 沈某，男，14 岁。162 cm/61 kg。体形偏胖，肤色偏黑。2022 年 9 月 10 日初诊。

主诉： 发现血压升高半年。

现病史： 患者半年前体检时发现血压升高，平素最高为 145/95 mmHg，间断服用中药调理，效欠佳。

刻下症： 血压升高，紧张时伴有胸闷、头蒙，明显口干口苦，纳眠可，二便调。舌红，苔腻，脉弦滑。

诊断： 高血压。

处方： 柴陈泽泻汤

柴胡 24 g	黄芩 10 g	半夏 12 g	生姜 12 g
党参 12 g	大枣 15 g	甘草 10 g	陈皮 15 g
茯苓 15 g	泽泻 30 g	白术 15 g	天麻 30 g
钩藤 15 g	菊花 30 g		

15 剂，水冲服，日 1 剂，早、中、晚饭后温服。

二诊（2022 年 10 月 1 日）：近 1 周血压维持在 120~130/60~70 mmHg，胸闷、头蒙、口干口苦症状已无。无头晕症状。时测血压 118/64 mmHg，心率 60 次/分。守一诊方，6 剂，服法同前，巩固治疗。

【按语】 柴陈泽泻汤为小柴胡汤、二陈汤、泽泻汤加钩藤、天麻、菊花而成，为治疗眩晕的高效验方，扩大本方的应用，亦可用于治疗高血压等，投以本方，即可收迅速转归之功。本方病机为少阳枢机不利、痰饮浊邪上逆。患者明显口干口苦，此为少阳枢机不利所致；体形偏胖，再结合舌脉，可知内有痰湿，血压升高、时有胸闷、头蒙皆为痰浊上泛之表现，用此方以清化诸邪之源头，蠲已成之痰浊，且有疏转少阳枢机，平肝息风之功，故收桴鼓之效。

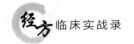

柴陈泽泻汤调治眩晕案

患者：丁某，女，55岁。161 cm/64 kg。2022年9月3日初诊。

主诉：头晕3周。

现病史：患者3周前晨起突发头晕，诉天旋地转，伴四肢无力、恶心欲呕，于当地住院治疗，出院后口服替米沙坦、阿司匹林肠溶片、阿托伐他汀钙片、脉血康胶囊、丁苯酞软胶囊等药，血压正常。

刻下症：头晕，伴胸闷、气短，咳痰，易咳，口干口苦，纳可，眠差，入睡难，二便调。舌暗胖，齿痕，苔腻，舌下络脉充盈瘀暗，脉弦细。

既往史：高血压病史，口服替米沙坦治疗，血压控制尚可。

诊断：眩晕。

处方：柴陈泽泻汤

柴胡 18 g	黄芩 10 g	党参 12 g	半夏 12 g
生姜 12 g	大枣 15 g	甘草 10 g	陈皮 15 g
茯苓 15 g	泽泻 30 g	白术 15 g	天麻 30 g
钩藤 15 g	菊花 30 g		

15剂，水冲服，日1剂，早、晚饭后温服。

1周后随访：头晕、四肢无力、恶心呕吐、咳嗽、口干、睡眠改善五成，另诉面黄，近期感冒，已自行口服感冒颗粒、蒲地蓝治疗。继以原方调理。

【按语】柴陈泽泻汤为治疗眩晕的常用方。主治少阳枢机不利、痰饮内聚生风所致的眩晕。观此患者，口干口苦、欲呕为少阳枢机不利；胸闷、咳痰、舌胖、齿痕、苔腻表明痰湿内停；头晕、视物天旋地转归于风邪善动。故以小柴胡汤和解少阳，二陈汤加泽泻汤温化痰饮止眩，配合天麻、钩藤、菊花使风停而眩止。

柴陈泽泻汤合桂枝茯苓丸调治眩晕案

患者： 李某，男，50岁。168 cm/66 kg。体形适中，面色偏暗。2022年8月27日初诊。

主诉： 发现血压升高10年，伴头晕3个月。

现病史： 患者10年前服护肝药（复方甘草酸苷片）后发现血压升高，收缩压最高180 mmHg，后服用厄贝沙坦氢氯噻嗪片、苯磺酸氨氯地平片治疗，血压控制不佳。3个月前服用降压药后出现头晕、头蒙、头昏沉，上午明显，午后减轻。

刻下症： 头晕，头蒙，头昏沉，心慌，无胸闷胸痛、乏力，稍有口干口苦，纳眠可，二便调，舌淡暗，舌下脉络瘀暗，苔腻，脉弦数。

既往史： 再生障碍性贫血病史30年余；丙肝病史数年。

诊断： 眩晕。

处方： 柴陈泽泻汤合桂枝茯苓丸加味

柴胡 24 g	黄芩 10 g	党参 12 g	半夏 12 g
生姜 12 g	大枣 15 g	甘草 10 g	陈皮 15 g
茯苓 15 g	泽泻 30 g	白术 15 g	天麻 30 g
钩藤 15 g	菊花 30 g	桂枝 15 g	桃仁 15 g
赤芍 15 g	牡丹皮 15 g	甘松 15 g	苦参 6 g

7剂，水煎服，日1剂，早、中、晚饭后温服。

二诊（2022年9月22日）： 心慌、头晕改善六成，现服用苯磺酸氨氯地平片半片，血压控制可，平素血压稳定在130/80 mmHg左右，纳眠可，二便调。舌淡胖，苔腻，脉弦细。守一诊方，7剂，继调之。

【按语】 柴陈泽泻汤亦可用于高血压导致的眩晕。本案患者体形适中，面色偏暗，适合柴胡类方的应用体质。患者高血压伴有头晕、头蒙，口干口苦，苔腻，脉弦均符合小柴胡汤的方证特点。桂枝茯苓丸是经典的活血化瘀方，其方证有面色偏暗，头痛，头昏，舌暗，舌下脉络瘀暗。患者面色偏暗，头痛，头昏，舌下脉络瘀暗，遂合用桂枝茯苓丸。两方合用，方证对应，病即速愈。

柴陈泽泻汤合莲萆知柏汤调治眩晕、淋证案

患者： 周某，女，64 岁。2022 年 9 月 8 日初诊。

主诉： 头晕 2 年。

现病史： 患者 2 年前出现头晕，伴有心悸、乏力，反复发作，未予诊治，近日不适加重。

刻下症： 头晕，心悸，乏力，视物模糊，晨起口干口苦，口气重。纳可，眠差，小便不利、色黄、疼痛，大便可。舌胖，苔腻，脉弦细。时测血压 162/98 mmHg。

既往史： 高血压、糖尿病、膀胱炎。

诊断： 眩晕；淋证。

处方： 柴陈泽泻汤合莲萆知柏汤

柴胡 18 g	黄芩 10 g	党参 12 g	半夏 12 g
生姜 12 g	大枣 15 g	甘草 10 g	陈皮 15 g
白术 15 g	泽泻 30 g	茯苓 15 g	天麻 30 g
钩藤 15 g	菊花 30 g	半枝莲 30 g	萆薢 15 g
知母 10 g	黄柏 10 g	连翘 10 g	枳壳 10 g
白芍 10 g			

15 剂，水冲服，日 1 剂，早、晚饭后温服。

2 周后随访：头晕、口苦已无，精神可，血压维持稳定，右下肢关节疼痛乏力、小便不利、发黄等均较前改善。

【按语】 历代医家对眩晕的病机认识为风、火、痰、虚、瘀，有"无风不作眩""无火不作眩""无痰不作眩""无虚不作眩"之说。现代经方大师江尔逊先生结合历代医家经验思想，合小柴胡汤、二陈汤、泽泻汤、六君子汤为一方，拟"柴陈泽泻汤"，以祛风、清火、豁痰、补虚为法，既能和解少阳枢机不利，又能化痰利水，运化中焦。患者有头晕、心悸、乏力、眼前模糊等虚证，又有

晨起口干口苦、口气重等少阳病证，并见舌胖、苔腻、脉弦细等水饮之征，其病证与柴陈泽泻汤一一对应，故以柴陈泽泻汤和解少阳，运化中焦。另患者小便不利、色黄、疼痛，故合以莲萆知柏汤清热解毒，利湿通淋。两方合用，眩晕即止，小便得利，疗效显著。

柴胡桂枝干姜汤合当归芍药散调治腹痛案

患者: 徐某,男,36岁。179 cm/90 kg。2021年7月8日初诊。

主诉: 腹痛1月余,加重2天。

现病史: 患者1个月前无明显诱因出现腹痛,间断发作,未予重视及诊治,2天前上述症状再发加重,持续不缓解。

刻下症: 腹痛,食欲时好时差,不喜凉饮,稍食凉即腹泻、胃中不适,影响睡眠。口干口苦,无怕冷怕热,大便不成形,小便正常。舌淡暗,胖大,苔厚腻,脉沉弱,左脉弦数。

诊断: 腹痛。

处方: 柴胡桂枝干姜汤合当归芍药散

柴胡15 g	桂枝6 g	干姜6 g	天花粉12 g
黄芩6 g	牡蛎15 g	甘草6 g	当归10 g
白芍10 g	川芎10 g	白术15 g	泽泻15 g
茯苓15 g			

14剂,水煎服,日1剂,早、中、晚饭后温服。

二诊(2021年9月23日):整体症状均有改善,腹痛、口干口苦、大便不成形均明显好转。

【按语】柴胡桂枝干姜汤出自《伤寒论》,可用于治疗少阳病兼水饮内结之证。本案患者口干口苦,此为少阳枢机不利所引起,腹痛,不喜凉饮,稍食凉即腹泻、胃中不适,大便不成形,可知内有寒湿,给予柴胡桂枝干姜汤以和解少阳,温化水饮。当归芍药散出自《金匮要略》:"……腹中疞痛,当归芍药散主之。"此方以腹痛为主证,与柴胡桂枝干姜汤合用调治腹痛。方证相应,故收佳效。

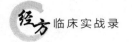

柴胡桂枝干姜汤合当归芍药散调治胃痛案

患者： 刘某，女，51 岁。169 cm/62 kg。体形适中，面色暗。2022 年 9 月 18 日初诊。

主诉： 胃痛 1 周。

现病史： 患者 1 周前出现胃胀痛不适，间断发作，影响纳食，近日胃痛不适感明显。

刻下症： 胃胀痛不适，嗳气，口干喜饮，平素易手足冰凉。纳眠差，二便调。舌红，苔腻，脉弦细。心电图提示：窦性心动过缓，心率 59 次 / 分。

诊断： 胃痛。

处方： 柴胡桂枝干姜汤合当归芍药散加味

柴胡 18 g	桂枝 6 g	干姜 6 g	黄芩 6 g
花粉 12 g	牡蛎 15 g	当归 10 g	白芍 10 g
川芎 10 g	白术 15 g	泽泻 15 g	茯苓 15 g
甘草 6 g	枣仁 15 g	合欢皮 15 g	瓜蒌 15 g
石斛 10 g			

15 剂，水煎服，日 1 剂，早、晚饭后温服。

1 周后随访：服药 2 剂后胃痛症状即有减轻，睡眠亦改善。仍偶有胃部胀满不适。继续服药调之。

【按语】 柴胡桂枝干姜汤出自《伤寒论》："胸胁满，微结，小便不利，渴而不呕，但头汗出，往来寒热，心烦者……柴胡桂枝干姜汤主之。"结合本案患者症状，胃脘部胀满、疼痛、口干、手足易冷，参考舌脉，属寒热错杂证，符合柴胡桂枝干姜汤方证，遂选此方。当归芍药散出自《金匮要略》，以腹痛为主证，且患者为中年女性，围绝经期前后，面色暗，平素手脚易冷，纳眠均欠佳，此方亦可调其体质。方药皆对其证，2 剂即已获效，不日定可病愈。

柴胡桂枝汤调治胸痹案

患者： 库某，女，52岁。160 cm/62 kg。2021年6月24日初诊。

主诉： 胸痛10余年，加重1个月。

现病史： 患者10年出现胸痛，后间断发作，未予重视及诊治。1个月前生气后胸痛发作频繁，于当地医院查心电图未见明显异常。

刻下症： 咽部以下胸痛，每次发作持续2分钟左右可自行缓解，情绪激动后胸痛加重伴胸闷，捶打后可缓解。时有后背疼痛，晨起口干苦，怕冷怕热，常全身汗出。近2日纳差、胃痛，食后易腹胀、嗳气，眠可，二便调。平素易上火，上火时伴有左侧头痛不适。舌淡胖，齿痕，苔腻，脉沉弦。

诊断： 胸痹。

处方： 柴胡桂枝汤

柴胡 18 g	半夏 15 g	党参 15 g	黄芩 10 g
生姜 15 g	大枣 20 g	甘草 10 g	桂枝 15 g
白芍 15 g	葛根 30 g		

6剂，水煎服，日1剂，早、晚饭后温服。

二诊（2021年7月1日）：患者精神状态佳，胸痛、后背疼痛基本已无，口干口苦好转。现时有心前区紧闷、气上冲胸感，休息后可自行缓解。另诉平素易惊，易伤心。舌淡，苔中后腻，舌下络脉瘀暗，脉沉弦细。守一诊方，合甘麦大枣汤，6剂，服法同前。

1周后随访：情绪佳，诸证愈。

【按语】《伤寒论》中述："伤寒六七日，发热，微恶寒，支节烦疼，微呕，心下支结，外证未去者，柴胡桂枝汤主之。"患者怕冷怕热，时有后背疼痛，知有表证；时感咽部以下胸闷、胸痛，纳差腹胀，为少阳柴胡证，遂选柴胡桂枝汤表、半表半里同解。《金匮要略》中有："妇人脏躁，喜悲伤欲哭，象如神灵所作，数欠伸，甘麦大枣汤主之。"二诊时诉平素易惊，易伤心，遂合甘麦大枣汤养心安神。1周后诸症愈。有是证用是方，方证相应，自能速效。

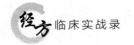
柴胡加龙骨牡蛎汤调治不寐案

患者： 李某，女，50岁。159 cm/52 kg。2021年10月9日初诊。

主诉： 失眠1年余，加重3天。

现病史： 患者1年前出现失眠，后睡眠情况时好时差，未予重视及治疗。近3日患者失眠较前加重，欲寻中药调理，来诊。

刻下症： 失眠，时轻时重，眠差时心烦，脾气急躁，偶感肩颈、后背不适，甚则连及腰部，口苦，纳食可，二便调。舌淡暗，苔腻，脉弦。

诊断： 不寐。

处方： 柴胡加龙骨牡蛎汤

柴胡15 g	龙骨15 g	桂枝15 g	牡蛎15 g
茯苓15 g	半夏15 g	党参15 g	生姜15 g
大枣20 g	黄芩10 g	磁石10 g	大黄10 g
苏叶6 g			

15剂，水冲服，日1剂，早、晚饭后温服。

二诊（2021年10月30日）：失眠改善明显，情绪较前平稳，肩背不适消失，偶有左侧腰部不适，晨起稍口苦，乘车后易倦乏。舌淡暗，苔腻，脉弦细，右尺较左尺无力。守一诊方微调药量，加牛膝30g。15剂，服法同前，以巩固前效。

1个月后随访：心情愉悦，睡眠如常，无有不适。

【按语】 柴胡加龙骨牡蛎汤出自《伤寒论》第107条："伤寒八九日，下之，胸满烦惊，小便不利，谵语，一身尽重，不可转侧者，柴胡加龙骨牡蛎汤主之。"主治伤寒往来寒热，胸闷身重难以转侧，烦躁惊狂不安，时有谵语者，是治疗失眠等精神系统疾病的经典方剂。本案患者因失眠来诊，又见心烦急躁，且肩、背、腰部不适恰与身重不可转侧对应，口苦、脉弦则属少阳柴胡证指征，遂对证施以柴胡加龙骨牡蛎汤，更加苏叶安神助眠。二诊时结合患者腰部不适、易疲乏、舌淡暗脉细、尺脉无力之症，合用牛膝活血强体。随时针对患者表现按证施治，另方与证紧密贴合，得效如期。

柴胡加龙骨牡蛎汤调治心悸案

患者：姚某，男，27岁。174 cm/62 kg。体形适中，面色正常。2022年9月22日初诊。

主诉：心悸半年，加重1天。

现病史：患者半年前自觉心跳快，遂至医院查24小时动态心电图，自诉检查结果为偶发房早，心率150次/分，口服稳心颗粒、酒石酸美托洛尔后症状缓解。昨日无明显诱因突发心悸，伴汗出。

刻下症：心悸，自觉心跳快，无口干口苦，眼涩，食欲不佳，眠差，易惊醒，多梦，小便正常，大便不成形且量少、次数多。舌红，胖大，苔腻，脉弦数。

诊断：心悸。

处方：柴胡加龙骨牡蛎汤加味

柴胡 18 g	龙骨 15 g	牡蛎 15 g	桂枝 15 g
茯苓 15 g	半夏 15 g	黄芩 10 g	大黄 10 g
党参 15 g	生姜 10 g	大枣 15 g	磁石 10 g
甘松 15 g	苦参 6 g	薏苡仁 30 g	

6剂，水冲服，日1剂，早、晚饭后温服。

二诊（2022年10月1日）：心悸、眠差、大便不成形基本已无。停药后心悸复发，自觉心脏跳动感强，两侧太阳穴处跳动明显，影响睡眠。守一诊方，合苓桂术甘汤。6剂，服法同前。

【按语】柴胡加龙骨牡蛎汤证为邪陷少阳阳明所致，治以和解少阳、泄热安神。原文论此方主"胸闷烦惊"。少阳枢机不利致痰湿内阻发为"胸满"，阳明内热、扰动心神则"烦惊"，即以惊为烦。心悸、不欲食归属于"胸满"；失眠、多梦、易惊归属于"烦惊"。合此两点，方证明晰，予柴胡加龙骨牡蛎汤，使湿去热除而神安。药停疾复，乃药力未足，续药加量并合苓桂术甘汤增除湿之力，继服定愈。

柴胡加龙骨牡蛎汤调治胸痹案

患者：瞿某，女，67 岁。155 cm/65 kg。面色淡黄，体形偏胖。2022 年 8 月 13 日初诊。

主诉：胸闷、胸痛 1 年余，复发加重 1 周。

现病史：患者 1 年前出现胸闷、胸痛，伴乏力、汗出，于当地医院就诊，诊断为"冠心病"，经治疗后好转出院，院外继服酒石酸美托洛尔片 25 mg QD（每日一次）、硝酸异山梨酯 30 mg QD、养血清脑颗粒 4 g TID（每日三次）、瑞舒伐他汀钙片 10 mg QD、铝镁匹林片 81 mg QD 治疗。1 周前上述症状较前复发加重。

刻下症：胸闷明显，胸痛不甚，持续不缓解，晨起口苦，纳差，失眠多梦，易紧张，大便溏，小便可。舌淡暗，胖大，齿痕，舌尖有芒刺，苔腻，舌下络脉充盈瘀暗，脉弦滑。

诊断：胸痹。

处方：柴胡加龙骨牡蛎汤

柴胡 18 g	龙骨 15 g	牡蛎 15 g	桂枝 15 g
茯苓 15 g	半夏 15 g	黄芩 10 g	大黄 10 g
党参 15 g	生姜 10 g	大枣 15 g	磁石 10 g

7 剂，水煎服，日 1 剂，早、中、晚饭后温服。

二诊（2022 年 8 月 25 日）：胸闷、胸痛改善七成。偶头晕，干咳，另诉既往有咽炎病史。二便可。守一诊方，合半夏厚朴汤。14 剂，服法同前。2022 年 9 月 8 日至 2022 年 9 月 22 日，守方巩固 30 剂，症状全无。

【按语】柴胡加龙骨牡蛎汤归属柴胡类方，见《伤寒论》第 107 条："伤寒八九日，下之，胸满烦惊，小便不利，谵语，一身尽重，不可转侧者，柴胡加龙骨牡蛎汤主之。"《方舆輗》论本条曰："此方以胸满烦惊为主证，其余皆客证也。"其中，"胸满"常表现为胸胁苦满、默默不欲饮食、心烦等柴胡证；"烦惊"表现为精神紧张、焦虑，伴失眠等。患者苦于胸闷、胸痛，兼晨起口苦，纳差，失眠多梦，易紧张等表现，辨为柴胡加龙骨牡蛎汤证。辨证准确，故见神效。

柴胡加龙骨牡蛎汤合栀子厚朴汤调治不寐案

患者： 时某，男，55 岁。169 cm/60 kg。2021 年 10 月 9 日初诊。

主诉： 入睡困难 3 年余，加重 1 周。

现病史： 患者 3 年前出现入睡困难，伴情志不畅、全身乏力等，就诊于当地医院，以"抑郁状态"为诊断治疗，坚持口服米氮平片 30 mg QD，症状控制时好时差，未予其他治疗。1 周前入睡困难症状加重，精神淡漠，乏力懒动，欲寻中药整体调治，经友人推荐来我处就诊。

刻下症： 入睡困难，每晚仅可休息 3 小时左右，且多梦易醒，白天全身乏力，下午 16、17 时较明显，重则持续至 20 时左右，伴心烦、心中不适，无口干口苦，无汗出，纳可，二便调。舌暗红，苔腻，双关脉弦。

既往史： 2013 年因心肌梗死于当地医院行 PCI 术（冠状动脉支架植入术）；房颤病史 5 年，口服波立维、可定、倍他乐克治疗，现病情稳定。

诊断： 不寐。

处方： 柴胡加龙骨牡蛎汤合栀子厚朴汤

柴胡 15 g	龙骨 15 g	牡蛎 15 g	黄芩 10 g
大黄 10 g	桂枝 15 g	茯苓 15 g	半夏 15 g
党参 15 g	生姜 15 g	大枣 20 g	磁石 10 g
栀子 10 g	厚朴 10 g	枳壳 10 g	

15 剂，水冲服，日 1 剂，早、晚饭后温服。

二诊（2021 年 10 月 28 日）：精神状态好转，乏力、心烦不适消失，睡眠亦改善，三日未服中药睡眠较差。另诉每日腹痛 2~3 次，欲大便，近日多见胁下一过性疼痛。守方微调。15 剂，服法同前。三诊继服。

四诊（2021 年 12 月 9 日）：（视频复诊）每晚可入睡约 6 小时，现口服米氮平片量已减至一半（15 mg QD）。另诉近 1 周时有头晕，活动后加重，偶有心悸，二便正常。守方。15 剂，继调之。

【按语】柴胡加龙骨牡蛎汤临床常用于精神焦虑或抑郁等疾的治疗，原文提出明确方证"胸满烦惊，小便不利，谵语，一身尽重，不可转侧者"。患者长期处于抑郁状态，情绪难控，失眠，依赖西药，且"心烦"与"胸满烦惊"相应，"全身乏力"乃"一身尽重"之体现，故选之。再者，栀子厚朴汤证亦可调理情志，用于"心烦腹满，卧起不安者"，方证相符。二方合用，岂有不效之理？果不其然，患者服用两月，症状大减，西药降半，甚为感激，赞中药魅力无穷。

柴苓汤调治虚劳案

患者： 王某，女，54 岁。163 cm/60 kg。2022 年 7 月 28 日初诊。

主诉： 身体疲乏 1 年余。

现病史： 患者 1 年前因乳腺癌手术化疗后身体易感疲劳，今为求中药整体调理体质，遂至我处就诊。

刻下症： 平素易疲劳，精神一般，喜甜食，口干，纳眠尚可，二便调。舌暗，胖大，齿痕，苔中后腻，脉弦滑。

既往史： 甲状腺结节病史。

诊断： 虚劳。

处方： 柴苓汤加味

柴胡 18 g	黄芩 10 g	半夏 15 g	党参 10 g
生姜 15 g	大枣 20 g	甘草 10 g	白术 15 g
茯苓 15 g	猪苓 15 g	泽泻 20 g	桂枝 12 g
玄参 30 g	贝母 30 g	牡蛎 30 g	

7 剂，水煎服，日 1 剂，早、中、晚饭后温服。

二诊（2022 年 8 月 7 日）：整体较前稍好转，心情舒缓，甲状腺结节变小。另诉近期记忆力减退，耳鸣，左手关节僵硬，时麻木。二便调，舌暗，胖大，齿痕，苔腻。守一诊方，加石菖蒲、远志各 15 g。14 剂，服法同前。

【按语】 柴苓汤为《伤寒论》中小柴胡汤与五苓散的合方，具有扶正祛邪功效，被称为"天然免疫调节剂"，常用于肿瘤患者化疗期间及化疗以后的常规体质调理。患者乳腺癌术后身体疲乏，焦虑，口渴，舌暗，胖大，齿痕，苔中后腻，脉弦滑等，辨证属于柴苓汤方证，用之可调其体质，舒缓情绪。患者患有甲状腺结节，应用消瘰丸可化痰软坚散结，用之效捷。

柴朴汤加味调治咳嗽案

患者： 朱某，女，6岁。130 cm/25 kg。2021年4月3日初诊。

主诉： 咳嗽、鼻塞3月余。

现病史： 患者3个月前感冒后出现咳嗽、鼻塞，迁延不愈，于当地医院按鼻炎诊治，口服抗过敏等药物治疗，效欠佳。

刻下症： 咳嗽，有痰不易咳出，鼻塞，流黄脓涕，受凉或入夜后尤甚，无咽痛咽痒，无汗出，纳眠可，大便正常。舌淡红，苔腻。

诊断： 咳嗽。

处方： 柴朴汤加味

柴胡18 g	半夏15 g	党参15 g	黄芩10 g
生姜15 g	大枣20 g	甘草10 g	厚朴15 g
苏叶15 g	茯苓15 g	金荞麦30 g	鱼腥草30 g
杏仁10 g	辛夷10 g	苍耳子10 g	

6剂，水煎服，2日1剂，早、晚饭后温服。

二诊（2021年4月17日）：咳嗽、鼻塞明显减轻，鼻通气顺畅，偶有少量清涕。守一诊方，去金荞麦。6剂，服法同前。

1周后随访：咳嗽、鼻塞、流涕皆愈。

【按语】柴朴汤是小柴胡汤与半夏厚朴汤的合方，日本汉方医家尤其喜欢用此方治疗咳嗽病。本案患者咳嗽迁延不愈长达3月余，首先想到此方。辨其证候，咳嗽、鼻塞易受温度、环境影响，符合小柴胡汤证"往来"的特点；咳嗽、胸闷、气冲呛咳可看作小柴胡汤"胸胁苦满"之征；咽中有痰不易咳出，包含在咽中异物感的证候中，正是半夏厚朴汤方证。遂选用此二方之合方柴朴汤治疗，加味药物针对鼻塞以宣通鼻窍，方药皆对其证，取得可靠疗效。另因患者年幼，特嘱药量减半服用，2日1剂，不误疗效。

大柴胡汤调治高血压案

患者： 刘某，男，33 岁。176 cm/83 kg。体形偏胖，面色正常。2022 年 9 月 10 日初诊。

主诉： 发现血压升高 5 月余。

现病史： 患者 5 个月前体检发现血压升高，时测血压 145/100 mmHg，未重视治疗。近日血压不稳定，波动在 140/90 mmHg 左右，偶有胸部刺痛。

刻下症： 血压不稳定，偶有胸部刺痛不适，近日感冒后出现咳嗽，咽中有痰难咯出。偶有晨起口干口苦，纳差，眠差，多梦且以噩梦为多，二便调。舌红，苔腻，脉弦。

诊断： 高血压。

处方： 大柴胡汤加味

柴胡 18 g	大黄 10 g	枳壳 15 g	黄芩 10 g
白芍 15 g	半夏 15 g	生姜 15 g	大枣 20 g
厚朴 15 g	紫苏 15 g	茯苓 15 g	龙骨 15 g
牡蛎 15 g	粉葛 120 g	天麻 30 g	牛膝 30 g
川芎 10 g			

7 剂，水煎服，日 1 剂，早、中、晚饭后温服。

二诊（2022 年 9 月 18 日）：血压下降，维持在 130/78 mmHg 左右，咳嗽明显减轻，睡眠改善，晨起口干口苦症状较前有所改善。另诉近日低头时头胀，小腿部胀痛，夜晚加重。仍纳差，二便调。舌红，苔腻，脉弦数。守一诊方去半夏厚朴汤，合四味健步汤（赤芍 20 g、石斛 20 g、牛膝 30 g、丹参 20 g），加荆芥 10 g、防风 10 g。14 剂，服法同前，继调之。

【按语】 患者体格偏壮实，符合大柴胡汤体质；结合患者有原发性高血压病史，以及口苦等症，辨证属大柴胡汤方证，应用大柴胡汤为主方治疗高血压，调其体质。半夏厚朴汤是主治咽喉部异物感的专方，一诊时本患者咳嗽，咽中有痰难咯，选用半夏厚朴汤行气散结，降逆化痰。二诊时患者喉部症状明显改善，去半夏厚朴汤；患者腿部肿胀不适，以大柴胡汤合用四味健步汤以强壮筋骨、活血化瘀，改善体内供血。

大柴胡汤调治胸痹案

患者： 赵某，男，22岁。173 cm/70 kg。体格壮实，面色偏暗。2022年9月18日初诊。

主诉： 胸闷1周。

现病史： 患者1周以来无明显诱因间断出现胸闷、气短，晨起、上午加重，可自行缓解，运动后自测心率200次/分，未予诊治。

刻下症： 胸闷、气短、心悸。纳差，欲吐，眠差，易惊醒，大便溏，黏腻不爽。舌红，苔腻，脉弦数。

诊断： 胸痹。

处方： 大柴胡汤

柴胡 24 g	大黄 10 g	枳壳 15 g	黄芩 10 g
白芍 15 g	半夏 15 g	生姜 15 g	大枣 20 g

15剂，水冲服，日1剂，早、晚饭后温服。

5天后随访：自觉全身轻松舒服，胸闷、气短症状明显改善，纳眠差亦改善。

【按语】 大柴胡汤多用于体格壮实、面色暗红的患者。本案患者为典型的大柴胡汤体质，且"纳差，欲呕"可知少阳邪气仍在；"眠差，易惊醒，大便溏，粘腻不爽，舌红，苔腻，脉弦数"表明热结在里。结合体质与诸症表现，与大柴胡汤方证相契合，给予此方，取得佳效。

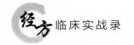

大柴胡汤合桂枝茯苓丸调治眩晕案

患者： 裴某，女，50岁。164 cm/70 kg。2021年5月6日初诊。

主诉： 头晕5个月，加重1天。

现病史： 患者5个月前出现头晕，多次测量血压均偏高，最高达160/110 mmHg，至当地医院就诊，口服施慧达1月余后血压恢复正常，自行停药。后血压虽有波动，时有头晕，但因其程度轻微，亦未再服用药物。今日患者突发头晕并较前加重，伴恶心呕吐。

刻下症： 头晕，视物旋转，时轻时重，严重时伴恶心呕吐、心悸、汗出，口苦。纳眠可，大便干，小便正常。舌暗红，苔腻，舌下络脉充盈瘀暗，脉沉弦。时测血压153/84 mmHg。

诊断： 眩晕。

处方： 大柴胡汤合桂枝茯苓丸加味

柴胡 15 g	大黄 10 g	枳壳 15 g	黄芩 10 g
半夏 15 g	赤芍 15 g	生姜 15 g	大枣 20 g
桂枝 15 g	茯苓 15 g	桃仁 15 g	牡丹皮 15 g
石膏 30 g	白术 10 g	甘草 6 g	

15剂，水煎服，日1剂，早、晚饭后温服。

二诊（2021年5月30日）：血压维持在125/80 mmHg左右，头晕偶有发作，程度较前轻，口苦减轻，大便干亦改善。舌淡暗，苔腻偏燥，脉弦涩。守一诊方，去白术、甘草，加玉米须、决明子、菊花各20 g。15剂，服法同前，继调之。

三诊（2021年6月27日）：头晕未再发。睡眠时好时差，大便偶有不成形。舌红，苔腻，舌下络脉充盈，脉弦。时测血压110/75 mmHg。守二诊方，加酸枣仁15 g。15剂，调理睡眠，巩固疗效。

1周后随访：血压维持在110/70 mmHg左右，头晕未再发，睡眠改善，余无不适。

【**按语**】《伤寒论》云："太阳病，过经十余日，反二三下之，后四五日，柴胡证仍在者，先与小柴胡汤；呕不止，心下急，郁郁微烦者，为未解也，与大柴胡汤下之，则愈。"结合患者症状，头晕目眩，重时恶心呕吐、心慌、汗出，口苦，大便干，辨经属少阳阳明合病，辨证属大柴胡汤方证。且患者体格偏壮实，亦符合大柴胡汤体质。舌暗红，舌下络脉充盈瘀暗，此为血瘀之象，遂合桂枝茯苓丸活血化瘀，调理体质。又因患者血压偏高，益以"大黄和石膏"降压药对，苦寒、甘寒并用，清泄阳明里热。诸药合用，各有侧重，和解少阳、清泻阳明、兼以调体，统筹整体，血压自调。

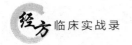

大柴胡汤合活络效灵丹调治胸痹案

患者： 陶某，女，53岁。155 cm/60 kg，体形偏胖，肤色偏暗。2022年9月18日初诊。

主诉： 心前区疼痛1周。

现病史： 患者1周前出现心前区针扎样疼痛，间断发作，休息可缓解。

刻下症： 心前区针扎样疼痛，胸闷，头晕，全身乏力，无口干口苦，无汗出，纳可，眠欠佳，二便调，经期、经量均正常。舌红，苔腻，舌下络脉稍充盈瘀暗，脉弦细。心电图提示：窦性心律，心率81次/分，正常范围心电图。

诊断： 胸痹。

处方： 大柴胡汤合活络效灵丹

柴胡 18 g	大黄 10 g	枳壳 15 g	黄芩 10 g
半夏 15 g	白芍 15 g	生姜 15 g	大枣 20 g
丹参 12 g	当归 12 g	乳香 12 g	没药 12 g
枣仁 15 g	合欢皮 15 g		

7剂，水煎服，日1剂，早、中、晚饭后温服。

1周后随访：心前区疼痛、胸闷、头晕、乏力已无，精神佳。仍眠欠佳。继续服药调理。

【按语】《金匮要略》曰："按之心下满痛者，此为实也，当下之，宜大柴胡汤。"另有大柴胡汤体质多体格壮实，黄煌教授总结大柴胡汤体质有一个明显特征，即上身比较饱满。本案患者前胸满痛，体格胖壮，既符此方方证，又应其体质。《医学衷中参西录》记载活络效灵丹："治气血凝滞，痃癖癥瘕，心腹疼痛，腿疼臂疼，内外疮疡，一切脏腑积聚，经络湮淤。"此患者心电图提示并无异常，时感心前区刺痛，舌下络脉充盈瘀暗，予此方，是以其能祛瘀止痛，治一切气血瘀滞之证。从其体质入手，整体调治，亦有方证对应，诸症自愈。

大柴胡汤合四妙散调治心悸案

患者：李某，女，56岁。163 cm/85 kg。体格壮实。2022年1月14日初诊。

主诉：心悸1月余。

现病史：患者1个月前出现心悸，自觉心慌，5分钟左右可自行缓解，未予诊治，后反复发作，深受其扰。近期体检心电图提示窦性心动过速（未见报告）。

刻下症：心悸，发作时自觉心慌、心跳加快、乏力，每次持续5分钟左右，可自行缓解。偶有一过性头蒙，活动后偶有胸闷气短，久坐后背痛明显，易感疲惫。口干饮水多不解渴，口气重，无口苦。纳食可，眠差多梦，常有便秘。舌暗红，舌体胖大，有齿痕，苔腻，脉沉弱。

既往史：高血压病史十余年，最高达160/100 mmHg，间断口服卡托普利片、吲达帕胺片，血压控制在140~160/85~100 mmHg波动；总胆固醇偏高。

诊断：心悸。

处方：大柴胡汤合四妙散加味

柴胡15 g	大黄10 g	枳壳15 g	黄芩10 g
半夏15 g	白芍15 g	生姜15 g	大枣20 g
牛膝30 g	苍术15 g	黄柏10 g	薏苡仁30 g
甘松30 g	枣仁15 g	合欢皮15 g	

14剂，水煎服，日1剂，早、中、晚饭后温服。

二诊（2021年3月11日）：心悸、乏力、胸闷、气短已无，头蒙、久坐后背痛大减，口干、便秘等亦改善，仍口气重。舌红，苔腻，舌下络脉怒张、充盈、瘀暗，脉沉弱。守一诊方去甘松、四妙散，大黄改为酒大黄，合桂枝茯苓丸。7剂，服法同前。

1周后随访：整体症状均有改善，心悸、乏力、头蒙、胸闷未再发，眠差、多梦亦改善。血压在130~140/80~90 mmHg波动。

【按语】患者体格壮实，面宽肩宽，颈部短粗，符合黄煌教授所述大柴胡汤体质，且黄老师常用此方治疗以头昏、便秘为表现的原发性高血压，遂首选大柴胡汤为底方。结合患者症状及舌脉，口干，多饮不解，口气重，便秘，苔腻，内有湿热，忆及张秉成《成方便读》所载四妙散，其认为此方能走下焦而清热燥湿，以湿热为主要表现的疾病皆可用之，故加用四妙散助增清热利湿之功。又结合患者二诊之舌下络脉，遂合桂枝茯苓丸活血化瘀，调理体质。方证相应，故获佳效。

大柴胡汤合四妙散调治眩晕案

患者：宁某，男，35 岁。182 cm/97kg。2022 年 2 月 26 日初诊。

主诉：头晕 1 周。

现病史：患者 1 周前出现头晕，测血压发现血压升高（160/110 mmHg），休息后头晕缓解，未予诊治。期间头晕反复发作，多次测量血压均偏高。

刻下症：头晕，自觉头脑昏沉、不清醒，白日尤甚，无其他不适症状。纳眠可，二便调。舌暗红，舌体胖大，有齿痕，苔厚腻，脉沉弦。时测血压为139/106 mmHg。

诊断：眩晕。

处方：大柴胡汤合四妙散

柴胡 18 g	黄芩 10 g	大黄 10 g	枳壳 15 g
白芍 15 g	半夏 15 g	大枣 20 g	生姜 15 g
黄柏 10 g	苍术 20 g	牛膝 30 g	薏苡仁 30 g
泽泻 50 g			

14 剂，水煎服，日 1 剂，早、中、晚饭后温服。

二诊（2022 年 3 月 12 日）：晨起头沉、大便黏腻症状明显改善，易出汗，胃口佳，睡眠良好。舌暗红，尖红，苔腻，脉沉弦。测血压为143/94 mmHg。守一诊方，7 剂，服法同前，以巩固之。

【按语】头为诸阳之会，且为"清窍"，凡少阳阳明热邪上冲，热邪犯及头面两经之地，上扰头目所致的头晕、头痛、目眩等诸多疾病，大柴胡汤治之多验。患者体格健壮，腹部紧实，此为大柴胡汤体质，遂选此方。患者舌暗红，胖大，齿痕，苔厚腻，提示内有蕴热，知乃酿湿生热，合用四妙散增强清热利湿之功。

大柴胡汤合泽泻汤调治眩晕案

患者： 张某，男，38 岁。173 cm/95 kg。体格壮实，面色红。2021 年 2 月 21 日初诊。

主诉： 头蒙 1 年，加重 1 月。

现病史： 患者 1 年前出现头蒙，时测血压 160/120 mmHg，于当地医院以"高血压"为诊断治疗，间断口服替米沙坦、酒石酸美托洛尔，服药不规律，血压控制不稳定，头蒙偶有发作。1 个月前饮酒后头蒙再发加重，发作频繁。

刻下症： 头蒙，头脑昏沉，时有视物旋转，无眼前发黑，发作无规律，血压高时尤甚。面红，手心易出汗，无口干口苦。纳眠可，二便调。舌淡胖，苔腻，脉弦。时测血压：167/123 mmHg。

诊断： 眩晕。

处方： 大柴胡汤合泽泻汤

柴胡 15 g	大黄 10 g	枳壳 15 g	黄芩 10 g
半夏 15 g	白芍 15 g	生姜 15 g	大枣 20 g
泽泻 50 g	白术 20 g	苦参 12 g	地黄 30 g

15 剂，水煎服，日 1 剂，早、晚饭后温服。

1 周后随访：头蒙基本已无，血压有所下降，自测血压在 130~140/90~100 mmHg 左右波动，手心汗出稍改善。继续服药调理。

【按语】 大柴胡汤为治疗体格健壮之高血压患者的常用方。本案患者面红、体格壮实，腹部紧实，符合大柴胡汤体质，遂选此方为底方。《金匮要略》曰："心下有支饮，其人苦冒眩，泽泻汤主之。"患者苦于眩晕，舌胖苔腻，予泽泻汤以利水饮，止冒眩。又因患者手心出汗明显，《金匮要略》曰："《千金》三物黄芩汤……四肢苦烦热，头痛者，与小柴胡汤；头不痛但烦者，此汤主之。"烦热即热而汗出，且黄芩一药，无论实热、湿热、血热皆可除之。今用泽泻汤药量大而力专，治疗水湿之邪郁遏阳气而不得伸，用之加强降逆止眩晕之力。以上选方，综合应用而各有侧重，故获佳效。

调肝散加味调治腰痛案

患者： 张某，男，69岁。175 cm/76 kg。2021年7月31日初诊。

主诉： 腰痛1周。

现病史： 患者1周前出现晨起腰痛，无外伤、扭伤，偶伴头晕。

刻下症： 晨起腰痛，久坐后亦出现，活动后减轻。头晕发作无规律，无口干口苦，纳眠可，二便调。舌淡暗，胖大，舌下络脉充盈，苔腻。

诊断： 腰痛。

处方： 调肝散加味

半夏15 g	细辛5 g	桂枝10 g	肉桂5 g
牛膝30 g	石菖蒲15 g	木瓜10 g	枣仁15 g
当归10 g	川芎10 g	甘草15 g	茯苓40 g
白术20 g	泽泻50 g		

21剂，水冲服，日1剂，早、晚饭后温服。

1周后随访：腰痛全无，近期头晕仅发作一次，自行缓解，继续服药巩固。

【按语】《仁斋直指》中调肝散主治"郁怒伤肝，发为腰痛"，表明此腰痛责之于肝。肝为刚脏，主筋，喜条达而恶抑郁。若久处于单一体位，肝失条达，气血不畅，筋失所养，则腰痛明显。患者晨起腰痛明显，久坐出现，活动后减轻。此现象正提示久卧、久坐后筋脉被郁，使用调肝散恰到好处。故此方方证可为"黎明腰痛，活动减轻"，清代名医张璐曾将此类腰痛形象地描述为："睡至黎明，觉则腰痛，频欲转侧，晓起则止。"

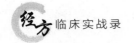

甘草泻心汤调治胃痞案

患者： 彭某，男，28岁。175 cm/65 kg。2022年5月21日初诊。

主诉： 胃脘部不适半个月，加重2天。

现病史： 患者半个月前出现胃脘部不适，食欲差，后间断发作，未予重视及诊治。2天前胃脘部不适频发，伴口腔溃疡。

刻下症： 胃脘部不适，伴口腔溃疡，近2日纳差明显，食后胃部痞满，易腹胀。平素情绪易紧张，眠可。舌红，舌下充盈、瘀暗，苔腻，脉弦。

诊断： 胃痞。

处方： 甘草泻心汤

甘草30 g　　黄芩15 g　　黄连5 g　　干姜15 g

党参15 g　　大枣20 g　　半夏15 g

6剂，水煎服，日1剂，早、晚饭后温服。

二诊（2022年5月28日）：口腔溃疡已愈，胃脘部不适缓解，情绪、食欲改善明显。另诉平素易焦虑，饮食不节，食生冷后大便频、腹部不适。舌红，舌下瘀暗，苔腻，脉弦。守一诊方，合四逆散，15剂，服法同前。

1周后随访：情绪佳，胃脘部不适已无，诸证渐愈，中药继服。

【按语】《伤寒论》中述："伤寒中风，医反下之，其人下利，日数十行，谷不化，腹中雷鸣，心下痞硬而满，干呕，心烦不得安。医见心下痞，谓病不尽。复下之，其痞益甚。此非结热，但以胃中虚，客气上逆，故使硬也，甘草泻心汤主之。"患者平素饮食不节，胃脘部痞满，腹胀，可知虚实夹杂、痞利俱盛。另见《金匮要略》："狐惑之为病……蚀于喉为惑，蚀于阴为狐。不欲饮食，恶闻食臭，其面目乍赤、乍黑、乍白。蚀于上部则声喝（一作嗄），甘草泻心汤主之。"患者口腔溃疡，知有热毒熏蒸上焦，方证相应，遂选甘草泻心汤。《伤寒论》载："少阴病，四逆，其人或咳，或悸，或小便不利，或腹中痛，或泄利下重者，四逆散主之。"二诊时患者诉时有心慌，平素食生冷后大便频、腹部不适，遂合四逆散，1周后诸症渐愈。此所谓，有是证用是方，方证相应，必事半功倍。

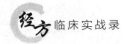

甘麦大枣汤合栝蒌牡蛎散调治眩晕案

患者：张某，女，26岁。160 cm/53 kg。2022年2月26日初诊。

主诉：头晕2年。

现病史：患者2年前出现头晕，间断发作，未予治疗，今为求系统治疗，遂至我处就诊。

刻下症：头晕，自觉心跳快，易紧张、焦虑，口干，纳眠可，二便可。舌淡胖，苔腻，脉弦细。

诊断：眩晕。

处方：甘麦大枣汤合栝蒌牡蛎散

甘草20 g   浮小麦60 g   大枣20 g   天花粉30 g

牡蛎30 g

6剂，水冲服，日1剂，早、晚饭后温服。

1周后随访：头晕改善，焦虑、紧张较前改善，嘱继续服药调理。

【按语】《金匮要略》述："妇人脏躁，喜悲伤欲哭，象如神灵所作，数欠伸，甘麦大枣汤主之。"患者间断头晕，自觉心跳快，易紧张、焦虑，且舌淡胖，此为血少心气虚而魂魄不安之象，应用甘麦大枣汤，生津血、安魂魄，治疗此类疾病效佳。患者有口干症状，苔腻、脉弦细，正如《金匮要略论注》"渴不差……以瓜蒌根清胸中之热，牡蛎清下焦之热"所云，使用栝蒌牡蛎散治疗可使津液得生，虚热得清，口渴自解。方证相应，契合病机。

葛根汤调治项痹案

患者：代某，男，46 岁。166 cm/70 kg。2021 年 3 月 21 日初诊。

主诉：右肩疼痛 1 月余。

现病史：患者 1 个月前出现右肩疼痛，于当地医院针灸、推拿治疗后稍缓解。

刻下症：右肩疼痛，受凉后加重，口臭，无汗出，无口干口苦。纳可，眠差，小便不利，尿不尽，大便稀。舌暗红，苔润，脉沉弱。

诊断：项痹。

处方：葛根汤

粉葛 120 g	麻黄 10 g	桂枝 15 g	白芍 15 g
生姜 15 g	大枣 20 g	甘草 10 g	

7 剂，水煎服，日 1 剂，早、中晚饭后温服。

二诊（2021 年 6 月 19 日）：肩部疼痛不适减轻，大便正常。自觉全身皮肤无发热，但触之皮肤发烫。守一诊方，7 剂，服法同前。

三诊（2021 年 6 月 27 日）：颈部不适已无。未诉其他不适症状。

【按语】葛根汤适用于体格壮实之人。《伤寒论》第 31 条记载："太阳病，项背强几几，无汗恶风，葛根汤主之。""项背强"是使用葛根汤的主证之一，包括颈肩部的拘挛疼痛等，受凉易引起局部肌肉痉挛，疼痛加重。"无汗"是安全使用葛根汤的保证。《伤寒论》第 32 条记载："太阳与阳明合病，必自下利，葛根汤主之。""自下利"即热象重所致大便偏稀。此案患者体格壮实，再结合"项背强、受凉后加重，无汗，大便偏稀，舌暗红"，考虑葛根汤证。"病皆与方相应者，乃服之"，遂见效。

更年方加味调治围绝经期心悸案

患者： 王某，女，55岁。158 cm/60 kg。2021年7月8日初诊。

主诉： 心悸2年余。

现病史： 患者2年前出现心悸，多次查心电图未见明显异常，间断口服中药治疗，症状时好时差。

刻下症： 面色暗黄，精神萎靡，心悸，稍活动后明显，全身乏力，眼花，小腹胀，膝关节、腰部疼痛不适，活动后更甚，口干，纳眠欠佳，二便正常。舌淡胖，齿痕，苔薄腻，脉沉弦。

诊断： 心悸。

处方： 更年方加味

桂枝 15 g	白芍 15 g	龙骨 15 g	牡蛎 15 g
附子 15 g	巴戟天 15 g	淫羊藿 15 g	生姜 15 g
大枣 20 g	甘草 10 g	厚朴 15 g	半夏 15 g
党参 3 g	甘松 15 g	苦参 6 g	

15剂，水煎服，日1剂，早、晚饭后温服。

二诊（2021年7月31日）：患者心情愉悦，精神状态佳，心悸大减，腰部疼痛、膝关节不适明显好转，小腹胀亦有改善。守一诊方，15剂，服法同前，以善其后。15剂毕，情绪佳，诸症愈。

【按语】更年方为黄煌教授验方，是桂枝加龙骨牡蛎汤加味方，也是围绝经期调理方，黄煌教授总结其方证要点为围绝经期女性面色暗黄、精神萎靡、易疲倦、关节冷痛、心悸、多汗、睡眠障碍、脉沉等。患者正值围绝经期，面色暗黄，精神萎靡，心悸，全身乏力，膝关节、腰部疼痛不适，眠欠佳，脉沉弦，皆符合更年方方证。《伤寒论》中又有："发汗后，腹胀满者，厚朴生姜半夏甘草人参汤主之。"此方方证为脾虚之腹胀。患者病久体虚，伤及脾胃，纳食欠佳，见有腹胀，治此可用本方。如此随证选方，不可不效。

瓜蒌薤白半夏汤合茯苓杏仁甘草汤调治胸痹案

患者： 张某，女，51岁。163 cm/51 kg。2021年7月4日初诊。

主诉： 胸闷气短1月余。

现病史： 患者1个月前突发胸闷，以"急性心梗"住院，植入1枚支架，规律口服阿司匹林肠溶片、替格瑞洛片、阿托伐他汀钙片、兰索拉唑肠溶胶囊，诉病情控制尚可。由于左腿出现散在瘀斑，遂停服阿司匹林肠溶片。

刻下症： 胸闷、气短，胸中似有物堵塞，偶有心前区疼痛，咽中痒，欲咳，双下肢乏力。晨起口苦，纳可，眠差，早醒，醒后难以复睡，二便正常。舌暗红，苔腻，舌下络脉充盈，脉沉弦数。心电图提示：窦性心律，心率74次/分，前间壁导联ST段弓背样抬高，T波倒置较6月27日心电图变化不大，考虑心肌损伤。

诊断： 胸痹。

处方： 瓜蒌薤白半夏汤合茯苓杏仁甘草汤加味

瓜蒌15 g	薤白55 g	半夏15 g	茯苓45 g
杏仁15 g	甘草15 g	桂枝15 g	赤芍15 g
丹皮15 g	桃仁10 g	丹参20 g	牛膝20 g
石斛20 g			

15剂，水煎服，加1两白酒煎煮，日1剂，早、晚饭后温服。

二诊（2021年7月18日）：胸闷、气短明显改善，心前区偶发一过性刺痛，持续时间较前缩短；双腿乏力明显减轻，瘀斑消退；晨起口干，眠欠佳。守一诊方，加酸枣仁15 g，15剂，服法同前。

1周后随访：诸症皆轻，继续服药，巩固疗效。

【按语】《金匮要略》曰："胸痹不得卧，心痛彻背者，瓜蒌薤白半夏汤主之。"患者1个月前突发急性心梗，胸闷、胸痛时有发作，苔腻，脉沉弦数，予瓜蒌薤白半夏汤宽中行气，通阳散结，祛痰宽胸。《金匮要略》亦云："胸痹，胸中气塞，短气，茯苓杏仁甘草汤主之。"患者胸闷气短明显，胸中似有物堵塞，以茯苓杏仁甘草汤宣肺开胸。另其舌暗红，舌下络脉充盈，左腿瘀斑，皆为血瘀之象，给予桂枝茯苓丸活血化瘀。又因患者双下肢乏力，遂选用黄煌教授四味健步汤（石斛、赤芍、牛膝、丹参）。二诊时患者诸症皆有减轻，唯睡眠欠佳，故加酸枣仁改善睡眠。如此对证选方用药，效果颇佳。

瓜蒌薤白半夏汤合叶氏茯苓饮调治胸痹案

患者: 孟某,男,77 岁。165 cm/65 kg。2022 年 8 月 28 日初诊。

主诉: 心前区不适 8 年,再发 1 周。

现病史: 患者 8 年前突发心前区不适,于当地医院住院诊断为"急性心梗",综合评估后经保守治疗症状好转出院,出院后规律口服阿托伐他汀钙片、阿司匹林肠溶片治疗,病情控制稳定。1 周前心前区不适再发。

刻下症: 心前区不适,偶伴心悸、气短,自觉胃中满、食后尤甚,无口干口苦。纳欠佳,眠可,大便干,小便正常。舌暗红,苔腻,脉弦结代。心电图提示:①窦性心律,心率 75 次/分;②前侧壁导联 ST-T 改变。

诊断: 胸痹。

处方: 瓜蒌薤白半夏汤合叶氏茯苓饮加味

瓜蒌 30 g	薤白 55 g	半夏 15 g	茯苓 15 g
杏仁 10 g	枳壳 15 g	陈皮 15 g	黄连 5 g
桂枝 15 g	牡丹皮 15 g	赤芍 15 g	桃仁 15 g

7 剂,水煎服,日 1 剂,早、中、晚饭后温服。

二诊(2022 年 9 月 18 日): 心前区不适消失,心悸、气短明显改善,胃中满缓解,稍食易胀,大便干减轻,眠可。舌红,苔腻,舌下络脉充盈,脉弦细。守一诊方,14 剂,服法同前。

三诊(2022 年 10 月 8 日): 心前区不适、心悸、气短未再发,胃中满已无,纳眠可,二便调。舌红,苔腻,脉细数。守前方,14 剂,巩固疗效。

【按语】 瓜蒌薤白半夏汤常用来治疗冠心病胸闷、胸痛之证。本案患者有心梗病史且病久,心前区不适难以言表,心悸、气短,结合舌脉,证符本方。叶氏茯苓饮为孙曼之根据《外台》茯苓饮和叶氏的用药规律总结出的一通降胃气的经验方,关键在于降胃气的同时,化水湿痰饮之邪。患者常觉胃中满、食后尤甚,加之苔腻,用此方可谓方证相应。又因患者心梗病久,舌暗红,舌下络脉充盈,予桂枝茯苓丸活血化瘀。方证相应,诸症皆愈。

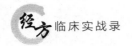

桂苓甘露饮合麻杏石甘汤调治 30 年湿疮（慢性湿疹急性发作）案

患者： 许某，男，80 岁。170 cm/75 kg。2021 年 3 月 11 日初诊。

主诉： 全身慢性湿疹 30 年，加重 1 个月。

现病史： 患者慢性湿疹 30 年，经我处中药调理，顽疾初愈，已停服药，病情稳定。1 个月前因春节扫除接触洗涤剂类物品病情复发，头面、颈项部红斑，眼睑、口唇红肿，前往我院皮肤科住院治疗，使用激素控制病情（具体不详），病情稍好转又值春节，匆忙出院。因皮疹瘙痒、红肿未愈，后于他处口服润燥止痒类中药治疗 2 周，无寸效。近 1 周病情有加重趋势，来诊。

刻下症： 头面、颈部皮肤微肿、蜕皮、瘙痒，双耳红肿、瘙痒严重，影响睡眠，甚则彻夜难眠，无口干口苦，无汗出，大便干结不畅，1 次 / 日。舌红，苔腻，脉弦滑数。

诊断： 湿疮（慢性湿疹急性发作）。

处方： 桂苓甘露饮合麻杏石甘汤

茯苓 15 g	桂枝 12 g	白术 15 g	泽泻 30 g
猪苓 15 g	滑石 20g	石膏 30 g	寒水石 20 g
麻黄 8 g	杏仁 10 g	薏仁 60 g	甘草 10 g

6 剂，水煎服，日 1 剂，早、中、晚饭后温服。

二诊（2021 年 3 月 18 日）：面部及双耳红肿已无，瘙痒好转十之五六，睡眠改善，现颈项仍红肿，后腰部新发红疹，无口干口苦，大便调。舌红，苔腻，有裂纹，舌下络脉充盈，脉弦滑数。守一诊方，微调药量，6 剂，服法同前。

1 周后随访：瘙痒几乎不显，余症皆无。

【按语】 患者湿疹 30 余年，前诊以桂苓甘露饮化裁而收全功。今诊因接触化学用品而导致顽疾复发，病情来势汹汹，慌乱之余，惯性接受激素及润燥止痒中药治疗，几无寸效。患者此次发病虽 1 个月之久，仍处于急性期，疮痒肿痛多属于表证，给予麻杏石甘汤驱邪解表，合用桂苓甘露饮清热利湿，速效。辗转求医，一朝而解，实乃乐事！

桂苓甘露饮合薏苡附子败酱散调治白疕（掌跖脓疱病）案

患者： 王某，男，44 岁。170 cm/85 kg。2021 年 1 月 30 日初诊。

主诉： 双手蜕皮 5 年余，加重 10 个月，心前区疼痛 4 天。

现病史： 患者 5 年前出现双手蜕皮，每逢夏秋之际发作，月余则消，未予重视，10 个月前双手蜕皮再发，伴掌跖关节脓疱，脓疱内淡黄色胞浆，脓疱与蜕皮交替出现，累及双足，无瘙痒。辗转多家医院皮肤科，以"掌跖脓疱病"为诊断，口服兼外用西药，收效甚微，转为求助中医，服用四妙丸，行中药涂擦治疗，仍不得其法，近 4 日心前区疼痛，至我处。

刻下症： 间断心前区疼痛，发无定时，每次疼痛持续数十分钟。手足蜕皮伴脓疱，双足脓疱较大，无瘙痒。面色暗，纳可，眠差，二便调。舌红，胖大，边有齿痕，苔黄腻，舌下络脉充盈、瘀暗，脉弦滑。心电图提示：窦性心律，心率 77 次 / 分；一度房室传导阻滞；左心室高电压；完全性右束支阻滞。

诊断： 白疕（掌跖脓疱病）。

处方： 桂苓甘露饮合薏苡附子败酱散加味

桂枝 15 g	茯苓 15 g	白术 15 g	泽泻 15 g
猪苓 15 g	滑石 20 g	石膏 15 g	寒水石 15 g
甘草 10 g	薏苡仁 30 g	附子 10 g	败酱草 20 g
木香 10 g	郁金 20 g	龙骨 15 g	牡蛎 15 g

7 剂，水煎服，日 1 剂，早、中、晚饭后温服。

二诊（2021 年 2 月 6 日）：患者来时惊喜万分，诉皮肤科难以解决的问题，于此处一蹴而就，本为解决心前区疼痛，却收获意外之喜，甚为惊叹。精神状态佳，心前区疼痛程度减轻，手足蜕皮、脓疱明显好转，左足跖趾关节脓疱基本消失，现仅外用丙酸氯倍他索乳膏 1 次 / 日，睡眠改善。守一诊方，薏苡仁加至 60 g。14 剂，服法同前。

三诊（2021年2月27日）：心前区疼痛未再发，现已停用外用药膏，春节期间未注意饮食并饮酒，双手新发小脓疱，双足未新发脓疱，眠可。舌红，苔腻，脉弦数。守二诊方，去木金散。7剂，继调之。

四诊（2021年3月6日）：双手脓疱好转，转为蜕皮，夜眠可，未诉其他不适。舌红苔腻，脉弦滑。守三诊方，薏苡仁加至90 g、生石膏加至30 g。14剂，服法同前。

【按语】桂苓甘露饮出自《医学启源》，功专清热利湿。患者苦于掌跖脓疱病数年，结合舌脉和形体，不难判断湿热内患。湿邪既能阻遏气机，又易损伤阳气，埋头祛湿，终不得法。气化和推动乃阳气之本能，因此祛湿需要温振阳气，湿邪无论寒化或热化，皆可用之，故在清利湿热的基础上，合用薏苡附子败酱散以温阳化湿。同时《金匮要略》提到"肠痈之为病，其身甲错，腹皮急，按之濡，如肿状，腹无积聚，身无热，脉数……薏苡附子败酱散主之"，本患者手足蜕皮、干燥，亦为"肌肤甲错"也，何其应景？

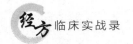

桂枝去桂加茯苓白术汤合茯苓杏仁甘草汤调治胸痹案

患者： 任某，女，51 岁。163 cm/72 kg。2022 年 2 月 27 日初诊。

主诉： 心前区疼痛 2 月余。

现病史： 患者 2 个月前劳累后出现心前区疼痛，休息后可缓解，于当地人民医院查心电图提示：窦性心律，心率 62 次 / 分；QRS 胸导联低电压，部分导联 T 波改变。心脏彩超示：二尖瓣轻度关闭不全，左室舒张功能减退。坚持口服阿托伐他汀钙片、盐酸曲美他嗪片、单硝酸异山梨酯片、通心络胶囊、活心丸等药治疗，效欠佳，心前区疼痛仍时有发作。

刻下症： 心前区隐痛，常于劳累时出现，并伴胸闷、气短，善太息，以呼出为快，颈项强硬、酸痛不适，面红、面热，咳痰，口干口苦，喜热饮。常觉胃中满、痛，纳差，眠可，小便正常，大便黏腻不尽。舌淡胖，苔白腻，脉左弱右弦细。

诊断： 胸痹。

处方： 桂枝去桂加茯苓白术汤合茯苓杏仁甘草汤加味

白芍 15 g	白术 15 g	茯苓 30 g	生姜 15 g
大枣 20 g	甘草 10 g	杏仁 10 g	党参 15 g
陈皮 30 g	枳壳 15 g		

7 剂，水煎服，日 1 剂，早、中、晚饭后温服。

二诊（2022 年 3 月 6 日）： 心前区疼痛程度明显减轻，胸闷、气短减轻，颈项强硬稍改善，面红已无，大便较前通畅。诉剧烈活动后仍有心前区隐痛不适，晨起时胸闷较明显。纳欠佳，多食后感胃中不适，眠可，大便稀，小便正常。守一诊方，加薏苡仁 30 g、附子 10 g，7 剂，继调之。

1 周后随访：日常活动时心前区疼痛未再发，胸闷、气短、颈项强硬皆已不明显。

【按语】《伤寒论》曰："服桂枝汤，或下之，仍头项强痛，翕翕发热，无汗，心下满，微痛，小便不利者，桂枝去桂加茯苓白术汤主之。"本案患者颈项强硬酸痛、面红、面热、心下胃满，证对此方，虽以"胸痛"为主症，但结合舌脉，知为水湿内停所致，遂选用桂枝去桂加茯苓白术汤。正如刘渡舟先生云："桂枝去桂加茯苓白术汤，是太阳之水不下行，故去桂枝重加茯苓白术，以行太阳之水，水行则气自外达，而头痛发热之症自解。"又因患者胸闷气短明显，依《金匮要略》"胸痹，胸中气塞，短气，茯苓杏仁甘草汤主之"，以此方加强宣肺开胸之效。另有胃中满、痛，食后甚，大便稀，合《外台》茯苓饮以增健脾益气，理气化饮之功。药适其证，达到药到病除的效果。

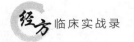

黄连汤调治胸痹案

患者： 王某，女，53岁。166 cm/57 kg。2022年3月13日初诊。

主诉： 活动后心前区疼痛3天。

现病史： 患者3天前活动后出现心前区疼痛，后反复发作，紧张或劳累后心前区疼痛明显。

刻下症： 心前区疼痛，紧张、劳累可诱发，剑突下发热，后背热，口干口苦，胃部不适，难以描述，纳可，眠差，小便调，大便干，不顺畅，肛门有灼热感。舌暗红，胖大，齿痕，舌下络脉充盈，苔腻，脉弦。

诊断： 胸痹。

处方： 黄连汤

黄连15 g　　桂枝15 g　　半夏15 g　　干姜15 g

党参15 g　　大枣20 g　　甘草10 g　　陈皮15 g

7剂，水煎服，日1剂，早晚饭后温服。

5天后随访：心前区疼痛、剑突下发热、后背热基本已无，口干口苦、眠差、大便干亦有好转。

【按语】 黄连汤出自《伤寒论》第173条："伤寒，胸中有热，胃中有邪气，腹中痛，欲呕吐者，黄连汤主之。""胸中有热"即或胸腹部烧灼感，或胸中闷烦悸感，包括紧张、焦虑、抑郁等。柯韵伯认为胸中有热提示患者体质素热。本案患者剑突下发热，后背热，口干口苦，大便干，肛门灼热感一派热象，故用黄连汤。"胃中有邪气，欲呕吐"指消化道不正常的反射，胃部不适感。黄连汤适用于舌暗红，胖大，苔腻。方证相应，病即速愈。

黄连阿胶汤调治不寐案

患者： 王某，女，33 岁。160 cm/60 kg。2022 年 2 月 13 日初诊。

主诉： 失眠 2 年余，加重近 2 个月。

现病史： 患者 2 年前出现失眠，睡眠时好时差，严重时辗转反侧、彻夜难眠，间断口服地西泮片、乌灵胶囊助眠，疗效尚可。近 2 个月患者失眠加重，服药效欠佳，仍入睡困难。

刻下症： 入睡困难，眠浅易醒，醒后难再入睡。情绪低落，心烦，易急躁，无口干口苦，无怕冷，无汗出。纳可，二便调。月经量少，淋漓 12 天才尽。舌红，苔腻，脉弦数。

诊断： 不寐。

处方： 黄连阿胶汤

黄连 12 g　　黄芩 10 g　　白芍 15 g　　阿胶 10 g

地黄 15 g　　龙骨 15 g　　牡蛎 15 g

12 剂，水煎服，日 1 剂，早中晚饭后温服。

二诊（2022 年 2 月 24 日）：入睡困难明显改善，心烦亦有减轻，睡眠质量可，精神饱满。偶有心烦，影响睡眠，夜间易醒。守一诊方，15 剂，服法同前，继调之。

三诊（2022 年 4 月 3 日）：精神状态佳，心情愉悦。心烦、入睡困难、易醒基本未再发。舌暗，尖红，苔中后腻，舌下络脉稍充盈，脉弱。守二诊方，12 剂，巩固疗效。

【按语】 黄连阿胶汤为古代的除烦止血方，作为传统的滋阴清热泻火方而百治百效。《伤寒论》曰："少阴病，得之二三日以上，心中烦，不得卧，黄连阿胶汤主之。"《勿误药室方函口诀》云："此方乃柯韵伯谓少阴之泻心汤，治病陷阴分而上热不去，心烦或虚躁者。"临床应用此方鸡子黄以生地代之，既可改善口感，亦可同奏"胜热退邪以上镇心火之妄动，而心中发烦自愈"之效。本案患者失眠日久，烦躁难安，月经淋漓不尽十余天，舌红，脉数，均为此方方证，方证相宜，果数剂而愈。

黄连阿胶汤合麻黄附子甘草汤调治不寐案

患者： 姚某，男，43岁。175 cm/73 kg。2022年2月19日初诊。

主诉： 眠差1月余。

现病史： 患者1个月前出现入睡困难，零时后入睡，凌晨2时易醒，醒后难以复睡。

刻下症： 入睡困难，易醒，醒后难再复睡，偶心烦，夜间偶有汗出，晨起后鼻塞、流鼻涕，口苦，大便可。舌淡，苔滑腻，舌尖有红点，脉弱。

诊断： 不寐。

处方： 黄连阿胶汤合麻黄附子甘草汤

黄连 15 g	黄芩 10 g	白芍 10 g	阿胶 10 g
生地 15 g	麻黄 6 g	附子 6 g	甘草 10 g

6剂，水冲服，日1剂，早、晚饭后温服。

1周后随访：失眠明显好转，继续服药巩固疗效。

【按语】 患者入睡困难，眠差，偶心烦，舌尖有红点，辨证属少阴热化证，应用黄连阿胶汤治疗可除烦助眠，正如《伤寒论》中"心中烦，不得卧"。患者素有鼻炎，晨起有鼻塞、流涕症状，舌淡、脉弱，此证当属表阴证，应用麻黄附子甘草汤温阳解表，微发其汗。方证相应，契合病机。

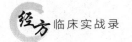

黄连汤合茯苓杏仁甘草汤调治胃痞、胸痹案

患者: 王某,女,64 岁。158 cm/49 kg。2021 年 9 月 26 日初诊。

主诉: 心下不适 1 月余。

现病史: 患者 1 个月前出现心下不适,间断发作,未予诊治。

刻下症: 心下不适,胃中嘈杂,胸中烦热,稍活动后易胸闷、气短,晨起口干口苦,食欲可,但稍食后易腹胀,眠可,大便调,起夜 2~3 次 / 晚。舌红苔腻,脉弦。

既往史: 高血压、冠心病病史,坚持口服卡托普利片、心脑清胶囊、麝香保心丸,诉病情控制可。

诊断: 胃痞;胸痹。

处方: 黄连汤合茯苓杏仁甘草汤

黄连 15 g	桂枝 15 g	半夏 15 g	干姜 15 g
党参 15 g	大枣 20 g	茯苓 30 g	杏仁 10 g
甘草 10 g			

15 剂,水冲服,日 1 剂,早、晚饭后温服。

1 周后随访:胃中嘈杂已无,偶有心下不适;胸中烦热,胸闷、气短明显改善。

【按语】 患者以心下不适为主症,见胃中嘈杂,胸中烦热,口干口苦,欲食能食,食后腹胀,舌红苔腻,脉弦,提示其有内热。《伤寒论》云:"伤寒,胸中有热,胃中有邪气,腹中痛,欲呕吐者,黄连汤主之。"患者亦苦于胸闷气短,思及《金匮要略》:"胸痹,胸中气塞,短气,茯苓杏仁甘草汤主之。"结合吴谦《医宗金鉴》云:"胸痹胸中急痛,胸痹之重者也;胸中气塞,胸痹之轻者也。……水盛气者,则息促,主以茯苓杏仁甘草汤,以利其水,水利则气顺矣。"故而合用茯苓杏仁甘草汤,疗效甚佳。

黄芪桂枝五物汤合五行健脾散调治虚劳案

患者： 王某，男，36岁。170 cm/55 kg。2021年6月19日初诊。

主诉： 双下肢无力1个月，加重3天。

现病史： 患者1个月前出现双下肢无力伴足部麻木疼痛，曾在当地医院住院治疗（具体不详），好转出院。近3天症状再发加重。

刻下症： 精神欠佳，双下肢无力，足部麻木，形体消瘦，乏力，食欲不佳，纳少，眠可，二便正常。舌淡胖，有齿痕，苔腻，舌下络脉充盈，脉弦滑数。

既往史： 肝硬化失代偿期、贫血、脑萎缩病史。

诊断： 虚劳。

处方： 黄芪桂枝五物汤合五行健脾散

黄芪40 g	桂枝15 g	生姜85 g	白芍15 g
大枣20 g	莲子30 g	薏苡仁30 g	山药30 g
茯苓30 g	芡实30 g		

14剂，水煎服，日1剂，早、中、晚饭后温服。

二诊（2021年6月24日）：双下肢较前有力，双足麻木未明显改善，乏力减轻，纳改善，食欲增加。守方微调。14剂，服法同前。

三诊（2021年7月17日）：精神状态良好，乏力基本已无，双腿无力明显减轻，双足麻木好转，纳可。守方加味巩固。

【按语】《金匮要略》云："血痹，阴阳俱微，寸口关上微，尺中小紧，外证身体不仁，如风痹状，黄芪桂枝五物汤主之。"此方常用于气血阴阳不足之人。气短乏力、纳差、舌淡或胖均为气血不足的表现；身体疼痛、肢体麻木、舌下络脉充盈责之阳气不通、阴失濡养、血行瘀滞，故以黄芪桂枝五物汤益气温阳、调和气血。患者肝硬化失代偿期，脾胃已虚，以药食同源方——五行健脾散顾护脾胃，二方合用，提升患者生活质量，改善预后。

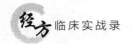

己椒苈黄丸合五苓散调治胸痹案

患者： 孙某，女，72 岁。157 cm/78 kg。2021 年 6 月 27 日初诊。

主诉： 胸闷 5 年余，加重 1 周。

现病史： 患者 5 年前出现胸闷，间断发作，症状轻微，每休息后可缓解，未予诊治。1 周前胸闷加重，于当地医院诊断为心衰，口服螺内酯、呋塞米等药物治疗，效欠佳。

刻下症： 患者由轮椅推至诊室，胸中及心下胀闷，持续 1 小时未见缓解，面部、下肢浮肿，难以平卧，口干口苦，怕冷，腹胀纳差，恶心，眠尚可，小便频，大便干结。舌淡暗，胖大，苔腻，舌下络脉充盈瘀暗，脉弦滑。心电图提示：窦性心律，心率 59 次 / 分，下壁、前侧壁导联 ST-T 有改变。心脏彩超提示：射血分数 60%，左房扩大，主动脉瓣退行性变并轻度反流，二尖瓣轻 - 中度反流，三尖瓣轻度反流，左室舒张功能减低。

既往史： 高血压、糖尿病、脑梗死病史，规律口服药物，病情控制可。

诊断： 胸痹。

处方： 己椒苈黄丸合五苓散

防己 15 g	椒目 15 g	葶苈子 15 g	大黄 15 g
茯苓 15 g	桂枝 12 g	白术 15 g	猪苓 15 g
泽泻 20 g			

6 剂，水煎服，日 1 剂，早、晚饭后温服。

二诊（2021 年 7 月 1 日）：自主步行入诊室，胸闷好转，面部、下肢浮肿明显减轻，可平卧。偶有腹胀痛，食欲不佳，小便短数，大便干好转。守一诊方，合焦三仙各 30 g。15 剂，服法同前。

三诊（2021 年 7 月 18 日）：胸闷未再发，面部、下肢浮肿基本已消，腹胀痛已不明显，食欲亦改善，大小便均正常。守三诊方，6 剂，巩固疗效。

1 周后随访：药已服完，诸症愈。

【按语】己椒苈黄丸出自《金匮要略》："腹满，口舌干燥，此肠间有水气，己椒苈黄丸主之。"条文所述病因为痰饮致病。本案患者心下及腹胀，胸中闷，面部、下肢浮肿，口干，小便不利，大便干结，结合舌脉，知为水饮蓄结所致，证符条文所述。五苓散是经典的通阳利水方，主治水液输布失常之证。患者口干、小便不利、浮肿、舌脉等符合五苓散方证。两方合用，共奏攻坚逐饮、化气行水之功。方证相应，必然有效，病渐向愈。

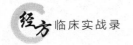

桔梗元参汤调治鼻窒（慢性鼻炎）案

患者： 吴某，男，4 岁。97 cm/32 kg。2021 年 6 月 6 日初诊。

代主诉： 反复流清涕半个月，加重 1 周。

现病史： 患者半个月前感冒，流清涕，经中西医结合治疗后好转（具体用药不详）。1 周前受凉感冒引起鼻塞、鼻炎复发，打喷嚏、流清涕，遇冷加重，经人介绍，至我处。

刻下症： 鼻塞，张口呼吸，流清涕，打喷嚏，食欲不佳，眠可，大便偏干。

诊断： 鼻窒（慢性鼻炎）。

处方： 桔梗元参汤

桔梗 10 g	玄参 15 g	茯苓 15 g	杏仁 10 g
陈皮 15 g	半夏 15 g	厚朴 15 g	滑石 15 g
竹叶 10 g	通草 6 g		

6 剂，水冲服，2 日 1 剂，早、晚饭后温服。

二诊（2021 年 6 月 20 日）：鼻塞明显减轻，流清涕已无，打喷嚏较前减少，食欲改善。诉夜间鼻塞，偶见流少量清涕，吹空调后加重，眠可，大便正常。守上方微调。12 剂，服法同前。

1 周后随访：患者鼻窍通、食欲佳。

【按语】桔梗元参汤出自清朝名医黄元御《四圣心源》，可治疗"肺气郁升，鼻塞涕多者"。书中"肺气之郁，总由土湿而胃逆，胃逆则浊气填塞，肺无降路故也"提出鼻窒病机。小儿肺常不足、脾常不足，易受邪侵。肺气郁闭、升降失常，故患儿以鼻塞、流涕、喷嚏为主要表现；肺与大肠相表里，肺气不降，大肠不通则大便偏干；浊气阻于中焦，脾胃运化失常则食欲不佳。予以桔梗元参汤通肺气、和中焦，则疾定愈。

橘枳姜汤合丹参饮调治胸痹案

患者： 岳某，女，38 岁。150 cm/52 kg。2021 年 2 月 21 日初诊。

主诉： 胸骨后刺痛 1 周。

现病史： 患者 1 周前胸骨后刺痛感，2 分钟后自行缓解，未予重视及诊治。后症状一日数发，患者深受其扰。

刻下症： 胸骨后刺痛，每次持续 2~3 分钟，活动后明显，胸闷气短，胸中如物堵塞，口干不欲饮，有口气，手足偏凉，纳眠可，二便调。舌淡胖，边有齿痕，苔腻，脉沉弦细。心电图提示：窦性心律，心率 72 次 / 分，部分导联 T 波低平。

诊断： 胸痹。

处方： 橘枳姜汤合丹参饮

陈皮 30 g	枳壳 15 g	生姜 15 g	丹参 37 g
檀香 4 g	砂仁 4 g		

6 剂，水冲服，日一剂，早、晚饭后温服。

1 周后随访：服药 2 剂，症状几乎尽去，服完药后诸症皆消，未曾复发。

【按语】《金匮要略》曰："胸痹，胸中气塞，短气，茯苓杏仁甘草汤主之，橘枳姜汤亦主之。"《千金方》云："橘枳姜汤治胸痹愊愊如满，噎塞习习如痒，喉中涩燥，唾沫。"提示橘枳姜汤乃治疗胸痹之要方。另《医宗金鉴》言："气盛水者，则痞塞，主以橘枳姜汤，以开其气，气开则痹通矣。"患者胸闷气短，胸中如物堵塞，口干不欲饮，舌淡胖，边有齿痕，苔腻，为痰饮内阻、气机不利，以橘枳姜汤化痰开胸顺气。又见其胸骨后刺痛，乃气机不利、脉络瘀滞所致，《时方歌括》云："丹参饮，治心痛，胃脘诸痛多效，妇人更效。"故加丹参饮化瘀行气。二方合用，量小力专，气顺血畅，立竿见影。

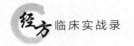

苓桂术甘汤调治心悸案

患者： 陈某，男，56 岁。173 cm/80 kg。2022 年 2 月 27 日初诊。

主诉： 心悸 4 月余，加重 1 周。

现病史： 患者 4 个月前发现心率偏快，自测心率 90~100 次 / 分，无明显症状，未治疗。1 周前出现明显心悸，活动后明显，遂至我处。

刻下症： 心悸，心跳快，偶有脑中嗡响，头晕，晨起口干口苦，平素稍怕冷，纳可，眠差，二便调。舌胖大，有裂纹，苔腻，脉弦。

既往史： 原发性高血压病史多年，不规律服用苯磺酸氨氯地平片，血压不稳定。

诊断： 心悸。

处方： 苓桂术甘汤

茯苓 40 g　　桂枝 20 g　　肉桂 10 g　　白术 20 g

甘草 10 g

6 剂，水冲服，日 1 剂，早、晚饭后温服。

二诊（2022 年 3 月 5 日）：心悸明显减轻，脑中嗡响减轻。头晕，偶活动后心跳快，晨起口干口苦，大便黏稠。守一诊方，6 剂，服法同前。嘱清淡饮食，忌生冷。后继以原方调理月余，心悸、头晕均无。

【按语】 苓桂术甘汤是温阳化饮代表方，"心下逆满，气上冲胸，起则头眩"是其典型方证。患者体形偏胖，平素怕冷，舌胖，苔腻提示机体阳气不足，水饮内停。饮邪上犯则心悸，脑中嗡响，头晕，与苓桂术甘汤方证相符。故以茯苓、白术利水蠲饮；桂枝、肉桂温阳助气化；甘草顾护中阳，调和诸药。方小力宏，屡试屡验。

苓桂术甘汤调治心悸（频发室早）案

患者： 崔某，女，48岁。156 cm/45 kg。2021年12月16日初诊。

主诉： 心悸2年，加重1周。

现病史： 患者2年前出现心悸，症状间断发作，程度轻微，未予重视及诊治。1周前心悸加重，发作频繁，症状明显，自行口服稳心颗粒，疗效欠佳，遂至我处就诊。

刻下症： 心慌，发作无规律，无口干口苦，纳眠可，二便调。舌淡暗，苔中后厚腻，脉弦，右脉弱。辅助检查：时测血压120/70 mmHg，心电图提示：窦性心律，心率72次/分，频发室早。

诊断： 心悸（频发室早）。

处方 苓桂术甘汤

茯苓40 g　　桂枝20 g　　肉桂10 g　　白术20 g

甘草20 g

15剂，水冲服，日1剂，早、晚饭后温服。

1周后随访：心悸发作次数减少、程度减轻，另诉近1周较劳累，夜晚睡时易觉心跳，眠欠佳，余无特殊不适。

【按语】 苓桂术甘汤为仲景专为阳虚水饮证而设，《伤寒论》第67条："伤寒，若吐若下后，心下逆满，气上冲胸，起则头眩，脉沉紧，发汗则动经，身为振振摇者，茯苓桂枝白术甘草汤主之。"患者间断性心悸2年，至来诊时心悸症状较为明显，观其舌淡暗，苔中后腻，诊其脉弦，右脉弱。可知其阳气不足，且体内有水饮之邪，针对患者体质，选用苓桂术甘汤温阳利水，与患者症状贴合，疗效惊人。

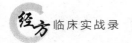

苓桂术甘汤合茯苓杏仁甘草汤调治心悸案

患者： 李某，男，23岁。182 cm/75 kg。2021年10月14日初诊。

主诉： 心悸2月余。

现病史： 患者2个月前出现心悸不适，于当地医院查动态心电图提示：间歇性二度窦房阻滞，偶发交界性早搏，频发室早，部分呈二联律、三联律、五联律，室性逸搏、融合波。遂口服盐酸普罗帕酮及中药治疗，效果欠佳。

刻下症： 心慌，时有胸闷，气短，无口干口苦，纳眠可，二便正常。舌淡胖，舌尖红，苔中后腻，脉沉弦紧。辅助检查（2021年10月12日）：动态心电图提示基础心律为窦性心律，频发室早，二联律159阵，三联律1142阵。

诊断： 心悸。

处方： 苓桂术甘汤合茯苓杏仁甘草汤加味

茯苓 40 g	桂枝 20 g	肉桂 10 g	白术 20 g
甘草 20 g	杏仁 15 g	龙骨 15 g	牡蛎 15 g
甘松 15 g	苦参 6 g		

14剂，水煎服，日1剂，早、中、晚饭后温服。

二诊（2021年11月4日）：心悸消失，未诉其他不适症状。纳眠可，二便调。舌淡胖苔润，舌下络脉充盈，脉弦滑。守一诊方，14剂，以巩固之。嘱停服盐酸普罗帕酮片。

【按语】 患者心悸，舌淡胖，苔中后腻，此乃水饮为患，应用茯苓桂枝白术甘草汤降冲气、逐水饮以定悸。患者胸闷、气短，茯苓杏仁甘草汤主治"胸中气塞、短气"，证对此方。方中加龙骨、牡蛎，取桂枝甘草龙骨牡蛎汤之意，共复心阳之气，安神定悸。《名医别录》记载甘松能安五脏，定志益精，其与苦参合用治疗心慌效果显著。以上诸方各有侧重，共奏温化饮邪、安神定悸之效。

苓桂术甘汤合茯苓杏仁甘草汤调治胸痹案

患者： 李某，女，31 岁。168 cm/59 kg。2022 年 3 月 24 日初诊。

主诉： 胸闷、气短 1 月余，加重 2 天。

现病史： 患者 1 个月前出现胸闷、气短，间断发作，偶伴心前区、肩背部疼痛，未予诊治。近 2 日熬夜后胸闷、气短发作频繁。

刻下症： 胸闷、气短，长出气后觉舒，时有心悸，心前区悸动感，心前区、肩背部隐痛。平素易上火，舌尖痛，咽痛，咽中有痰，口干，无口苦。纳眠可，二便调。月经周期正常，时有痛经，经量、色可。舌红，胖大，舌下脉络充盈，苔腻，脉弦数。

诊断： 胸痹。

处方： 苓桂术甘汤合茯苓杏仁甘草汤

> 茯苓 40 g   桂枝 20 g   肉桂 10 g   白术 20 g
>
> 杏仁 15 g   甘草 20 g
>
> 7 剂，水煎服，日 1 剂，早、中、晚饭后温服。

二诊（2022 年 3 月 31 日）：胸闷、气短偶有发作，心慌较前减轻。偶尔情绪激动时易感胸闷，平卧时偶有心前区悸动感，活动后背部正中疼痛。咽干，似有异物黏附，吞咽不利。纳眠可，大便不成形，1~2 次 / 日。守一诊方，合半夏厚朴汤，白术改为炒白术，7 剂，服法同前。

三诊（2022 年 4 月 9 日）：整体改善七成，胸闷基本已无，咽中异物感减轻五成。偶有心脏跳动感明显，晨起时有泛酸，易感心中紧张，情绪低落。纳眠可，大便偶不成形。舌暗红，苔腻，脉弦数。守二诊方，合桂枝茯苓丸、甘麦大枣汤，7 剂，服法同前。

四诊（2022 年 4 月 16 日）：精神状态改善，情绪较前佳，胸闷、心悸已无。心中紧张感、咽中异物感亦无。守三诊方，7 剂，巩固疗效。

【按语】《金匮要略》有云："胸痹，胸中气塞，短气，茯苓杏仁甘草汤主之。"本案患者来诊时以"胸闷、心悸"为主证，自觉气短，善太息，以呼出为快，以茯苓杏仁甘草汤宣气化饮。患者舌胖苔腻脉弦数，知其心中悸动为水饮所致，合苓桂术甘汤利水化饮。二诊时胸闷、心悸即有明显改善，因方证相对，故其效颇佳。患者另诉心前、后背不适，咽中异物感，正属半夏厚朴汤方证特点，用此方可改善全身多处异常感觉。三诊时其疗效亦得以验证。又因三诊时查舌质暗红，为血瘀之象，以此为用方证据，给予桂枝茯苓丸活血化瘀，合甘麦大枣汤共奏改善情志、调理体质之效。至四诊诸证均有明显好转，可知方证相应之法，但用不谬。

苓桂术甘汤合四妙散调治眩晕案

患者： 吴某，女，37 岁。170 cm/92.5 kg。2021 年 2 月 25 日初诊。

主诉： 头晕 1 个月，再发加重 2 天。

现病史： 患者 1 个月前劳累后出现头晕，间断发作，持续 5~10 分钟自行缓解，未予重视及治疗。2 天前头晕再发，自测血压最高 160/100 mmHg，未服降压药。

刻下症： 晨起头晕，动则加剧，头痛，面红，近日上火，颈项左侧灼痛，月经正常，眼部疲劳感，乏力，纳可，眠差，二便正常。舌淡胖，苔白腻，脉弦细。血压：153/98 mmHg。

诊断： 眩晕。

处方： 苓桂术甘汤合四妙散

茯苓 40 g	桂枝 20 g	肉桂 10 g	白术 20 g
甘草 10 g	牛膝 30 g	薏苡仁 30 g	黄柏 10 g
龙骨 10 g	牡蛎 15 g		

6 剂，水冲服，日 1 剂，早、晚饭后温服。

二诊（2021 年 3 月 4 日）：头晕基本已无，血压较前稳定，多数稳定在 120/80 mmHg 左右，偶见偏高。另诉近日上火，咽干咽痛，眠浅易醒，多梦。守一诊方，加桔梗 10 g、连翘 20 g、浙贝母 15 g。6 剂，服法同前。

三诊（2021 年 3 月 11 日）：头晕无再发，咽痛已无。诉眠差改善不明显，仍多梦，无汗出，稍食凉后胃中不适，经量、经期均正常。守二诊方，合酸枣仁汤。6 剂，继调之。

四诊（2021 年 3 月 18 日）：症状稳定，睡眠稍有改善，多梦，易醒，便秘。守方巩固治疗。

【按语】 患者体形偏胖，舌淡胖，苔白腻，痰饮水湿为患。"病痰饮者，当以温药和之"，苓桂剂当属之。"伤寒，若吐若下后，心下逆满，气上冲胸，起则头眩，脉沉紧，发汗则动经，身为振振摇者，茯苓桂枝白术甘草汤主之。"患者晨起头晕，活动则加剧，给予苓桂术甘汤。此外，患者面红、上火，提示内热，知乃酿湿生热也，选用四妙散。美中不足之处，患者顽固性失眠，没能起到良效，警吾多思矣。

苓桂术甘汤合五苓散调治心悸案

患者： 丁某，女，46 岁。168 cm/55 kg。2021 年 5 月 6 日初诊。

主诉： 心悸 1 周。

现病史： 患者 1 周前出现心悸，持续半小时后可自行缓解，未予重视及诊治，后上述症状反复发作，发无定时，为之烦扰。

刻下症： 间断心悸，持续半小时左右可自行缓解，无胸闷、气短，偶有心前区疼痛，口干，喜热饮，情绪急躁，纳眠可，二便正常。舌淡，苔腻，舌下络脉充盈瘀暗，脉弦细。心电图提示：正常范围心电图，心率 80 次 / 分。

诊断： 心悸。

处方： 苓桂术甘汤合五苓散

> 茯苓 40 g　　桂枝 20 g　　肉桂 10 g　　白术 20 g
>
> 甘草 20 g　　猪苓 15 g　　泽泻 20 g
>
> 15 剂，水冲服，日 1 剂，早、晚饭后温服。

1 周后随访：心悸、心前区疼痛、口干明显好转，余无明显不适。

【按语】 苓桂术甘汤和五苓散均出自《伤寒论》，是治疗水液输布失常的常用方，水饮内停，上泛于心，故临床可见心悸、心前区疼痛等心系不适，口干、苔腻等亦为水液输布失常的表现。患者症见心慌、心前区疼痛、口干喜热饮、舌淡、苔腻，此皆为水液输布失常的表现，给予此合方。两方合用，共调体内津液输布失常，水液输布正常，则诸证消失，方证相应，收效颇佳。

麻黄附子甘草汤合吴茱萸汤调治鼻渊（慢性鼻窦炎）案

患者：朱某，男，31 岁。165 cm/68 kg。2021 年 2 月 4 日初诊。

主诉：鼻塞、头痛 2 年，加重 1 个月。

现病史：患者 2 年前出现鼻塞、头痛不适，间断发作，于当地医院诊断为鼻炎，未予治疗。2020 年 10 月 21 日于我院检查鼻旁窦 CT 提示：①右侧上颌窦、双侧筛窦炎症；②双侧下鼻甲肥大，鼻中隔稍偏曲。当地医院给予布条纳鼻填塞治疗，鼻炎时轻时重，近期外用丙酸氟替卡松鼻喷雾剂治疗，效欠佳。

刻下症：鼻塞，呼吸不畅，劳累或受凉后鼻塞加重，通气严重受阻并伴前额疼痛，严重影响正常工作、生活。平素怕冷，无汗出，偶有口干。纳眠皆可，偶有大便干。舌淡胖，有齿痕，苔腻，左寸脉浮细，右寸脉浮。

诊断：鼻渊（慢性鼻窦炎）。

处方：麻黄附子甘草汤合吴茱萸汤

麻黄 6 g	附子 10 g	甘草 10 g	吴茱萸 9 g
生姜 15 g	党参 30 g	大枣 30 g	酒苁蓉 20 g

12 剂，水煎服，日 1 剂，早、晚饭后温服。

二诊（2021 年 2 月 27 日）：头痛无再发，仅于劳累时出现前额麻，程度远不及头痛。鼻塞明显改善，多数时间通气无碍，受凉时流少量清涕。大便已正常。守一诊方，去酒苁蓉。8 剂，巩固疗效。

【按语】《伤寒论》第 302 条："少阴病，得之二三日，麻黄附子甘草汤，发微汗。以二三日无里证，故微发汗也。"患者鼻塞 2 年有余，伴流涕，脉浮，此乃外邪稽留。舌淡胖齿痕，苔腻，知为阴证。故辨为少阴证，给予麻黄附子甘草汤。《伤寒论》第 378 条："干呕，吐涎沫，头痛者，吴茱萸汤主之。"寒饮上冲所致头痛，不拘部位，皆可给予吴茱萸汤。患者劳累或受凉后伴见前额头痛，符合吴茱萸汤方证。二者合用，患者两年顽疾今一朝得减，喜悦之情溢于言表。病邪尚未全散，嘱其仍需继续调治，如此方证相应，自获佳效。辨治外感疾病，不必拘泥于患病时间长短，辨别表证、里证，区别阳证、阴证，此乃关键所在。

麻黄附子细辛汤合茯苓杏仁甘草汤调治胸痹案

患者： 康某，女，19 岁。2022 年 8 月 20 日初诊。

主诉： 胸闷、气短 2 年余，加重 1 周。

现病史： 患者 2 年前因持续低热，出现胸闷、气短，未予重视。1 周前加重，无法维持正常学习生活。

刻下症： 胸闷，气短，自觉呼吸不畅。精神萎靡，乏力，易困倦，纳眠可，月经正常。舌红，苔腻，脉弦。心电图提示：心率 40 次 / 分，窦性心动过缓。

诊断： 胸痹。

处方： 麻黄附子细辛汤合茯苓杏仁甘草汤

麻黄 8 g   附子 10 g   细辛 10 g   茯苓 45 g

杏仁 15 g   甘草 15 g

15 剂，水冲服，日 1 剂，早、中、晚饭后温服。

二诊（2022 年 9 月 3 日）：胸闷好转，但长时间站立仍气短，善太息，以呼出为快，无其他不适，测心率 50 次 / 分。舌暗胖，苔腻，脉缓。

处方： 麻黄附子细辛汤合茯苓泽泻汤

麻黄 8 g   附子 10 g   细辛 10 g   茯苓 40 g

桂枝 20 g   肉桂 10 g   白术 15 g   甘草 10 g

泽泻 20 g   生姜 15 g

15 剂，日 1 剂，早、中、晚饭后温服。

1 周后随访：胸闷、气短均较前好转。

【按语】麻黄附子细辛汤是经方中的温热性兴奋剂，适用于窦性心动过缓、嗜睡等以周身困乏，精神倦怠，无精打采等为特征的疾病。患者就诊时见面色淡黄，精神萎靡，声音微弱等，结合其持续低热、胸闷、气短、倦息、乏力以及窦性心动过缓等，故治以麻黄附子细辛汤振阳醒神，合以茯苓杏仁甘草汤宣肺理气，治疗胸闷气短等症。服药后心率有所提高，倦怠、胸闷均有改善，长时间站立仍觉气短，并见舌暗胖，甜腻，脉缓等水饮内停之征，故二诊以麻黄附子细辛汤合茯苓泽泻汤温阳化饮，胸闷、气短均明显好转。

麻杏苡甘汤合越婢加术汤调治痹证案

患者：王某，女，51岁。166 cm/58 kg。2021年12月4日初诊。

主诉：右肩背痛1年，加重2天。

现病史：患者1年前出现右肩背痛，间断发作，未予重视及治疗。近2日上述症状加重，未予诊治。

刻下症：右肩及右侧肩胛骨部位疼痛，右上肢抬举不利，左手关节疼痛，时有汗出，纳眠可，二便调。舌淡胖，有齿痕，苔腻，舌下脉络充盈，脉弦数。

诊断：痹证。

处方：麻杏苡甘汤

麻黄12 g　　薏苡仁30 g　　杏仁15 g　　甘草10 g

葛根60 g

15剂，水冲服，日1剂，早、中晚饭后温服。

二诊（2021年12月18日）：精神状态改善，右肩背疼痛明显减轻。左手关节仍有轻微疼痛，时感左足底疼痛、痛时无法行走，口干，时有耳鸣，近1周夜间易身热、汗出。守一诊方，合越婢加术汤，15剂，服法同前。

2周后随访：肩背疼痛、左足底疼痛、身热汗出较之前大减。

【按语】《金匮要略》记载："病者一身尽疼，发热，日晡所剧者，名风湿……可与麻黄杏仁薏苡甘草汤。"此方是张仲景治疗风湿身疼、日晡发热之风湿热痹的常用方。"右肩背疼痛，右上肢抬举不利，左手关节疼痛"，属中医痹症，结合脉象，可知体内有热，此属风湿热痹，给予此方。再配伍葛根以治疗肩背部疼痛。《千金要方》越婢加术汤："治肉极，热则身体津脱，腠理开，汗大泄，厉风气，下焦脚弱。"本方具有疏风泄热、除湿止痛的功效，"时感左足底疼痛、痛时无法行走"、身热、汗出，与越婢加术汤方证相符，两方合用，共奏清热利湿，除痹止痛之功，故获良效。

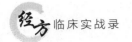

麻子仁丸合《外台》茯苓饮调治便秘案

患者： 刘某，女，42岁。162 cm/70 kg。体形适中，面色正常。2022年7月21日初诊。

主诉： 便秘20年余，加重3天。

现病史： 患者自诉于20年前生产后出现便秘，腹部胀满不适，现大便3日未行。

刻下症： 大便3日未行，纳差，食后腹胀明显，口苦，乏力，全身沉重，眠可，小便调。舌红，苔中后腻，脉弦细。

诊断： 便秘。

处方： 麻子仁丸合《外台》茯苓饮加味

茯苓15 g　　党参15 g　　白术15 g　　枳壳15 g

陈皮30 g　　生姜15 g　　厚朴20 g　　大黄10 g

麻仁45 g　　杏仁10 g　　白芍30 g

6剂，水冲服，日1剂，早、晚饭后温服。

二诊（2022年9月11日）：便秘症状改善，排便次数正常，身体较前轻松，食后腹胀症状减轻。纳眠可，二便调，舌暗红，苔腻，舌下充盈瘀暗，脉弦滑。守一诊方，15剂，继服，服法同前。

【按语】 患者不大便3日且有便秘病史，应用麻子仁丸治疗可润肠行气、通便泄热。麻子仁丸即小承气汤合麻子仁、杏仁、芍药而成。小承气汤可消痞除满、泄热通便，以荡涤胃肠燥热积滞；加入质润多脂的麻子仁、杏仁使腑气得通，便秘自除。患者纳差，食后胃胀，辨证属《外台》茯苓饮证，用之可消痰化饮、除腹胀令能食。两方合用加强行气通便除胀之功，用方精准，故取效迅捷。

麦门冬汤调治嗌干案

患者： 王某，男，56岁。178 cm/90 kg。2021年1月10日初诊。

主诉： 口咽干燥不适1周。

现病史： 患者1周前出现口咽干燥不适，未予诊治，症状逐渐加重，咽中有闷堵感，无咽痛。

刻下症： 口咽干燥，咽中灼热、堵塞感，饮水后仍咽干，四肢乏力，饮食乏味，大便干结，2~3日1次，小便正常。舌红，胖大，苔薄，脉沉弦细。

既往史： PCI术后2个月，规律口服术后药物（硫酸氢氯吡格雷片、阿司匹林肠溶片、阿托伐他汀钙片、酒石酸美托洛尔缓释片），病情稳定。

诊断： 嗌干。

处方： 麦门冬汤

麦冬70 g　　党参15 g　　大枣20 g　　半夏10 g

山药30 g　　甘草10 g

6剂，水冲服，日1剂，早、晚饭后温服。

二诊（2021年1月23日）：口咽干燥明显减轻，仍有间断发作，程度较前轻，食欲稍好转，自诉口中无味，有口气、口黏，大便干2~3天1次。舌红，少苔，脉弦细。守一诊方，合百合地黄汤。8剂，服法同前。

1周后随访：口干咽燥基本已无，大便较前顺畅，继服巩固。

【**按语**】麦门冬汤为《金匮要略》治疗"咽喉不利"的名方，功在滋阴生津清热。患者口咽干燥，咽中灼热，口淡无味，大便干，舌红，脉细等均为津液耗伤，阴亏虚热内生之象。咽喉失于濡润，口舌难以生津，肠液分泌不足，故急需顾护津液。麦门冬汤以大量麦冬补阴润燥，半夏通利咽喉，党参、山药（代粳米）、大枣、甘草共奏固气生津之效。数剂后阴津复、口咽润。

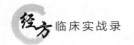

木防己汤合五苓散调治心水病（扩张型心肌病）案

患者： 张某，男，44 岁。180 cm/70 kg。2021 年 5 月 16 日初诊。

主诉： 活动后胸闷、心悸 2 年余。

现病史： 患者 2 年前出现活动后胸闷、心悸，体力活动受限，于郑州某医院住院，查心脏彩超，提示射血分数 31%，全心增大；心电图提示心房颤动，诊断为扩张型心肌病，予胺碘酮片、螺内酯片、稳心颗粒、地高辛片等治疗后，复查心脏彩超，提示射血分数 50%，全心增大。半个月前于郑州某医院以"扩张型心肌病、心律失常、心房颤动、心功能Ⅲ级"为诊断住院综合治疗，经利尿、抗凝、减轻心脏负荷、复律、抑制心肌重构等治疗好转后出院。出院后坚持口服药物地高辛、利伐沙班片、诺欣妥、呋塞米、螺内酯、胺碘酮、芪苈强心胶囊等，诉病情控制稳定。为寻中药调治，遂至我处就诊。

刻下症： 活动后胸闷、心悸，休息后可缓解，无阵发性夜间呼吸困难及双下肢水肿，无口干口苦，无怕冷，无发热汗出，纳眠可，大便正常。舌淡胖，苔润，舌下络脉充盈，脉弦。辅助检查（2021 年 5 月 2 日）：心脏彩超提示，射血分数 44%，双房及左室增大，内径分别为 45 mm、37 mm、38 mm，左室舒张功能下降。

诊断： 心水病（扩张型心肌病）。

处方： 木防己汤合五苓散

防己 15 g	石膏 30 g	桂枝 15 g	党参 15 g
茯苓 15 g	白术 15 g	泽泻 20 g	猪苓 15 g
甘松 15 g	苦参 6 g		

15 剂，水冲服，日 1 剂，早、晚饭后温服。

二诊（2021 年 6 月 24 日）：自觉全身有力，胸闷、心悸均有减轻，偶感心前区隐痛，1 分钟左右可自行缓解，夜间眠时心悸易发，自觉血管跳动，眠差，入睡困难，无口干口苦，食油腻后大便稀。时测血压 97/68 mmHg。守一诊方。

21 剂。服法同前。

【**按语**】《金匮要略》中载："膈间支饮，其人喘满，心下痞坚，面色黧黑，其脉沉紧，得之数十日，医吐下之不愈，木防己汤主之。""支饮""喘满"即短气不得卧，其与肺水肿、心力衰竭、扩张型心肌病等心肺疾病契合，可归属中医心水病范畴，多为水液代谢异常所致，而临床上又不需局限于病，患者出现胸闷喘息不得卧、气短乏力、活动受限、下肢水肿、小便不利等均可选用。水气停留于膈间、心下，配合五苓散使邪有出路，治病求源，岂能无效！

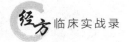

三黄四逆汤合泽泻汤调治胸痹案

患者： 郑某，女，63 岁。155 cm/55 kg。2020 年 9 月 12 日初诊。

主诉： 剑突处疼痛 7 年，加重 1 周。

现病史： 患者 7 年前剑突处疼痛不适，当地诊为冠心病，植入心脏支架 1 枚。此后其症时发，服药控制。1 周前上述症状再发伴加重，往药无寸效（具体用药不详），来诊。

刻下症： 间断出现剑突处疼痛不安，头蒙，口苦不干，偶见右胁下痛，双下肢发凉无力，自觉步履虚浮，右半身偏凉，纳眠可，平素易上火。大便干，小便调。舌淡胖，苔白腻，脉沉弦细。心电图提示：窦性心动过缓，心率 51 次/分；前侧壁、后壁导联 T 波异常；长 QTc 间期。

既往史： 高血压病史 10 年，间断口服降压药治疗，血压控制不稳定；糖尿病病史 10 年，口服二甲双胍等控制尚可，近日自测空腹血糖 8.5 mmol/L，餐后 14 mmol/L。

诊断： 胸痹。

处方： 三黄四逆汤合泽泻汤加味

黄芩 10 g	黄连 5 g	大黄 10 g	附子 10 g
干姜 10	肉桂 10 g	泽泻 50 g	白术 20 g
葛根 50 g	川芎 12 g	甘草 12 g	

12 剂，水冲服，日 1 剂，早、晚饭后温服。

二诊（2020 年 9 月 24 日）：剑突处疼痛不适基本消失，头蒙减轻，行走有力，大便恢复正常，余症均有改善。另诉偶有头部针刺样疼痛。守一诊方，加土鳖虫 10 g。15 剂，服法同前。

1 个月后随访：诸症已愈，健如常人。

【按语】 患者平素易上火，口苦，便干，阳明有热；双下肢与右半身偏凉，步履虚浮，舌淡胖，苔白腻，脉沉弦细，内有虚寒。选用三黄四逆汤，即三黄泻心汤与四逆汤合方，寒热同治，兼顾调理血压、血糖。适逢头蒙，舌淡胖，苔白腻，给予泽泻汤。全方治病加调体，寒热得调，阴阳乃和，疴疾得愈。

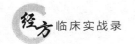

肾气丸调治不寐案

患者：余某，女，53岁。160 cm/65 kg。2022年2月12日初诊。

主诉：失眠2年余，加重伴夜间汗出1年。

现病史：患者2年前出现失眠，夜间频醒，每晚可入睡2~3小时，影响白天精神状态，严重时出现头晕、眼涩，未曾进行治疗。近1年患者失眠加重，并伴夜间全身汗出，反复发作，甚苦于此。

刻下症：精神状态欠佳，乏力，夜间眠时频醒，伴全身汗出，有时头晕、眼涩。无口干口苦，怕冷，纳欠佳，不欲饮食，大便不成形，1~2次/日，小便正常。舌淡胖，舌下脉络充盈，苔润，脉弱。

既往史：高血压、高血糖、高血脂病史7月余，坚持口服硝苯地平片、缬沙坦、二甲双胍、阿卡波糖，诉病情控制可。

诊断：不寐。

处方：肾气丸

生地 25 g	熟地 15 g	山药 20 g	山萸肉 20 g
泽泻 15 g	牡丹皮 15 g	茯苓 15 g	肉桂 10 g
附子 10 g			

7剂，水煎服，日1剂，早、中、晚饭后温服。

二诊（2022年2月27日）：精神状态较前佳，自觉全身轻松，夜间汗出改善七成，大便不成形好转。眠有改善，仍易醒，纳尚可，小便正常。守一诊方，加酸枣仁、合欢皮各15 g，7剂，继调之。

1周后随访：精神状态佳，夜间汗出已无，睡眠质量可，大便正常。

【按语】肾气丸出自《金匮要略》，又名"金匮肾气丸""八味肾气丸"，为"补肾诸方之祖"。明代张介宾曰："地黄、山药、牡丹皮，以养阴中之真水。山萸萸、肉桂、附子、以化阴中之真气……补而不滞，利而不伐，治虚水方，更无有出其右者。"本案患者正值围绝经期，症有失眠日久、经常怕冷、时有头晕、夜间汗出、大便不成形、脉弱，此乃天癸将竭，肾阴肾阳亏虚所致，遂选肾气丸微微生火、鼓舞正气。失眠的关键在于心神不安，故益酸枣仁、合欢皮以增安神之力。药对其证，自能获效。

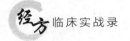

肾气丸调治心悸案

患者：王某，女，29岁。150 cm/69 kg。体形偏胖，面色正常。2022年9月4日初诊。

主诉：心慌半个月。

现病史：患者半个月前出现心慌，于当地医院曾按心肌炎治疗，动态心电图提示早搏（未见报告），效欠佳，遂来诊。

刻下症：心慌，胸闷、气短，平时怕冷，偶有腰痛，口干，无口苦。月经经常推迟，纳眠可，二便调。舌红，苔腻，脉细。心电图提示：心率71次/分，显著窦性心律不齐，PR间期缩短。

诊断：心悸。

处方：肾气丸

生地40 g	山药20 g	山萸肉20 g	泽泻15 g
牡丹皮15 g	茯苓15 g	肉桂3 g	附子3 g

6剂，水冲服，日1剂，早晚饭后温服。

二诊（2022年9月10日）：心慌、胸闷、气短症状基本消失，腰痛、口干基本已无。守一诊方，6剂，服法同前，继调之。

【按语】肾气丸又名八味肾气丸，在《金匮要略》中记载："虚劳腰痛……八味肾气丸主之。"此方为古代的理虚方，病机为肾之阴阳两虚，"腰痛、平时怕冷、脉象或细或弱"，此为肾阳虚之表现，再结合舌质红，不仅命火衰微，肾阴亦受累，肾阴阳亏虚，阴不濡而阳不煦，气血空虚，继而出现心悸、胸闷、气短之证。患者症见心慌、胸闷、气短、腰痛，脉弱，与肾气丸方证相符，给予此方，故收佳效。

肾气丸调治胸痹案

患者： 王某，女，65 岁。158 cm/65 kg。2021 年 12 月 9 日初诊。

主诉： 活动后胸闷、气短 1 周。

现病史： 患者 1 周前活动后出现胸闷、气短，未予诊治，症状反复发作。

刻下症： 稍活动后胸闷、气短，全身乏力，四肢关节疼痛，常感腰酸，无口干口苦，怕冷明显，纳眠可，小便尚可，大便不成形。舌紫暗，苔腻，脉沉弦无力。

诊断： 胸痹。

处方： 肾气丸

生地 40 g	山药 20 g	山萸肉 20 g	茯苓 15 g
泽泻 15 g	牡丹皮 15 g	附子 10 g	肉桂 10 g

15 剂，水冲服，日 1 剂，早、晚饭后温服。

二诊（2021 年 12 月 25 日）：胸闷、气短好转十之八九，四肢关节疼痛明显减轻，大便不成形明显好转，现偶感乏力，双髋关节疼痛。守方巩固。15 剂，服法同前。

【按语】 肾气丸出自《金匮要略》，方中八味，滋阴之品多于补阳，可见此方为阴阳双补之剂，偏于补阴，临床可通过调整肉桂、附子用量把握阴阳平衡。阴阳者，生杀之本始也，故肾气丸多用于阴虚之人，正所谓"虚劳腰痛"，此方证脉为沉细无力，证见乏力、腰痛等。患者出现活动后胸闷气短、全身乏力、四肢关节疼痛、常感腰酸怕冷、脉沉无力等症状均提示机体诸不足，脉证合拍，见效甚捷。

肾气丸调治眩晕案

患者： 王某，男，47岁。174 cm/90 kg。2022年8月20日初诊。

主诉： 头晕、气短1周。

现病史： 患者1周前出现头晕、气短，未予治疗，今加重，伴恶心。

刻下症： 头晕，视物模糊，痰多，乏力、易困倦。双脚冰凉，眠差，入睡困难，纳差，便可。舌淡暗，胖大，舌下络脉充盈、瘀暗，苔中后腻，脉弱。

既往史： 强直性脊柱炎20余年，自服安康信治疗，效果尚可。

诊断： 眩晕。

处方： 肾气丸加味

生地40 g	山药20 g	山萸肉20 g	茯苓15 g
附子10 g	泽泻15 g	牡丹皮15 g	肉桂10 g
焦山楂15 g	焦麦芽15 g	焦神曲15 g	枣仁15 g
合欢皮15 g			

7剂，水煎服，日1剂，早、中、晚饭后温服。

二诊（2022年8月27日）：头晕，视物模糊已无，双脚冰凉明显好转，气短、纳差亦改善，仍眠差，入睡困难。舌暗，苔腻，脉弱。守一诊方，7剂，继调之。

【按语】 肾气丸出自《金匮要略》："夫短气有微饮，当从小便去之，苓桂术甘汤主之，肾气丸亦主之。"此方为补肾阴虚的经典方，其方证为：面色偏黑，或有浮肿貌，小便不利，短气，下肢冰凉，头晕，易困倦，失眠，舌暗淡或胖大，脉弱。本案患者面色偏黑，头晕，视物模糊，气短，乏力，双脚冰凉，眠差，易困倦，舌淡暗，脉弱，符合肾气丸的方证，选用此方。患者纳差，合用焦三仙健脾和胃。方证相应，诸证得解。

肾气丸合泽泻汤调治眩晕案

患者： 刘某，男，48 岁。168 cm/70 kg，体形适中。2022 年 10 月 2 日初诊。

主诉： 头晕 1 年。

现病史： 患者 1 年前出现头晕，伴胸闷，似有重物压迫，持续 1~2 小时可自行缓解。

刻下症： 头晕，伴胸闷，善太息，时有口齿不清，心悸，乏力懒言，左手指关节痛。口干，饮水多，饮不解渴，无口苦。纳眠尚可，大便正常，小便黄。舌红，胖大，有齿痕，苔厚腻，脉弱。

诊断： 眩晕。

处方： 肾气丸合泽泻汤

生地 25 g	熟地 15 g	山药 20 g	山萸肉 20 g
泽泻 50 g	牡丹皮 15 g	茯苓 15 g	肉桂 10 g
附子 10 g	白术 20 g	枣仁 15 g	合欢皮 15 g

7 剂，水煎服，日 1 剂，早、中、晚饭后温服。

二诊（2022 年 10 月 8 日）：头晕、胸闷、心慌已无，疲乏感减轻七成，自觉精神转好，现见易惊悸、心烦，纳眠可。守一诊方，继调之。

【按语】 肾气丸是记载在《金匮要略》中常用的进补名方，本方具有调节免疫、抗衰老、调节内分泌等作用。常用于治疗由机体虚衰引起的各种病证，其方证要点为腰酸脚软，肢体畏寒，少腹拘急，舌质淡胖，脉沉细或弱等。泽泻汤是《金匮要略》主治饮停心下、头目眩晕的经典方，具有利水除饮之功效。常用于治疗水饮停滞引起的头目眩晕，似有物貌、头痛、头重、气短不得卧等症。患者见头晕、心悸、乏力懒言、口干、多饮、舌体胖大有齿痕、脉弱等体虚兼有水饮之证，故治以肾气丸合泽泻汤以增强体质，止其眩晕，患者头晕、胸闷、心悸等皆愈。

肾气丸合五苓散转方安冲汤调治经期延长案

患者：胡某，女，34 岁。158 cm/55 kg。2022 年 2 月 13 日初诊。

主诉：月经淋漓不尽 2 月余。

现病史：患者 2 个月前月经来潮，持续 1 个月未尽，量多，于当地就诊，口服屈螺酮治疗后，月经方止，但停药则月经复至，不敢停药。平素月经规律，偶伴小腹疼痛。

刻下症：现口服屈螺酮，月经已止，头部昏沉，前额尤甚，双手不自主微颤，乏力，纳眠可，二便调。舌淡，苔腻，脉沉弦无力。血红蛋白：90 g/L。

诊断：经期延长。

处方：肾气丸合五苓散

生地 25 g	熟地 15 g	山药 20 g	山萸肉 20 g
茯苓 15 g	泽泻 15 g	牡丹皮 15 g	附子 10 g
肉桂 10 g	白术 15 g	猪苓 15 g	

6 剂，水冲服，日 1 剂，早、晚饭后温服。嘱其停用屈螺酮。

二诊（2022 年 2 月 20 日）：停用屈螺酮 2 日后月经则至，头部昏沉较前明显改善，乏力减轻，纳眠可，二便调。

处方：安冲汤

黄芪 30g	白术 30g	龙骨 15g	海螵蛸 10g
牡蛎 15g	续断 15g	茜草 10g	生地 30g
白芍 10g			

6 剂，服法同前。

三诊（2022 年 2 月 26 日）：月经持续 6~7 天停止，全身乏力基本已无，时有腰痛，胳膊酸，近日感冒，纳眠可，二便调。舌淡，尖红，胖大，苔腻，脉弦细。复用肾气丸。5 剂，服法同前。

【按语】患者日久失血，阴血不足，不能濡养，故出现头昏、手颤、乏力之象。故以肾气丸滋阴养血，则头沉、乏力得缓。二诊月经来复，患者苦于贫血，求先止血，此应"急则救其标"，以安冲汤"塞流"，《医学衷中参西录》载其用于"经水行时，多而且久"，且有"一剂即愈，又服一剂，永不反复"之效，用之果然应验。而后则需"澄源、复旧"，更用一诊方以疗本，数日后随访，月经未复。

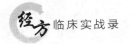

肾气丸转方吴茱萸汤调治眩晕、头痛案

患者：肖某，女，38 岁。165 cm/58 kg。2021 年 11 月 27 日初诊。

主诉：头晕、头痛 2 年，加重 1 周。

现病史：2 年前出现头晕，时有头痛，自测血压最高达 190/140mmHg，未予重视治疗，1 周前患者头晕再发加重伴头痛、昏沉，自行口服苯磺酸氨氯地平片，血压控制不佳。

刻下症：头晕，头痛，头部昏蒙不适，怕冷，夜尿频，3 次 / 晚，纳眠可，大便调。舌淡，苔腻，脉弦细弱。

辅助检查：时测血压 167/107 mmHg。心电图提示：窦性心律，心率 94 次 / 分，下壁、前壁导联 T 波改变。心脏彩超提示：左室舒张功能减低。肾上腺彩超未见异常。肝肾功能、血脂、血糖等检查未见异常。

诊断：眩晕；头痛。

处方：肾气丸

生地 40 g	山药 20 g	泽泻 15 g	山萸肉 20 g
牡丹皮 15 g	茯苓 15 g	肉桂 10 g	附子 10 g

15 剂，水冲服，日 1 剂，早、晚饭后温服。

二诊（2021 年 12 月 11 日）：头晕、头痛明显减轻，头部昏蒙不适感减轻，怕冷好转，夜尿次数减少，血压稳定在 140/95 mmHg 左右。诉耳聋，纳眠尚可，大便稍干。舌淡，苔润，右关沉弦细，脉沉无力。守一诊方，加菊花 30g、玉米须 20 g、决明子 15 g，15 剂。

三诊（2022 年 3 月 3 日）：二诊服药后头晕、头痛几乎消失，耳聋、便秘较前改善，遂未继续服用中药。近 1 周来头晕、头痛症状再发加重，遇冷加重，伴颈项部不适，头昏沉，视物模糊，全腹隐痛，无明显口干口苦。纳少，眠差。舌淡红，苔润，舌下络脉充盈瘀暗。时测血压 157/116 mmHg。转方吴茱萸汤。

处方：吴茱萸汤

　　吴茱萸 9 g　　党参 15 g　　生姜 30 g　　大枣 30 g

　　6 剂，服法同前。

四诊（2022 年 3 月 17 日）：头晕、头痛、眼花等症状改善有九成以上，血压基本在正常水平，腹痛亦较前明显减轻，全身感觉舒畅，精神愉悦。另诉夜眠时常感脚趾麻木，右侧偏重。舌淡嫩，苔净，舌下络脉稍充盈，脉弦细。守三诊方，加黄芪桂枝五物汤。15 剂，服法同前。

【按语】患者罹患高血压 2 年，不规律服用降压药，血压控制不佳，间断头晕，头痛，头部昏蒙不适，伴夜尿频，怕冷。察舌淡，苔腻，脉弦细弱，考虑为阴阳两虚，肾阴不足，髓海失养，阳气不足，水饮犯上。《难经》云："夫阴阳互根，无阴则阳无以生，无阳则阴无以化。"予肾气丸，以大队滋阴药为主，佐少量补阳药，益阴助阳，收全效。二诊给予菊花、玉米须、决明子，为降压角药，帮助控制血压，效可。近期头晕、头痛再发，遇冷加重，伴腹痛，属于吴茱萸汤证。《伤寒论》378 条："干呕，吐涎沫，头痛者，吴茱萸汤主之。"结合《神农本草经》谓吴茱萸有"温中、止痛、逐风邪"之功效，予吴茱萸汤，方小效宏。

四妙散合黄连阿胶汤调治头痛、不寐案

患者：朱某，男，37岁。178 cm/80 kg。2022年2月27日初诊。

主诉：右后脑勺疼痛1周。

现病史：患者上周六熬夜后出现右后脑勺疼痛，于当地诊所服中成药，具体不详，效差。

刻下症：后脑勺疼痛，手心出汗，失眠，入睡难，易醒，醒后难再入睡，纳可，二便调，余无其他不适。舌淡胖，苔厚腻，脉弦数。时测血压170/120 mHg。

诊断：头痛；不寐。

处方：四妙散合黄连阿胶汤

黄柏 10 g	苍术 30 g	牛膝 30 g	薏苡仁 30 g
黄连 12 g	阿胶 10 g	黄芩 10 g	生地 15 g
白芍 15 g	龙骨 15 g	牡蛎 15 g	

7剂，水煎服，日1剂，早、中、晚饭后温服。

二诊（2022年3月6日）：头痛已基本消失，入睡难、夜间易醒减轻，血压下降，现血压：152/112 mmHg，未服降压药，余无其他不适。舌红，舌下脉络稍充盈，苔腻，脉沉细数。守一诊方，去四妙散。7剂，继调之。

【按语】四妙散是清热利湿的名方，患者肥胖，失眠，苔腻，脉数，一派湿热之象。湿热内生阻碍气血运行，从而脉络不通，蒙蔽清窍，导致头痛。遂用四妙散清热祛湿。黄连阿胶汤出自张仲景《伤寒论》第303条："少阴病，得之二三日以上，心中烦，不得卧，黄连阿胶汤主之。"本病患者入睡难，夜间易醒，手心出汗，舌红，苔腻，脉弦数，一派热象，遂用黄连阿胶汤滋阴降火，药到病除。

酸枣仁汤调治不寐案

患者： 翟某，女，20岁。163 cm/50 kg。2022年9月18日初诊。

主诉： 失眠1周余。

现病史： 患者1周前出现晚上入睡困难，烦躁易醒，每晚醒3~4次，梦多，未予治疗。

刻下症： 入睡困难，梦多易醒，胸闷，气短，口干，食欲欠佳，大便干。舌淡红，苔腻，舌下络脉充盈，脉弦细。

诊断： 不寐。

处方： 酸枣仁汤

酸枣仁65 g　　川芎10 g　　知母20 g　　茯苓20 g

甘草10 g　　砂仁10 g　　陈皮10 g

15剂，水冲服，日1剂，晚饭前后温服。

2周后随访：整体状况平稳，睡眠质量改善，易入睡，晚上易醒次数减少，已无胸闷、气短症状。食欲仍欠佳，继续服药治疗。

【按语】失眠，中医称之为不寐。酸枣仁汤载于东汉张仲景的《金匮要略》，主治"虚劳虚烦不得眠"，具有养血补津安神、清热除烦之功。患者入睡困难、烦躁易醒、多梦，且伴有口干、大便干，舌淡红，苔腻，脉弦细，辨证属血虚津伤，应用酸枣仁汤治疗可使阴血得补、心神得养、虚热得清。患者服药后睡眠好转，体质状态得以恢复，胸闷、气短症状消失。患者纳差，合用砂仁、陈皮以理气化湿开胃，增强食欲。

酸枣仁汤合栀子豉汤加味调治不寐案

患者： 胡某，女，48 岁。158 cm/50 kg。体形适中，面色正常。2022 年 9 月 29 日初诊。

主诉： 失眠 3 年，加重 1 周。

现病史： 患者 3 年以来间断出现失眠，每晚入睡 2~5 小时，甚苦于此，未予重视及诊治。1 周前上述症状加重，深受其扰。

刻下症： 眠差，入睡困难，睡眠质量差，每晚睡眠 2.5 小时，次日自觉心跳快，易汗出。无口干口苦，纳可，二便正常。舌红，苔腻，有齿痕，脉沉细。

诊断： 不寐。

处方： 酸枣仁汤合栀子豉汤加味

酸枣仁 65 g	川芎 10 g	知母 20 g	茯苓 20 g
甘草 10 g	栀子 10 g	淡豆豉 30 g	清半夏 15 g
姜半夏 15 g	薏苡仁 30 g		

7 剂，水煎服，日 1 剂，晚饭前后温服。

二诊（2022 年 10 月 4 日）：眠差、入睡困难、睡眠质量改善六成，自觉心跳快已无，汗出已无，精神可。守一诊方，6 剂，继调之。

三诊（2022 年 10 月 15 日）：睡眠情况明显改善，可快速入睡，未诉其他不适。

【按语】酸枣仁汤是治疗失眠的经典方剂，主要用来治疗气血亏虚，虚热内扰所致的失眠。患者易汗出，观其脉象，脉沉细，可知内有气血不足；舌质红，此为血虚所致内热之表现，与酸枣仁汤方证相符，给予此方，起到养阴血、安心神、除虚烦的作用。栀子豉汤出自《伤寒论》第 76 条记载："虚烦不得眠……栀子豉汤主之。"栀子豉汤亦可治疗虚烦不得眠之证。《黄帝内经》记载："饮以半夏汤一剂，阴阳已通，其卧立至。"所谓半夏汤就是后世用于治疗失眠的名方"半夏秫米汤"。三方合用，共调失眠，睡眠改善，随之心慌亦无，汗出已无。方与证合，故多年失眠收效颇佳。

天麻钩藤饮调治眩晕案

患者： 张某，女，28 岁。157 cm/48 kg。2022 年 8 月 20 日初诊。

主诉： 头晕 5 个月。

现病史： 患者 5 个月前出现头晕不适，测量血压偏高，自行口服替米沙坦治疗，血压控制可，头晕症状仍反复发作。

刻下症： 精神萎靡，面色暗黄，头晕，昏沉不清，无眼花，无视物旋转。口干，口气重，两目眵多，纳差，腰痛，甚则影响睡眠，眠差，多梦，二便可。舌红，苔腻，脉弦细。

诊断： 眩晕。

处方： 天麻钩藤饮

天麻 30 g	钩藤 30 g	石决明 30 g	牛膝 30 g
杜仲 30 g	桑寄生 15 g	栀子 10 g	黄芩 10 g
首乌藤 10 g	茯神 30 g	益母草 30 g	

7 剂，水煎服，日 1 剂，早、中、晚饭后温服。

二诊（2022 年 8 月 27 日）：头晕症状大减。现嗜睡，夜间多梦，两目眵多，二便正常。守一诊方微调，7 剂，服法同前。嘱替米沙坦减半，忌食辛辣。

【按语】 天麻钩藤饮常适用于体形偏瘦、面色偏暗、本虚标实型高血压患者。此方作用可概括为补虚、泻实，补虚为补机体之虚；泻实指清热邪、息内风。因法有方、推测方证，机体亏虚易形瘦面暗、腰酸背痛、乏力；热邪扰动则失眠、喜凉、舌红；内风上扰见头晕、头痛、脉弦。故临床把握上述方证，用之屡试不爽。此患者 BMI 为 19.5kg/m²，正常偏瘦、面暗、头晕、疲乏、舌红，为本虚标实之证，即典型天麻钩藤饮证，用之定效。

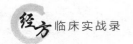

《外台》茯苓饮调治腹胀案

患者：安某，女，31 岁。158 cm/53 kg。2022 年 3 月 3 日初诊。

主诉：腹胀 2 周，加重 1 天。

现病史：患者 2 周前无明显诱因出现胃胀，未予重视及诊治，昨晚食后觉腹胀加重，持续不缓解，至今未进食。

刻下症：腹胀，昨晚食后加重，至今未进食，伴有心悸、气短，平素纳可。舌淡，胖大，苔腻，脉弦细。

诊断：腹胀。

处方：《外台》茯苓饮

    茯苓 30g   党参 15g   白术 15g   枳壳 15g

    陈皮 30g   生姜 15g

    6 剂，水冲服，日 1 剂，早、晚饭后温服。

    1 周后随访：腹胀、心悸、气短完全消失。

【按语】《外台》茯苓饮载于《金匮要略·痰饮咳嗽病脉证并治第十二》附方："治心胸中有停痰宿水，自吐出水后，心胸间虚，气满不能食。消痰气，令能食。"本方方证病机为胃虚水饮，以"呕吐、气满、不能食"为主证。舌淡，胖大，苔腻，脉弦细，可知患者胃虚，继而胃中停水停食，出现腹胀，影响进食。水饮内停，饮阻气滞，上泛于心，出现心悸、气短，给予此方健胃祛水以助进食。方与证合，故收全效。

《外台》茯苓饮合厚姜半甘参汤调治胃痞案

患者： 周某，女，64 岁。2022 年 9 月 8 日初诊。

主诉： 腹胀 3 月余。

现病史： 患者 3 个月前出现腹胀，至当地医院就诊，查消化系统彩超无异常。胃肠镜提示：浅表性胃炎伴肠化。口服药物治疗效不佳。

刻下症： 腹胀，午饭后明显，腹胀可持续至傍晚。纳差，眠可。二便正常。舌暗红，胖大，苔厚腻，舌下充盈瘀暗，脉沉细。

诊断： 胃痞。

处方：《外台》茯苓饮合厚姜半甘参汤

茯苓 15 g	党参 15 g	白术 15 g	枳壳 15 g
陈皮 30 g	生姜 15 g	厚朴 15 g	生姜 20 g
半夏 15 g	甘草 10 g	人参 15 g	

6 剂，水冲服，日 1 剂，早、中、晚饭后温服。

5 天后随访：腹胀改善，纳可，眠差，二便正常。

【按语】《外台》茯苓饮适应证：主要为上腹胀满、易饱、饭后腹胀、消化不良等类似现代医学的胃动力低下病，多有慢性胃炎病史，同时大多可见湿润胖大有齿痕的"茯苓舌"。厚姜半甘参汤用于治疗气满、不能食诸证。患者面黄，神倦，诉胃胀、纳差，合并舌体胖大，苔厚腻，脉沉细等里饮内停之症，均对应《外台》茯苓饮方证，故治以《外台》茯苓饮合厚姜半甘参汤增强其治疗腹胀之效，两方合用患者纳差、腹胀等症明显改善。

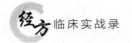

《外台》茯苓饮转方百合地黄汤调治胃痞案

患者：彭某，男，53 岁。165 cm/66 kg。体形适中。2022 年 8 月 11 日初诊。

主诉：胃脘部胀满 1 周。

现病史：患者 1 周前出现胃脘部胀满不适，食后明显，未经诊治，后症状反复出现，偶伴头晕。

刻下症：食后腹胀，纳差，伴见头部发紧，动辄头晕，口苦口臭，易出汗，喜饮温水，大便溏。舌红，苔腻，脉弦细。

既往史：高血压病史，最高 166/118 mmHg，未规律服药。

诊断：胃痞。

处方：《外台》茯苓饮加味

茯苓 15 g	党参 15 g	白术 15 g	陈皮 30 g
枳壳 15 g	生姜 15 g	天麻 30 g	牛膝 30 g
玉米须 20 g	白芷 15 g	菊花 30 g	

7 剂，水煎服，日 1 剂，早、中、晚饭后温服。

二诊（2022 年 8 月 25 日）：纳可，欲食，食后仍腹胀，2 小时后缓解，晨起口苦。大便欲解不下，小便正常。血压下降，稳定在 140/99 mmHg 左右。舌红，苔腻。转方，给予百合地黄汤：百合 30 g，生地黄 30 g，6 剂，服法同前。

1 周后随访：食后腹胀基本已无，晨起偶有口苦，二便正常。

【按语】食后腹胀、纳差，此为《外台》茯苓饮证，即"气满不能食"，投以《外台》茯苓饮。再诊即诉纳可，欲食，但腹胀仍存，是为何故？细究患者首诊口苦、喜温、大便溏、舌红，似寒似热；二诊表现欲食不能食、大便欲解不下，当即想到百合病之"意欲食不能食，……如寒无寒，如热无热，口苦……"大胆启用百合地黄汤，果然效验。

温胆汤合半夏厚朴汤调治不寐、郁证案

患者：芦某，男，34 岁。177 cm/85 kg。肤色正常，形体偏胖。2022 年 2 月 10 日初诊。

主诉：眠差 6 年，再发加重 1 个月。

现病史：6 年前患者因工作环境嘈杂出现睡眠欠佳，入睡困难且眠浅易醒，先后就诊于上海某医院、郑州某医院及我院精神科，诊断为：①分离转换障碍；②强迫障碍。长期口服富马酸喹硫平片 25 mg QN（每晚一次）、帕罗西汀（40 mg QN）缓解症状，帮助睡眠。1 个月前患者再次出现失眠，伴心前区及左侧肩胛骨处不适，自觉后头部、腹部、右下肢等处肌肉紧张。

刻下症：眠差，心前区及左侧肩胛骨处不适，自觉后头部风池穴两侧、腹部、右下肢等处肌肉紧张，腹胀，嗳气，惊恐。舌紫暗，舌下脉络瘀暗，苔中后腻，脉弦。

诊断：不寐；郁证。

处方：温胆汤合半夏厚朴汤

竹茹 10 g	枳壳 15 g	陈皮 15 g	茯苓 15 g
生姜 15 g	大枣 20 g	甘草 10 g	半夏 15 g
厚朴 15 g	苏梗 15 g	龙齿 15 g	牡蛎 15 g

6 剂，水冲服，日 1 剂，早、晚饭后温服。

二诊（2022 年 3 月 3 日）：后头部、腹部、右下肢等处肌肉紧张较前有所减轻，睡眠稍有改善，守一诊方，6 剂，服法同前。

三诊（2022 年 3 月 10 日）：眠可，偶有腹胀，嗳气，自行停服富马酸喹硫平片、帕罗西汀片，无明显不适，继服此方。

四诊（2022 年 3 月 17 日）：告知躯体几无不适症状，心理状态也从未如此放松，药后上述症状基本消失，睡眠状况明显好转。继续巩固治疗 1 个月后，患者痊愈。

【**按语**】患者 6 年前因睡眠不佳屡治不效，逐渐出现心理、身体感觉异常，辗转各大医院服用抗焦虑、抗抑郁药，全身上下感觉异常、内心紧张感竟一直不能缓解，睡眠亦不能改善。患者眼神灵动，善于交流，为半夏人，给予温胆汤与半夏厚朴汤，疾病快速向愈。黄煌教授谓温胆汤犹如心灵之橡皮擦，轻松抚去担惊受怕、恐惧、强迫症等之痕迹。半夏厚朴汤常用于咽喉异物感，而心理、躯体的幻觉、感觉异常都可以看作是咽部异物感的延伸。二方合用，顽疾速愈。

温经汤调治心悸案

患者： 周某，女，35岁。170 cm/55 kg。2021年3月7日初诊。

主诉： 心悸1周。

现病史： 患者1周前出现心悸，休息20~30分钟后缓解，未予重视及诊治，后症状多于夜间平躺时发作。

刻下症： 心悸，夜间平躺时明显，偶有胸闷，气短，夜间口干，无口苦，双手发热，胃中不适，诉近日食欲不佳，食后恶心，自行服用理气宽中类药物效果不佳，夜眠可，二便调，平素月经量少。舌淡，苔腻，脉细数。心电图提示：窦性心动过速，心率102次/分。

诊断： 心悸。

处方： 温经汤

吴茱萸 6 g	桂枝 10 g	川芎 10 g	当归 10 g
牡丹皮 10 g	白芍 10 g	半夏 10 g	干姜 6 g
麦冬 15 g	党参 15 g	甘草 6 g	阿胶 6 g

6剂，水冲服，日1剂，早、晚饭后温服。

二诊（2021年3月13日）：心悸减轻，进食后恶心基本消失，口干、手热减轻；胃中舒缓，食欲佳，诉时有心悸，夜间平躺明显，眠可，便调。守方加白术、茯苓各15 g。12剂，服法同前。

三诊（2021年4月4日）：心悸明显减轻，经量较前稍多。诉近日易上火，口干，额头长痘，大便正常。守方微调。12剂，继调之。期间服用月余。

八诊（2021年6月20日）：心悸未再发作，自觉全身有力，精神状态佳。另诉经过调理，发现既往双下肢肌肤甲错，现变淡减退。守方巩固。15剂，服法同前。

【**按语**】细读《金匮要略》温经汤条文，其主治"暮即发热，少腹里急，腹满，手掌烦热，唇口干燥"，责之"瘀血在少腹不去"，瘀血居内，气机不畅，可见心慌、胸闷等。另患者症状夜间明显，胃中不适、手心热、口干、平素月经少，与上述条文表述不谋而合。故以此方化裁调理数月，症状皆无。又惊叹下肢皮肤甲错得消。皮肤甲错，存瘀故也。方证合拍，可见神效。

乌梅丸调治厥阴病上热下寒证案

患者： 王某，男，69 岁。176 cm/75 kg。2022 年 8 月 18 日初诊。

主诉： 自觉上身发热、双脚冰凉 3 年。

现病史： 患者 3 年来自觉上半身发热、怕热、怕冷，双足冰凉，时冷痛。期间间断服中药治疗，效不佳，且自觉记忆力减退，咽喉异物感，有痰，难以咯出。

刻下症： 自觉上半身火热，上身易汗出，偶有口苦，口中黏腻，咽中异物感，双足冰凉。血压升高时头晕，头昏蒙不清，平素纳食尚可，眠差，易醒，夜尿频繁，尿量少，大便正常。舌暗红，苔腻，脉弦细。

既往史： 原发性高血压史 1 年余，血压最高可达 170/90 mmHg，现服吲达帕胺片、硝苯地平缓释片、厄贝沙坦氢氯噻嗪片、贝尼地平片，血压控制不良。

诊断： 厥阴病；上热下寒证。

处方： 乌梅丸

乌梅 65 g	细辛 5 g	黄连 15 g	黄柏 10 g
当归 10 g	党参 15 g	附子 6 g	椒目 8 g
干姜 8 g	桂枝 10 g	玉米须 20 g	决明子 15 g
菊花 30g			

14 剂，水煎服，日 1 剂，早、中、晚饭后温服。

二诊（2022 年 9 月 1 日）：双足发凉、咽部异物感减轻三成，血压稳定，头晕、头蒙等症状未再发。上半身仍汗出，手指中间关节疼痛，记忆差。纳可，入睡困难，多梦易醒，夜尿多，平均 1 次 / 小时。守一诊方，加酒大黄 10 g、金樱子 15 g、芡实 30 g。14 剂，服法同前。

【按语】 乌梅丸出自张仲景《伤寒论》，为治疗厥阴病的主要方剂。凡属寒热错杂的病证，均可用乌梅丸治疗。患者上半身火热、易汗出，偶有口苦，口中黏腻，咽中异物感，为上热之证；双脚冰凉，夜尿频繁，为下寒之证。符合厥阴证的病机，且与乌梅丸的主治相契合。复诊时双脚冰凉减轻，但仍有上半身发热，汗出等症。续服此方，以达清上温下，调和寒热之功。

吴茱萸汤合麻黄附子甘草汤调治鼻渊（慢性鼻窦炎）案

患者： 丁某，女，33 岁。162 cm/62 kg。体形中等。精神一般，少气无力。2020 年 7 月 2 日初诊。

主诉： 鼻塞、头痛 1 年余，加重半个月。

现病史： 患者 1 年前开始出现两侧鼻腔交替流黄色水样鼻涕，间断头痛。症状时好时坏，自觉患感冒，未做系统治疗。半个月前因受凉感冒，服药痊愈后再次出现鼻腔流绿色脓样鼻涕，伴随头痛，两侧太阳穴尤甚。2 天前就诊于我院耳鼻喉科，检查 CT 提示：①双侧筛窦、右侧上颌窦炎症；②双侧下鼻甲肥大，鼻中隔偏曲。予通窍鼻炎胶囊、桉柠蒎肠溶软胶囊口服及盐酸赛洛唑啉鼻用喷雾剂、糠酸莫米松鼻喷雾剂外用治疗，并建议择期手术。患者惧怕手术，服药 1 日，听闻中医可以治疗鼻炎，抱着试一试的心态，来我处就诊，要求中药治疗。

刻下症： 双侧鼻腔流绿色脓样鼻涕，每间隔十分钟就需要擦拭，鼻塞，无汗，怕冷，头痛，两侧太阳穴尤甚，遇风或进空调屋头痛加重，前额有压迫感，严重影响正常生活。偶有口干，无口苦。纳一般，眠差，多梦易醒。大便次数偏少，偶有不成形。舌淡暗，苔薄白，脉沉弱无力。

既往史： 子宫内膜异位症术后 2 年；乳腺结节术后 1 年。

诊断： 鼻渊（慢性鼻窦炎）。

处方： 吴茱萸汤合麻黄附子甘草汤加味

吴茱萸 9 g	党参 15 g	生姜 30 g	大枣 30 g
麻黄 8 g	附子 10 g	甘草 10 g	石膏 45 g
辛夷 10 g	苍耳子 10 g	浙贝 15 g	金荞麦 30 g

5 剂，水煎服，日 1 剂，早、中、晚饭后温服。

二诊（2020 年 7 月 9 日）：患者反馈，中药服完 3 剂后症状明显好转，头痛减轻，由每 10 分钟需要擦拭鼻涕转为一日擦拭 2 次，鼻涕颜色由大量绿脓样转为少量绿色稀薄样鼻涕。服药5剂后，头痛、前额压迫感、鼻塞完全消失，偶有透明色鼻涕。患者要求继续服用中药巩固疗效，并调理身体。另诉大便3~4日一次，不干，患者平素心思细腻，敏感多虑，近年来频繁手术，心理压力颇大，时有情绪低落，委屈欲哭。守一诊方减量，加浮小麦120g、炒火麻仁20g，7剂。

1周后随访：鼻炎、头痛未再发作，大便好转，心情大好，食欲增加，一周体重增加了3kg。

【按语】患者鼻炎、头痛1年，鼻塞，流涕，无汗，怕冷，提示表邪未解。但患者精神不佳，脉不浮反沉弱无力，一派阳虚症状，病性为阴，辨为少阴证。《伤寒论》第302条："少阴病，得之二三日，麻黄附子甘草汤，微发汗，以二三日无证，故微发汗也。"麻黄附子甘草汤温阳解表，微发其汗。正如尤怡云："寒邪不可不发，而阴病又不可过发。"患者同时伴见头痛，遇风遇冷加重，合用吴茱萸汤。《伤寒论》第378条："干呕，吐涎沫，头痛者，吴茱萸汤主之。"原文生姜用至六两，为全方用量最大者，量少则效差。外邪久郁化热，鼻涕呈绿色脓样，加入金荞麦、浙贝母以疏其热。药用对证，方显奇效。

五积散调治眩晕案

患者： 张某，男，30 岁。187 cm/128 kg。体格健壮，肤色暗沉。2022 年 3 月 3 日初诊。

主诉： 发现血压升高 2 年。

现病史： 患者 2 年前偶然间自测血压发现血压升高，最高达 165/105 mmHg，未服药。近日自觉精神及整体状态不佳，欲中药调理。

刻下症： 间断头蒙，精神不佳，嗜睡，平素口干，饮水无冷热偏嗜，无明显口苦，纳可，夜尿多，3~5 次 / 晚，大便可。舌紫暗，胖大，苔厚腻，舌下脉络充盈瘀暗，脉沉弦细数。时测血压 171/119 mmHg。

诊断： 眩晕。

处方： 五积散加味

麻黄 8 g	苍术 20 g	白芷 10 g	当归 10 g
白芍 10 g	川芎 10 g	桔梗 10 g	桂枝 15 g
茯苓 15 g	枳壳 15 g	厚朴 15 g	半夏 15 g
陈皮 15 g	干姜 10 g	生姜 10 g	甘草 10 g
细辛 10 g	附子 10 g	石膏 10 g	黄芩 10 g

7 剂，水煎（服），日 1 剂，早、中饭后温服。

二诊（2022 年 3 月 10 日）：精神状态好转，嗜睡、夜尿频改善，起夜 1~2 次 / 晚。家人诉其鼾声降低，大便正常，较之前稍稀，2~3 次 / 日。舌紫暗，苔腻，脉沉弦。因整体状态较平稳，未监测血压。门诊血压：168/120 mmHg。守一诊方，麻黄加至 18 g，苍术加至 40 g，14 剂，服法同前。

三诊（2022 年 3 月 24 日）：精神状态佳，嗜睡、口干、起夜频等基本消失，小便正常，大便 3~4 次 / 日。守三诊方，麻黄加至 20 g。7 剂，续调之。

【按语】 患者虽因血压升高来诊，但 2 年来无明显头晕，仅偶有头蒙，故考虑以体质为主，整体调理。观此患者虽体格健壮，但精神疲乏，昏昏欲睡，此为明显的"大实有羸状"，虽表现为虚象，实为体内邪实壅盛，气血周流不畅所致。其口干，似为津液不足，但其舌体胖大，苔厚腻，为体内津液流通不畅，无法遍布周身之故。可见患者体内痰饮水湿停滞，影响体内气血津液输布，故见其嗜睡、口干等症。五积散专为寒、湿、气、血、痰五积而设，本案患者体内痰湿积滞，气血输布失常，故以本方健脾化痰、行气导滞，养血活血。只服药一周，嗜睡情况果然好转，加大麻黄用量以振奋体内阳气，以助药力。续调半月，体内津液调和，气血顺畅，诸症消失。

五苓散合茯苓杏仁甘草汤调治心悸案

患者：李某，女，54岁。158 cm/52 kg。2021年12月23日初诊。

主诉：心悸7年，加重4天。

现病史：患者7年前出现心悸，间断发作，口服中药治疗，症状时好时坏。4天前心悸加重，症状明显，为求进一步治疗，遂至我处就诊。

刻下症：间断心悸，伴头晕，严重时视物旋转、不能站立，时有胸闷，善太息，以呼出为快，无口干口苦，纳可，眠差，夜间易出现心悸，影响睡眠，大便正常。舌淡胖，苔厚腻，舌下络脉充盈瘀暗，脉弦。辅助检查：时测血压150/100 mmHg。心电图提示：窦性心律，心率72次/分，多数导联T波改变。

诊断：心悸。

处方：五苓散合茯苓杏仁甘草汤

茯苓 30 g	泽泻 20 g	猪苓 15 g	白术 15 g
桂枝 12 g	杏仁 10 g	甘草 10 g	枣仁 20 g
合欢皮 15 g			

15剂，水煎服，日1剂，早晚饭后温服。

1周后随访：心悸、头晕、胸闷均有明显改善，另诉眠差，易醒。余无特殊不适，嘱继续服药。

【按语】本案患者头晕，严重时视物旋转、不能站立，体形偏瘦。与《金匮要略》中所述"假令瘦人脐下有悸，吐涎沫而癫眩，此水也，五苓散主之"相应。其舌淡胖，苔厚腻，亦表明水饮内停，水饮上凌于心，表现为心悸。其时有胸闷、善太息，以呼出为快，依《医宗金鉴》载："胸中气塞，胸痹之轻者……水盛气者，则息促，主以茯苓杏仁甘草汤，以利其水，水利则气顺矣。"加以酸枣仁、合欢皮调理患者睡眠。二方合用，共奏化气利水之功，效果甚佳！

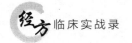

五苓散合活络效灵丹调治胸痹案

患者： 秦某，男，23岁。175 cm/80 kg。2022年3月5日初诊。

主诉： 心前区刺痛2周余。

现病史： 患者2周前出现心前区刺痛，反复发作，每次发作持续约10秒可自行缓解，每于劳累后明显，未予诊治。

刻下症： 心前区刺痛，自觉颈部强硬、跳动感。无口干、口苦，无怕冷，无汗出。纳眠可，二便调。舌淡，舌体胖大，有齿痕，苔中后腻，脉弦。

诊断： 胸痹。

处方： 五苓散合活络效灵丹

茯苓15 g　　猪苓15 g　　白术15 g　　泽泻20 g

桂枝12 g　　丹参15 g　　当归15 g　　乳香12 g

没药12 g　　粉葛60 g

7剂，水煎服，日1剂，早、中、晚饭后温服。

1周后随访：心前区刺痛未再发，颈部不适亦无。

【按语】 活络效灵丹出自《医学衷中参西录》，其中记载："（活络效灵丹）治气血凝滞，痃癖癥瘕，心腹疼痛，腿疼臂疼，内外疮疡，一切脏腑积聚，经络湮瘀。"患者时感心前区刺痛，遂予此方，因其能祛瘀止痛，治一切气血瘀滞之证。五苓散是经典的通阳利水方，患者舌淡，舌体胖大，有齿痕，苔中后腻，一派水湿之象，遂利水湿，调其体质，从整体调之，诸症自愈。是为方证相对，中病即愈。

五苓散合薏苡附子散调治胸痹案

患者： 康某，男，82 岁。165 cm/68 kg。2021 年 12 月 25 日初诊。

主诉： 心前区隐痛 3 天。

现病史： 患者 3 天前出现心前区隐痛，间断发作，遂至我处就诊。

刻下症： 心前区隐痛不适，时有口干，纳可，眠差，大便先干后正常，起夜 4~5 次。舌淡暗，苔滑腻，舌下络脉充盈瘀暗，脉沉弦。心电图提示：窦性心律，心率 63 次 / 分，下壁导联 T 波异常。

诊断： 胸痹。

处方： 五苓散合薏苡附子散

茯苓 15 g	桂枝 12 g	白术 20 g	泽泻 50 g
猪苓 15 g	薏仁 30 g	附子 10 g	龙骨 15 g
牡蛎 15 g			

6 剂，水冲服，日 1 剂，早、晚饭后温服。

1 周后随访：心前区隐痛基本已无，大便干亦改善。

【按语】 五苓散出自张仲景的《伤寒论》第 71 条："太阳病，发汗后，大汗出，胃中干，烦躁不得眠，……五苓散主之。"此方为利水第一方，其方证为：口干渴，小便不利，浮肿，舌胖，齿痕，苔滑。本案患者口干，小便频，眠差，舌胖，齿痕，符合五苓散的方证。薏苡附子散出自《金匮要略》："胸痹缓急者，薏苡附子散主之。""胸痹缓急"指胸痹疼痛，时缓时急。本案患者心前区隐痛间断发作，脉沉，遂予此方。两方合用，方证相应，病即速愈。

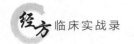

五苓散合泽泻汤调治眩晕案

患者： 徐某，男，40岁。182 cm/80 kg。2021年3月14日初诊。

主诉： 头昏沉3年，再发加重2天。

现病史： 患者3年前出现头昏沉，发现血压升高，规律口服伲福达、寿比山，血压控制可。近期未监测血压，2天前头昏沉再发加重，来诊。

刻下症： 时觉头昏沉，似有戴帽感，欲寐，畏光，视光亮后双眼不适、轻微头痛。时有轻微口干，晨起明显，不欲饮水，稍饮水后即尿频，大便正常，起夜2~3次/晚。舌淡胖，有齿痕，苔白腻，脉弦滑。

诊断： 眩晕。

处方： 五苓散合泽泻汤

  茯苓15 g　　桂枝12 g　　猪苓15 g　　泽泻35 g

  白术15 g

  6剂，水冲服，日1剂，早、晚饭后温服。

1周后随访：精神状态好，头晕未再发作。

【按语】 五苓散出自《伤寒杂病论》，善于治疗眩晕、渴不欲饮、小便不利等证。患者时觉头昏沉，知为眩晕；轻微口干但不欲饮，为水饮内停致渴不欲饮；稍饮水后即尿频，且舌淡胖，有齿痕，与五苓散方证相应。泽泻汤出自《金匮要略》："心下有支饮，其人苦冒眩，泽泻汤主之。"泽泻汤善于治疗头蒙如裹，患者时觉头昏沉，似有戴帽感，与泽泻汤方证相应。两方合用，头眩得止，小便得利。

五行健脾散合桂枝茯苓丸调治眩晕案

患者： 赵某，男，80岁。167 cm/75 kg。2021年6月17日初诊。

主诉： 发现血压升高20年余，加重3天。

现病史： 患者20年前发现血压升高，最高达198/90 mmHg，间断口服降压药物。现规律口服依伦平、施慧达、天智颗粒、瑞舒伐他汀钙片治疗，诉血压控制尚可。3天前血压升高至160/85 mmHg左右，服上述药物血压仍未下降。

刻下症： 血压在135~170/85 mmHg波动，头部麻木感，血压升高时明显，晨起口苦，咽痒，咳嗽。纳眠可，大便时干时稀，小便调。舌紫暗，苔腻偏燥，脉弦滑。

诊断： 眩晕。

处方： 五行健脾散合桂枝茯苓丸加味

莲子 30 g	薏苡仁 30 g	山药 30 g	芡实 30 g
茯苓 30 g	玉米须 20 g	决明子 15 g	菊花 30 g
桂枝 15 g	牡丹皮 15 g	赤芍 15 g	桃仁 15 g
葛根 30 g	川芎 10 g		

14剂，水煎服，日1剂，早、中、晚饭后温服。

二诊（2021年6月24日）：患者精神状态佳，服药2天后血压即有所下降，晨起收缩压偏高，在170 mmHg左右，白日血压在140/90 mmHg以下；已无口苦，头部麻木感基本已无，仅于晨起血压高时出现头部轻微不适。无口干，纳眠可，大便正常。守一诊方，14剂，服法同前。

1周后随访：诸症皆消，血压稳定。

【按语】五行健脾散出自黄元御"培植中土，扶阳抑阴"理论，运脾为主，五脏同调，气血同补，津液输布如常，可使血压稳定。患者多年高血压，药物控制疗效不佳，晨起口苦，时有头部麻木感，大便时干时稀，苔腻，脉弦滑。可知湿蕴脾胃，遂予五行健脾散健脾利水。桂枝茯苓丸原方常用于治疗妇人癥痕、闭经等疾病，功在活血化瘀，现代医家扩展了其应用范围，当以血瘀为其用方证据。患者舌暗红，为血瘀之象，给予桂枝茯苓丸活血化瘀，调理体质。对证遣方，不忘统筹全局，患者甚满意其疗效。

逍遥散合桂枝加龙骨牡蛎汤调治不寐案

患者： 万某，女，26岁。160 cm/48 kg。体形偏瘦，肤色白。2022年10月1日初诊。

主诉： 眠差1周。

现病史： 患者1周以来工作压力过大，出现失眠，多梦，偶有噩梦，未予诊治，现至我处就诊。既往血压偏低，未诊治。

刻下症： 眠差，多梦易醒，偶有噩梦，夜间身热，睡眠不足5小时，心悸，头蒙，气短，善太息，以呼出为快，双下肢乏力，急躁易怒，口干，无口苦。平素经期正常，但月经量少，经期痛经明显，伴腰痛，腿痛，无经前乳房胀痛。纳可，大便黏腻，1次/2天，小便正常。舌红，苔腻，脉弦细弱。

诊断： 不寐。

处方： 逍遥散合桂枝加龙骨牡蛎汤

当归 10 g	白芍 15 g	柴胡 18 g	茯苓 15 g
白术 15 g	甘草 10 g	桂枝 10 g	生姜 10 g
大枣 20 g	龙骨 15 g	牡蛎 15 g	川芎 10 g
泽泻 15 g			

6剂，水冲服，日1剂，早、晚饭后温服。

二诊（2022年10月8日）：睡眠改善七成，多梦情况减少，睡眠质量好，睡眠时长可达7~8小时。双下肢乏力减轻，自觉走路双腿有力。守一诊方，加酸枣仁15 g、合欢皮15 g，继续治疗。

三诊（2022年10月15日）：整体精神状态好，睡眠可，无明显乏力，守方调理。

【按语】 患者体形偏瘦，肤色偏白，为柴胡、桂枝兼挟体质。平素急躁易怒，因工作压力大而失眠，伴见月经量少、痛经，乏力，给予逍遥散，条达肝气，补益营血。患者失眠，多梦、噩梦，夜间身热，给予桂枝加龙骨牡蛎汤，调和气血，敛神定志。《金匮要略》曰："夫失精家，少腹弦急，阴头寒，目眩发落，脉极虚芤迟，为清谷，亡血失精。脉得诸芤动微紧，男子失精，女子梦交，桂枝加龙骨牡蛎汤主之。"把握患者体质及临床表现，迅速取效。

小柴归汤调治头痛案

患者: 高某,女,39 岁。160 cm/58 kg,体形适中,肤色偏黄。2022 年 3 月 19 日初诊。

主诉: 发现血压升高 1 年余,头痛 1 天。

现病史: 患者 1 年前体检时发现血压升高,最高达 160/100 mmHg,未重视治疗。1 天前患者因情绪紧张出现头痛,晨起测血压 150/105 mmHg。

刻下症: 头痛,晨起口苦,纳可,眠差,二便调。舌暗红,苔厚腻,脉弦细。平素月经量少,经期短。

诊断: 头痛。

处方: 小柴归汤加味

柴胡 18 g	黄芩 10 g	半夏 15 g	党参 15 g
生姜 15 g	大枣 20 g	甘草 10 g	当归 10 g
白芍 10 g	川芎 10 g	白术 15 g	泽泻 15 g
茯苓 15 g	决明子 15 g	玉米须 20 g	菊花 30 g

7 剂,水煎服,日 1 剂,早、中、晚饭后温服。

二诊(2022 年 3 月 26 日):头痛消失,血压未再升高,睡眠稍改善,仍时有眠差。纳可,二便调。守一诊方 7 剂,服法同前。

三诊(2022 年 4 月 2 日):血压维持在正常范围,睡眠明显改善,口苦亦好转。守前方续调之。

【按语】患者思虑较重,每因情绪紧张或焦虑后,睡眠较差,血压不稳定,血压上升时出现头痛,平素月经量少,经期较短,其舌体暗红,可辨为气滞血瘀之证。小柴归汤是小柴胡汤与当归芍药散的合方,具有调气血的功效,故以此方条畅气机,活血补血。服药 1 周患者血压趋于稳定,睡眠好转,可见方证相应,可获良效。续服用此方,以期对患者身体状态进行整体调整。

小柴胡汤合叶氏茯苓饮调治胸痹案

患者： 刘某，女，58岁。158 cm/53 kg。体形适中，面色偏暗，眼睛大。2022年9月4日初诊。

主诉： 胸闷、气短1年余，加重5天。

现病史： 患者1年前出现胸闷、气短，间断于他处治疗，疗效尚可。5天前胸闷、气短症状加重，伴头晕，于郑州某医院就诊，查心电图无明显异常；冠脉CTA提示前降支近端管壁混合斑，管腔轻度狭窄；心脏彩超提示左房增大，二、三尖瓣轻度关闭不全；颈动脉彩超提示右侧颈总动脉、锁骨下动脉斑块形成。现口服氯吡格雷、他汀治疗。

刻下症： 胸闷、气短，喜深吸气，偶有心前区刺痛，头晕，乏力，肝区叩击痛，晨起口干口苦，腹胀，纳食一般，眠可。小便正常，大便偏干。舌红，舌下络脉充盈瘀暗，苔厚腻，脉弦。

诊断： 胸痹。

处方： 小柴胡汤合叶氏茯苓饮

柴胡 18 g	黄芩 10 g	党参 12 g	半夏 12 g
生姜 12 g	大枣 15 g	甘草 10 g	茯苓 15 g
杏仁 10 g	枳壳 10 g	陈皮 10 g	黄连 3 g

7剂，水煎服，日1剂，早、中、晚饭后温服。

二诊（2022年9月10日）： 患者十分喜悦，甚是感激，服药2剂，胸闷、气短大减，头晕、乏力、口干口苦亦均有改善，仍饭后腹胀，呃逆后稍减，晨起口苦，双足微肿。纳眠可，二便调。舌红，苔腻，脉弦细。守一诊方，合四妙散，加山楂30 g、绞股蓝10 g。7剂，续调之。

【按语】 本案患者属少阳阳明合病，胸闷、气短，晨起口干口苦，属少阳，与小柴胡汤八大证之"胸胁苦满"相应，故选用小柴胡汤和解少阳。腹胀，舌红、苔腻，可辨为痰饮壅滞中焦，属阳明。痰阻中焦，清阳不升，故发为头晕、乏力等症。叶氏茯苓饮为治疗阳明阻滞的方剂，综合患者各症状，以小柴胡汤和解少阳，叶氏茯苓饮通降阳明。二方合用，患者胸闷、气短症状明显减轻。

小柴胡汤合半夏厚朴汤加味调治鼻窒（慢性鼻炎）案

患者： 朱某，女，6岁。130 cm/25 kg。2021年4月3日初诊。

主诉： 鼻塞流涕3个月。

现病史： 患者3个月前出现鼻塞、流清涕，于当地医院按鼻炎服药治疗，效欠佳，症状间断出现，来诊。

刻下症： 间断鼻塞，流黄脓涕，入夜尤甚，咽中有痰不易咳出，无咽痛不适，稍口干口苦，无汗出，纳眠可，大便正常。舌淡红，苔腻。

诊断： 鼻窒（慢性鼻炎）。

处方： 小柴胡汤合半夏厚朴汤加味

柴胡 15 g	黄芩 10 g	党参 15 g	半夏 15 g
厚朴 15 g	苏梗 15 g	茯苓 30 g	金荞麦 30 g
杏仁 10 g	辛夷 10 g	苍耳 10 g	鱼腥草 30 g
生姜 15 g	大枣 20 g	甘草 10 g	

6剂，水冲服，2日1剂，早、晚饭后温服。

二诊（2021年4月17日）：（母亲代诉）鼻通气顺畅，现偶有少量清涕。守一诊方，去金荞麦。6剂，服法同前。

2周后随访：鼻塞基本已无，无其他不适。

【按语】患者感受外邪，经久不愈，留于鼻部，发为鼻窒（慢性鼻炎）。内服外用，不得寸效。诉鼻塞、脓涕反反复复，时轻时重，可理解为"往来寒热"，给予小柴胡汤透解外邪；咽中黏痰，痰饮居于里，给予半夏厚朴汤，温化痰饮。小柴胡汤与半夏厚朴汤之合方，可用于太阳病未解，稽留少阳，迁延反复；兼痰饮即太阴等肺系之病，故透解外邪、消痰化饮，临床屡试不爽。

小柴胡汤合炙甘草汤调治胸痹案

患者： 千某，男，46岁。169 cm/78 kg。体形偏胖，面色偏暗。2022年10月2日初诊。

主诉： 胸闷、气短3年，再发1周。

现病史： 患者3年前出现胸闷、气短，于当地医院诊断为"冠心病"，住院治疗后好转，规律口服他汀类药物、阿司匹林、氯吡格雷。1周前胸闷、气短症状再次出现，遂来诊。

刻下症： 胸闷、气短、心悸，晨起口苦，冬天无手脚冰凉。纳眠差，二便正常。舌暗，胖大，有裂纹，苔中后腻，舌下脉络充盈，脉沉弦弱。

辅助检查：（2022年8月26日于郑州某医院）动态心电图提示偶发房性早搏，偶发室性早搏，一度房室传导阻滞（未见报告）。冠脉CTA提示前降支近中段、左旋支近中段及右冠近中段管壁均有斑块。心脏彩超提示升主动脉增宽，二尖瓣少量反流，主动脉瓣少量反流，左室舒张功能下降。甲状腺彩超提示甲状腺双侧叶囊性结节（TI-RADS分级，2级），甲状腺左侧叶被膜下可及稍高回声结节（考虑甲状旁腺来源）。

既往史： 高血压病史10年余，服硝苯地平片，血压控制可；于郑州某医院行腹腔镜下胆囊切除术和腹腔镜下肠粘连松解术后1月余，术后恢复可。

诊断： 胸痹。

处方： 小柴胡汤合炙甘草汤

柴胡 18 g	半夏 10 g	黄芩 10 g	甘草 30 g
党参 15 g	生地 30 g	阿胶 10 g	麦冬 30 g
麻仁 15 g	桂枝 10 g	生姜 10 g	大枣 20 g

15剂，水冲服，日1剂，早、晚饭后温服。

2周后随访：胸闷、气短、心悸症状消失，纳眠好转，口苦症状亦减轻，继服调理身体。

【按语】小柴胡汤治疗"胸胁苦满，嘿嘿不欲饮食，胁下痞硬，心下悸"，与患者胸闷，气短，心悸，口苦，纳眠差，脉沉弦弱等证相符，用小柴胡汤治疗可以和解少阳，调畅气机，改善患者症状。炙甘草汤治疗"心动悸"，患者心悸、偶发早搏等符合炙甘草汤方证特点，用之可通阳滋阴养血。两方合用，方证相应，收效甚速。

小柴朴汤合甘麦大枣汤调治郁证案

患者： 冯某，女，43 岁。158 cm/56 kg。体形适中，焦虑面容。2022 年 8 月 13 日初诊。

主诉： 情绪焦虑 3 月余。

现病史： 患者 3 个月前过度操劳后出现情绪低落，焦虑抑郁，伴心悸、失眠，未予诊治。

刻下症： 焦虑抑郁，易紧张，心悸，悲伤欲哭，咳嗽，恶心欲呕。晨起口干、口苦。眠差，大便难，小便正常。舌紫暗，胖大，齿痕，苔薄白，舌下络脉充盈瘀暗，脉弦涩。

诊断： 郁证。

处方： 小柴朴汤合甘麦大枣汤

柴胡 24 g	黄芩 10 g	半夏 12 g	党参 12 g
生姜 12 g	大枣 20 g	甘草 20 g	厚朴 15 g
苏梗 15 g	茯苓 15 g	浮小麦 120 g	

15 剂，水冲服，日 1 剂，早、晚饭后温服。

二诊（2022 年 8 月 28 日）：焦虑抑郁、失眠明显改善，自觉全身轻松，心情舒畅，心慌亦有改善。

【按语】 小柴朴汤为小柴胡汤与半夏厚朴汤合方，属柴胡汤类方范畴，治疗少阳枢机不利伴咽中异物感、咳嗽咳痰，甚则精神及躯体感觉异常之证。本案患者为典型柴胡人，因情志影响出现诸多症状。细究患者表现，晨起口干口苦，此为少阳枢机不利所致，焦虑抑郁、易紧张、心悸、失眠等症状均因精神过度紧张所致精神及躯体感觉异常之证，咳嗽、恶心欲呕属咽喉不利之证，符合小柴朴汤方证，另合用甘麦大枣汤，主治妇人脏躁，喜悲伤欲哭。经方合用，疗效甚好，心情及精神状态极佳，不足为奇。

小建中汤合茯苓杏仁甘草汤调治胸痹案

患者：李某，女，29岁。158 cm/50 kg。体形偏瘦，面色淡白。2022年9月29日初诊。

主诉：心前区疼痛2天。

现病史：患者2天前无明显诱因出现心前区疼痛，按压及吸气时加重，无外伤。

刻下症：心前区疼痛，按压及吸气时加重，胸闷，气短，乏力，善太息，以呼出为快，活动时背痛，无腹痛。口干口苦，纳可，眠差，二便正常。舌红，苔腻，脉弱。

辅助检查：（2022年9月26日于本院）心电图示：①窦性心律，心率60次/分；②左心室高电压。胸部CT示右肺上叶局部支气管稍扩张；右肺小斑片状稍高密度影，考虑炎症；左肺下叶微小结节；主动脉及冠状动脉钙化；左侧第4~5前肋走行曲折；CT示右肾高密度影。

诊断：胸痹。

处方：小建中汤合茯苓杏仁甘草汤

白芍 15 g	桂枝 15 g	生姜 15 g	大枣 20 g
枣仁 15 g	甘草 10 g	饴糖 30 g	茯苓 30 g
杏仁 10 g	合欢皮 15 g		

10剂，水煎服，日1剂，早、晚饭后温服。

5天后随访：心前区疼痛改善七成，余未诉其他不适。

【按语】《三因极一病证方论》指出"心腹切痛不可忍，按轻却痛，按重则愈，皆虚寒证"，结合患者虚羸体瘦及腹诊结果，知其中焦虚寒、营卫阴阳俱不足，遂遵"阴阳形气俱不足，勿取以针，而调以甘药也"之旨，采小建中汤以急建中气。小建中汤属桂枝类方，善于治疗"虚劳"，具有补虚增重的作用，患者体形偏瘦，面色淡白，脉弱，乏力，体弱多病符合桂枝体质，以小建中汤调体，正如《肘后备急方》所言："凡男女因积劳虚损，或大病后不复，常若四体沉滞。骨肉疼酸，吸吸少气，行动喘乏，或小腹拘急，腰背强痛，心中虚悸，咽干唇燥，面体少色，或饮食无味，阴阳废弱，悲忧惨戚，多卧少起，久者积年，轻者才百日，渐至瘦削，五脏气竭，则难可复振。"与小建中汤所述相符。茯苓杏仁甘草汤善于治疗"胸痹，胸中气塞，短气"，具有缓解胸痹短气的作用，患者心前区疼痛，胸闷，气短，善太息，以呼出为快，与茯苓杏仁甘草汤方证对应。两方合用，其体得调，胸痹得通，疗效得显。

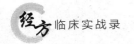

小建中汤合麻黄附子细辛汤调治虚劳案

患者：赵某，女，18岁。160 cm/45 kg。2021年10月10日初诊。

主诉：精神萎靡2年余。

现病史：患者2年前出现精神萎靡，喜静恶动，头痛偶有发作，间断口服补气血类中药调理，效欠佳。

刻下症：精神状态萎靡，乏力，困倦欲寐、嗜睡，两侧太阳穴处隐痛，每次发作持续约10分钟可自行缓解。无口干口苦，怕冷，手脚凉。纳欠佳，眠多，二便调，经期、经量均正常。舌淡苔润，舌下络脉充盈，脉沉弦细。

诊断：虚劳。

处方：小建中汤合麻黄附子细辛汤

白芍 30 g	桂枝 15 g	麦芽 50 g	生姜 15 g
大枣 20 g	甘草 10 g	山药 30 g	麻黄 6 g
附子 6 g	细辛 6 g		

14剂，水煎服，日1剂，早、中、晚饭后温服。

二诊（2021年10月24日）：精神状态较前佳，困倦欲寐、乏力明显改善，纳眠尚可，二便调。舌淡，脉偏弱。守一诊方，麻黄附子细辛汤加量。14剂，服法同前。

三诊（2021年11月7日）：（其父代诉）患者精神状态佳，嗜睡已无，手脚易凉亦改善，余无其他不适。守二诊方，7剂，继调之。

【按语】小建中汤为经典的理虚方，也是健脾胃第一方，适用于体形消瘦、纳差、易感疲劳等体虚之人，可提振食欲，增进消化吸收，从而增加体重，改善体质。本案患者精神萎靡、倦怠嗜睡日久，予小建中汤从调理体质入手。《伤寒论》少阴病之提纲"少阴之为病，脉微细，但欲寐也"，此患者精神状态不佳、无精打采、声音低弱、恶寒、手足易凉，结合舌脉，正符本提纲所述之证，予麻黄附子细辛汤这一经典的温经散寒方，恰适于精神萎靡、极度疲倦、恶寒无汗等为特征的疾病。如此选方用药，先予调体，补其虚以复其元，且求方证相对，乃药中其本，果其效不凡。

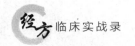

乙字汤合赤小豆当归散调治痔疮案

患者： 王某，男，47岁。170 cm/85 kg。2022年9月1日初诊。

主诉： 痔疮1年。

现病史： 患者1年前发现痔疮，近日行肠镜示多发息肉。

刻下症： 痔疮，便血，肠镜示多发息肉，血脂高，晨口干口苦，头晕，血压高，纳可，眠差，二便调。舌淡，苔腻，脉弦数。

诊断： 痔疮。

处方： 乙字汤合赤小豆当归散加味

柴胡10 g	升麻10 g	当归10 g	甘草10 g
黄芩10 g	大黄10 g	赤小豆30 g	当归10 g
菊花30 g	玉米须20 g	决明子15 g	天竺黄10 g
姜黄10 g	生地黄20 g		

10剂，水煎服，日1剂，早、中、晚饭后温服。

二诊（2022年9月8日）：痔疮、便血均较前减轻，睡眠好转，偶有头皮发紧，自测血压水平较稳定。舌红，苔腻，舌下络脉充盈瘀暗，脉弦滑。守一诊方，去天竺黄、姜黄、生地黄，10剂，继调之。

【按语】 乙字汤方为日本原南阳氏由小柴胡汤化裁而来的，为治疗各种痔疮的良效验方。日本著名汉方家大塚敬节认为，此方可以用于治疗各种痔疮，特别是对于痔疮疼痛、出血和肛裂最为适用。赤小豆当归散出自《金匮要略》："下血，先血后便，此近血也，赤小豆当归散主之。"其方证为下血、痔疮出血、便血。本案患者正好是痔疮，便血。方证相应，故见疗效。

越婢加半夏汤调治咳嗽案

患者： 李某，女，39岁。170 cm/60 kg。2022年3月3日初诊。

主诉： 干咳2月余，加重2天。

现病史： 患者2个月前出现干咳，多发作于夜间，自行口服京都念慈菴治疗，症状稍缓解。2天前遇冷后干咳症状加重，发作频繁，伴胸闷、气短。

刻下症： 干咳、咽痒，胸闷、气短，乏力，无口干口苦，纳可，睡眠时好时坏，二便调。舌淡胖，尖红，有齿痕，苔润，脉弦细数。

既往史： 甲亢病史5年；鼻炎病史。

诊断： 咳嗽。

处方： 越婢加半夏汤

麻黄 10 g	石膏 30 g	生姜 15 g	大枣 20 g
甘草 10 g	半夏 15 g	茯苓 30 g	杏仁 10 g

7剂，水煎服，日1剂，早、中、晚饭后温服。

二诊（2022年3月10日）：乏力明显改善，干咳、胸闷、气短亦较前减轻。诉近日心悸，时有胃痛，睡眠时好时差，月经易提前。守一诊方微调。7剂，服法同前。

三诊（2022年3月17日）：干咳、心悸改善八成。另诉自觉咽中有灰尘，引发干咳、咽痒。纳眠可，大便正常。守二诊方，合半夏厚朴汤。7剂，服法同前。

【按语】越婢加半夏汤治疗外有表邪、内有痰饮郁热者，以"咳而上气"和"喘"为主要表现。尤在泾注解此方："外邪内饮，填塞肺中，为胀为喘，为咳而上气。越婢汤散邪之力多，而蠲饮之力少，故以半夏辅其未逮，不用小青龙者……病属阳热，故利辛寒，不利辛热也。"患者素有鼻炎史，表邪固存，近日又受外邪，旧疾加重，干咳、咽痒，属"咳而上气"；胸闷即"喘"，兼顾舌脉，舌淡胖，尖红，有齿痕，苔润，脉弦细数，此乃越婢加半夏汤证。不数剂，症状基本得控。方随证立，用之多验。

越婢加术汤合防己黄芪汤调治水肿案

患者： 李某，男，78 岁。170 cm/70 kg。2021 年 5 月 13 日初诊。

主诉： 双下肢水肿半月余，加重伴眼睑浮肿 2 天。

现病史： 患者半个月前出现双下肢水肿，晨轻夜重，未予重视。2 天前症状加重，伴眼睑浮肿。

刻下症： 双下肢水肿，按之凹陷，眼睑浮肿，活动后胸闷气短、心悸，口干，饮水多，无口苦，无怕冷、汗出，纳可，眠差，入睡困难，大便正常，起夜 2~3 次 / 晚。舌淡胖，苔厚腻，脉弦数。

既往史： 高血压、房颤病史，平素口服苯磺酸氨氯地平片、芪苈强心胶囊、螺内酯片，病情稳定。

诊断： 水肿。

处方： 越婢加术汤合五苓散加味

麻黄 10 g	石膏 30 g	生姜 15 g	甘草 6 g
白术 15 g	大枣 15 g	茯苓 30 g	桂枝 12 g
猪苓 15 g	泽泻 20 g	杏仁 10 g	甘松 15 g
苦参 6 g	龙骨 15 g	牡蛎 15 g	

9 剂，水煎服，日 1 剂，早、中饭后温服。

二诊（2021 年 5 月 23 日）： 双下肢水肿减轻，胸闷气短症状已无，仍眼睑浮肿，时有心悸，睡眠时好时差，不易出汗。舌体胖大，苔润。

处方： 越婢加术汤合防己黄芪汤

麻黄 10 g	石膏 30 g	生姜 15 g	甘草 6 g
白术 20 g	大枣 15 g	防己 20 g	黄芪 40 g
龙骨 15 g	牡蛎 15 g		

7 剂，服法同前。

三诊、四诊（2021 年 5 月 30 日至 2021 年 6 月 20 日）： 守二诊方，黄芪逐渐加至 120g，20 剂。

五诊（2021 年 6 月 26 日）：（视频复诊）整体症状改善，精神状态佳，全身有力，水肿减轻九成，大便正常，1 次 / 日。14 剂，守方继服。

【**按语**】《金匮要略》中论述："师曰：诸有水者，腰以下肿，当利小便；腰以上肿，当发汗乃愈。"越婢加术汤祛湿清热，主治"一身面目黄肿"；五苓散化气利水，主治"小便不利，微热消渴者"；防己黄芪汤利水渗湿，主治"病者但下重，从腰以上为和，腰以下当肿及阴，难以屈伸"。患者眼睑浮肿与下肢水肿并存，伴口干、苔厚腻、脉弦数，为湿困肤表，郁而化热之象，故以越婢加术汤使湿与热均从汗解，一诊时合用五苓散以助湿气化，两方合用，水肿减轻。二诊后，考虑患者年近八旬，眼睑浮肿，乃肌表不固，风夹水湿袭于上，改五苓散为防己黄芪汤固肌表、利水湿。二方"开鬼门、洁净府"，表里上下相助则病除。

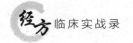

越婢加术汤合橘枳姜汤调治眩晕案

患者：杨某，女，64岁。2022年2月13日初诊。

主诉：头晕1年余，加重1周。

现病史：1年前出现头晕，测血压发现血压升高，于当地医院口服伲福达、安博诺，血压控制欠佳，头晕仍间断发作。近1周头晕发作频繁，视物旋转，重时伴胸闷。

刻下症：头晕，胸闷，自觉胸中似有物堵塞，活动后加重。双下肢乏力，不能久行，口干、渴欲饮水，夜间尤甚。纳欠佳，眠差，失眠，入睡困难，夜间易汗出，夜尿频多，起夜4~5次/晚，大便正常。舌淡胖，苔腻，脉弦细。

既往史：高血压病史，坚持口服伲福达、安博诺，诉血压控制欠佳；慢性胃炎病史，间断口服奥美拉唑。

诊断：眩晕。

处方：越婢加术汤合橘枳姜汤

麻黄 12 g	石膏 45 g	生姜 15 g	大枣 20 g
白术 30 g	陈皮 30 g	枳壳 15 g	牡蛎 30 g
甘草 10 g			

6剂，水冲服，日1剂，早、中、晚饭后温服。

二诊（2022年2月24日）：胸闷已无，头晕、夜尿频、乏力明显改善，眠欠佳，二便调。守一诊方，6剂，继调之。

【按语】越婢加术汤由越婢汤加白术而成，是治疗水饮疾病的经典方。越婢汤加用白术可助中焦运化之力，增强祛湿之效，故越婢加术汤适用于外见表证，内有水饮，兼见多汗、口渴甚等热象之证。其经典方证如《千金方》中："治肉极，热则身体津脱，腠理开，汗大泄，厉风气，下焦脚弱。"因此四肢乏力不欲举或关节肿胀疼痛亦是越婢加术汤临床常见症。患者眩晕兼见多汗、口渴多饮、苔腻等湿热内蕴之征，并见双下肢乏力、不能久行等，均属越婢加术汤所主之症，故治以越婢加术汤清热利水。患者胸闷，自觉胸中似有物堵塞，故合以橘皮枳实生姜汤散水行气，理气宽胸。二方合用温阳复气、祛湿利水，眩晕、胸闷等症皆平。

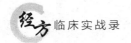

越婢加术汤合活络效灵丹调治乳癖案

患者： 李某，女，57岁。158 cm/65 kg，肤色暗黄，形体胖。2022年2月24日初诊。

主诉： 左乳胀痛麻木1月余，加重1周。

现病史： 患者1个月前出现左侧乳房胀痛麻木不适，伴口干，无明显口苦。眠差，入睡困难，大便黏腻、不成形，小便正常。1周前患者左侧乳房胀痛麻木症状加重，伴胸闷，至河南省某医院就诊，给予麝香保心丸缓解症状。

刻下症： 左侧乳房胀痛、麻木，后背针刺样疼痛，左手指麻木，口干，眠差，入睡困难，大便不成形，质黏，舌紫暗，胖大，苔腻，舌下脉络瘀暗，脉沉弱。辅助检查：（2022年2月17日于河南省某医院）心电图提示窦性心动过缓，心率56次/分；类不完全右束支传导阻滞图形。心脏彩超提示：二、三尖瓣及肺动脉瓣轻度反流；左室松弛功能减退。（2022年2月24日于本院）乳腺彩超提示双侧乳腺增生。

既往史： 2014年因"心房纤颤"于河南省某医院行射频消融术，术后未再复发。

诊断： 乳癖。

处方： 越婢加术汤合活络效灵丹

麻黄 10 g	石膏 30 g	干姜 10 g	大枣 20 g
甘草 6 g	白术 30 g	丹参 12 g	乳香 12 g
没药 12 g	当归 12 g	龙骨 15 g	牡蛎 15 g

7剂，水煎服，日1剂，早、中、晚饭后温服。

二诊（2022年3月3日）： 患者左乳胀痛麻木、后背疼痛、左手指麻木症状均较前有所减轻，继服药物调理。

【按语】 越婢加术汤出自《金匮要略》，为治疗里水的常用方。患者体形偏胖，面黄浮肿，舌体胖大，脉沉弱，均为"里水"之证。如尤在泾所言："里水，水从里积，与风水不同，故其脉不浮而沉。而盛于内者必溢于外，故一身面目悉黄肿也。"活络效灵丹首见于《医学衷中参西录》，是近代名医张锡纯为治疗各种气血瘀滞疼痛而设。患者体内水湿停滞，日久生瘀，故见于乳房胀痛麻木、背部针刺样疼痛、左侧手指麻木，舌质紫暗。以越婢加术汤合用活络效灵丹行水化瘀通络，络通则水湿可运，血活则诸症自除。

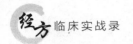

泽漆汤调治咳嗽案

患者: 孙某,女,72岁。157 cm/78 kg。2021年9月9日初诊。

主诉: 咳嗽半个月。

现病史: 患者半个月前出现咳嗽,反复发作,未予诊治。

刻下症: 咳嗽,夜间明显,胸闷,轻微气喘,下肢浮肿,小腹隐痛,无咽痒,无咳痰。纳眠欠佳,小便不利,大便干。舌暗红,苔腻,脉沉弦。

诊断: 咳嗽。

处方: 泽漆汤

泽漆 45 g	紫菀 15 g	白前 10 g	半夏 15 g
桂枝 10 g	黄芩 10 g	人参 15 g	生姜 15 g
甘草 10 g			

6剂,水煎服,日1剂,早、中、晚饭后温服。

二诊(2021年9月16日):咳嗽次数减少,由每日发作3~4次减至0~1次,胸闷明显减轻,下肢浮肿亦轻。守一诊方,14剂,服法同前。

1周后随访:咳嗽止,胸闷无,浮肿消,纳眠可,二便调。嘱余药续服,巩固疗效。

【按语】 仲景在《金匮要略》中有云:"咳而脉沉者,泽漆汤主之。"仲景亦有云:"脉得诸沉,当责有水,身体肿重。"此方条文虽短,方证亦显。脉沉为里有水饮,肺失宣降,气上而咳。原方泽漆量大,消痰逐水之效佳。《千金方》用泽漆汤治水气通身洪肿,四肢无力,喘息不安,腹中响响胀满。本案患者咳嗽频发,胸闷气喘,下肢浮肿,小便不利,苔腻,脉沉,可知有水饮结于胸中,以泽漆汤原方治疗,逐水消饮,降逆止咳,方证相应,病愈效显。

泽泻汤合栀子豉汤调治眩晕案

患者： 李某，男，43岁。172 cm/78 kg，2022年3月26日初诊。

主诉： 头晕、头蒙5年，加重1个月。

现病史： 患者5年前出现头晕、头蒙，头痛，后头部昏沉，自测血压最高达150/105 mmHg，至我院门诊就诊，予口服施慧达降压治疗，血压降至正常后患者自行停药。1个月前，患者因过量饮酒，头晕、头蒙等症状再发并加重。

刻下症： 头蒙、头部昏沉，时有头痛，咽干，纳可，眠欠佳，二便调。舌淡，苔腻，脉弦数。

既往史： 高脂血症10年，曾间断口服瑞舒伐他汀治疗。

诊断： 眩晕。

处方： 泽泻汤合栀子豉汤

    泽泻50g   白术20g   栀子10g   淡豆豉10g

    6剂，水冲服，日1剂，早、晚饭后温服。

二诊（2022年4月3日）：头蒙、昏沉、头痛等症状明显减轻，现睡眠可。另诉近期腰痛，守一诊方，合芍药甘草汤，继续巩固疗效。

【按语】 患者头晕、头蒙为主要症状，体形微胖，舌淡，苔腻，脉弦数，与痰饮病机相符。泽泻汤出自《金匮要略》："心下有支饮，其人苦冒眩，泽泻汤主之。"主治饮证所致之"冒眩"，效强力专。患者睡眠欠佳，睡眠时间较短，醒后不易入睡，其咽干，微烦，脉弦数，可见里有郁热，故烦躁不得眠，与栀子豉汤"心中懊恼""虚烦不得眠"方证相合。服药1周后，患者头晕、头蒙症状已好转七成，眠佳，自觉精神状态明显好转。仅4味药物，效果奇佳。可见，把握方证相应原则，即可见效。

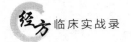

真武汤调治心悸案

患者： 付某，女，56 岁。164 cm/81 kg。2022 年 4 月 21 日初诊。

主诉： 心悸 4 年余，加重伴头晕 2 周。

现病史： 患者 4 年前出现心悸，间断发作，曾至当地医院治疗，效欠佳，且上述症状仍间断发作。2 周前心悸加重伴头晕，于我院门诊查心电图未见明显异常。

刻下症： 心悸，胸闷、气短，伴头晕，全身乏力，晨起眼睑、双手浮肿，情绪焦虑。怕冷怕热，稍活动后头面部汗出。纳可，眠差，入睡困难，大便干。舌淡，苔腻，脉沉弦。

诊断： 心悸。

处方： 真武汤

　　　　附子 10 g　　　白术 15 g　　　茯苓 15 g　　　白芍 10 g

　　　　生姜 15 g　　　泽泻 35 g

　　　　6 剂，水煎服，日 1 剂，早、晚饭后温服。

二诊（2022 年 4 月 28 日）：患者自觉全身轻松，心悸基本已无，头晕减轻，汗出、睡眠亦明显改善，大便正常。偶有晨起眼睑、双手浮肿。另诉小便频，起夜 2~3 次/晚。舌淡暗，胖大，苔腻，有液线，脉左弱右弦细。守一诊方，加桂枝 10 g，6 剂，服法同前。

1 周后随访：心悸未再复发，小便明显改善，诸证愈。

【按语】《伤寒论》第 82 条："太阳病发汗，汗出不解，其人仍发热，心下悸，头眩，身𥆧动，振振欲擗地者，真武汤主之。"患者病久，素体肾阳虚弱，长期汗出亦耗伤心之阴阳；心悸，头晕，眼睑、双手浮肿，知内有水饮，方证相应，遂首诊以真武汤温养经脉，加泽泻以增散水饮之效。《伤寒论》第 316 条："少阴病，二三日不已，至四五日，腹痛，小便不利，四肢沉重疼痛，自下利者，此为有水气，其人或咳，或小便利，或下利，或呕者，真武汤主之。"二诊时患者另诉小便频，亦为阳气不足，水饮仍在，以药测证，遂加甘温之桂枝以增温阳化饮之效。

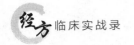

枳实薤白桂枝汤合茯苓杏仁甘草汤调治胸痹案

患者: 张某,男,64岁。168 cm/63 kg。体形适中,面色偏暗。2022年9月22日初诊。

主诉: 胸闷、气短3个月。

现病史: 患者3个月前间断出现胸闷、气短,8—9时明显,胸部如压重物,自觉胸中有气上冲,善太息,以呼出为快,于当地医院行冠状动脉造影显示LAD近段狭窄约70%,其余狭窄不明显,间断中药治疗,效欠佳。

刻下症: 胸闷、气短,胸部如压重物,善太息,以呼出为快,胸中有气上冲,无明显口干口苦,纳眠可,小便黄,大便正常。舌暗红,苔腻,有裂纹,脉沉细。

辅助检查: 心脏彩超提示三尖瓣轻度反流,左室松弛功能减退。心电图提示:①窦性心动过缓;②中度ST压低。

诊断: 胸痹。

处方: 枳实薤白桂枝汤合茯苓杏仁甘草汤

枳壳15 g	薤白55 g	桂枝12 g	瓜蒌15 g
厚朴15 g	茯苓30 g	杏仁10 g	甘草10 g

7剂,水煎服,日1剂,早、中、晚饭后温服。

二诊(2022年10月1日):患者胸闷、气短仅发作2次,程度较前减轻,纳眠可,二便调。舌红,舌体胖大,苔腻,脉细。守一诊方继续治疗。

【按语】枳实薤白桂枝汤、茯苓杏仁甘草汤均出自《金匮要略》:"胸痹心中痞,留气结在胸,胸满,胁下逆抢心,枳实薤白桂枝汤主之。""胸痹,胸中气塞,短气,茯苓杏仁甘草汤主之。"患者胸闷、气短,胸中有气上冲,与原文中所述"胸满""胁下逆抢心""短气"等症状相应,且患者善太息,以呼出为快,符合茯苓杏仁甘草汤方证。综合患者症状及体征,符合枳实薤白桂枝汤与茯苓杏仁甘草汤方证,故二方合用后,患者胸闷、气短发作次数减少,胸闷程度亦减轻。

枳实薤白桂枝汤合五苓散调治胸痹案

患者：马某，女，73岁。155 cm/60 kg。2022年3月6日初诊。

主诉：胸闷气短3个月，加重伴心慌2天。

现病史：患者3个月前活动后出现胸闷、气短，休息后自行缓解，未予重视。自诉2天前夜晚突然昏倒，口吐白沫，一过性意识丧失，胸闷、气短，呼吸不畅，心慌，予舌下含服速效救心丸，5分钟左右后缓解，后胸闷、气短反复发作。

刻下症：胸闷、气短，心悸，无口干口苦，无怕冷，偶有胃胀，纳眠可，尿频、尿急，量时多时少，起夜4~5次，大便正常。舌红，苔腻，脉弦。

辅助检查：（2021年10月16日于当地医院）心电图提示窦性心律、左心室肥厚、广泛ST-T异常。生化指标：总胆固醇6.25 mmol/L；甘油三酯2.34 mmol/L；低密度脂蛋白3.92 mmol/L。（2022年3月6日于本院）心电图提示：窦性心律，心率65次/分；下壁、前侧壁导联ST-T改变。

既往史：高血压病史10年余，服硝苯地平缓释片，血压控制尚可。慢性胃炎病史。

诊断：胸痹。

处方：枳实薤白桂枝汤合五苓散

枳壳15 g	薤白55 g	桂枝15 g	厚朴15 g
瓜蒌15 g	茯苓15 g	猪苓15 g	泽泻20 g
白术15 g			

7剂，水煎服，日1剂，早、中、晚饭后温服。

二诊（2022年3月13日）：胸闷、气短、心悸、尿频、尿急改善，起夜减少，3次/夜。近日感冒，咳嗽，打喷嚏，大便可。守一诊方，合半夏厚朴汤，7剂，服法同前。

【**按语**】枳实薤白桂枝汤出自《金匮要略》："胸痹心中痞，留气结在胸，胸满，胁下逆抢心，枳实薤白桂枝汤主之，人参汤亦主之。"胡希恕老先生认为胸中有气结之感而胀满，枳实薤白桂枝汤主之；若中虚多寒，人参汤主之；以胁下逆抢心为主者，用前者。患者胸闷、气短，心悸不安，时有胃胀，与此条文不谋而合，气机不畅，上冲于脑，则突发昏倒，故择枳实薤白桂枝汤以宽胸理气、平冲降逆。另，五苓散原文"脉浮，小便不利，微热消渴者，宜利小便，发汗，五苓散主之"，表明此方用于水液代谢障碍、膀胱气化不利所致小便不利等。患者尿频、尿急，夜尿频，正为五苓散所主。故合用五苓散助膀胱气化。两方合用，疗效速显。

炙甘草汤调治心悸案

患者： 周某，女，67 岁。158 cm/50 kg。体形偏瘦。2021 年 3 月 27 日初诊。

主诉： 活动后心悸 2 月余。

现病史： 患者 2 个月前活动后出现心悸，于当地医院查心电图提示窦性心动过缓，未予诊治，后症状反复发作。

刻下症： 活动后心悸，自觉心慌、心跳明显，双下肢酸困乏力，纳可，眠差，多梦，二便调。舌淡暗，胖大，有齿痕，苔腻，舌下络脉瘀暗，脉左弦涩右沉弱。心电图提示：窦性心动过缓，心率 57 次 / 分。血压 129/51 mmHg。

既往史： 高血压、糖尿病病史数年，诉服药控制尚可。

诊断： 心悸。

处方： 炙甘草汤

甘草 15 g	党参 10 g	地黄 45 g	阿胶 10 g
麦冬 20 g	火麻仁 10 g	桂枝 12 g	生姜 12 g
大枣 20 g			

6 剂，嘱加 1 两白酒煎煮，日 1 剂，早、晚饭后温服。

二诊（2021 年 4 月 1 日）：活动后心悸改善，乏力较前减轻，自觉全身有力，仍时有双下肢酸胀不适，近 2 日感冒，流涕，咳嗽，大便正常。方一：守一诊方，地黄加至 55 g。9 剂，仍加 1 两白酒煎煮。方二：桂枝加厚朴杏子汤，3 剂。嘱先服方二 3 剂。

1 周后随访：感冒已愈，流涕、咳嗽皆无；乏力、心悸均大减，可稍事体力劳动。继续调理，巩固疗效。

【按语】 《伤寒论》言"伤寒脉结代，心动悸，炙甘草汤主之"。患者消瘦肤枯，活动后心悸、乏力，结合舌脉，一派虚弱之象，气血两虚，心神失养，符合"桂枝体质"，证属炙甘草汤方证，遂以炙甘草汤这一经典滋阴方来益气养血、滋阴通阳。加酒煎煮以减地黄对胃的刺激，增其通经络、利血脉之效。

二诊时患者罹患感冒，咳嗽、流涕，根据体质调整用药，先投桂枝加厚朴杏子汤祛除外邪，三剂而愈，继而续用炙甘草汤，并重用生地加强养心血、滋心阴、充心脉之功。选方如此，方证相应，因何不效？

炙甘草汤合麻杏苡甘汤调治心悸、痹证案

患者： 王某，女，57 岁。152 cm/47 kg。2021 年 3 月 7 日初诊。

主诉： 心悸 20 年余，加重 2 个月。

现病史： 患者20年前出现心悸不适，持续 1~2 分钟缓解，后心悸反复发作，求诊于多处，服用中药调理，效果不尽如人意。近 2 个月患者心悸发作频繁，且血压偏高，多在 150/85 mmHg 左右，来诊。

刻下症： 间断心悸，每次持续 1~2 分钟，两肩疼痛，抬举不能，肩部、双下肢发凉怕冷，夜间口干、多汗，无口苦，纳可，眠差易醒，二便正常。舌淡，边有齿痕，苔薄白，舌下络脉充盈，右脉沉弦细，左脉弦。血压 138/87 mmHg。心电图提示：窦性心律，心率 78 次 / 分。

既往史： 儿时曾患小儿麻痹症；高血压病史 10 余年，未规律服药，具体不详。

诊断： 心悸；痹证。

处方： 炙甘草汤合麻杏苡甘汤

甘草 20 g	党参 15 g	阿胶 10 g	生地 30 g
麦冬 30 g	麻仁 15 g	桂枝 10 g	生姜 10 g
大枣 20 g	麻黄 6 g	杏仁 10 g	薏苡仁 30 g

6 剂，水冲服，日 1 剂，早、晚饭后温服。

二诊（2021 年 3 月 13 日）： 血压维持在 130/80 mmHg 左右，白天心悸基本消失，夜间心悸较前减轻，两肩疼痛改善四成，可缓慢抬举，两肩、下肢发凉等症亦有缓解。另诉近日自觉心中凉，晨起流黄涕，口唇偏干。舌淡，有齿痕，舌尖红，苔腻，脉弦滑数。守一诊方，生地黄加至 40 g，加生石膏 15 g，6 剂，服法同前。

三诊（2021 年 3 月 20 日）： 言谈喜悦，心悸基本消失，肩腿温热，余症皆缓。守二诊方微调，12 剂以巩固之。

【按语】患者心悸多年，观其症状、舌脉可见一派阴阳失和虚弱之象，遂施以仲景治心动悸之炙甘草汤，阳以相阴，阴以含阳，刚柔相济，则营卫和谐，脉安得静。另患者肩痛而怕冷，肩腿凉明显，正如《金匮要略》所言："病者一身疼痛，发热。日晡所剧者，名风湿。此病伤于汗出当风，或久伤取冷所致也，可与麻黄杏仁薏苡甘草汤。"患者药至效显，情绪舒畅，血压自稳。

竹皮大丸合附子汤加味调治围绝经期眩晕案

患者： 商某，女，51岁。163 cm/60 kg。体形适中，面色偏红。2021年1月30日初诊。

主诉： 头晕3月余，加重3天。

现病史： 患者3个月前出现头晕，自觉头中轰响，间断发作，未予诊治，3天前症状发作频繁。

刻下症： 头晕，自觉头中轰响，耳中似有异物堵塞，夜间12时常出现身热无汗，面颊不时泛红发热，进食后尤甚，伴剑突下憋闷发热，时感后背冷如凉水浇灌、双足胀痛，左眼干涩，视物不清。纳一般，眠差，多梦易醒。大便正常，夜尿4~5次/夜。舌淡红，胖大，苔腻，左脉弦，右脉沉弱无力。

既往史： 冠心病、原发性高血压史6年，白内障手术后3年，脑梗死史1年。

诊断： 眩晕。

处方： 竹皮大丸合附子汤加味

竹茹 30 g	石膏 45 g	桂枝 10 g	白薇 10 g
甘草 10 g	附子 10 g	白术 15 g	茯苓 15 g
白芍 15 g	党参 15 g	龙骨 15 g	牡蛎 15 g
菊花 30 g			

6剂，水煎服，日1剂，早、晚饭后温服。

二诊（2021年2月6日）：头中轰响基本消失，仍时有头晕。夜间12时身热无再发，进食后面颊泛红发热已无，仍时有泛红，但较服药前改善。后背凉、双足胀痛程度明显减轻。左眼视物不清较前好转，仅感轻微不适。眠差，凌晨3时左右易醒，醒后难以复睡。大便量少，无腹痛。守一诊方，加酸枣仁15 g、合欢皮15 g、酒苁蓉20 g，12剂，服法同前。

4天后随访：头晕、面红、背部恶寒大减，视差、眠差亦减轻。12剂毕，诸证愈。

【按语】《金匮要略》中有："妇人乳中虚，烦乱呕逆，安中益气，竹皮大丸主之。"患者 51 岁，正值围绝经期前后，头晕，头中轰响，进食后剑突下憋闷发热，身热、面红，乃气阴不足、虚热内扰为患，遂予竹皮大丸清热养阴，安中益气。方证相应，气阴两立，虚热自除。《伤寒论》中有："少阴病，得之一二日，口中和，其背恶寒者，当灸之，附子汤主之。"又"少阴病，身体痛，手足寒，骨节痛，脉沉者，附子汤主之。"患者背恶寒，足胀痛，脉沉弱，符合附子汤证，予之此方，寒者热之，弱者强之。今效已昭然，恢复健康，企踵可待。

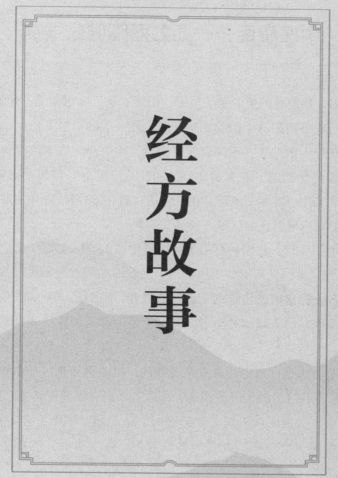

经方故事

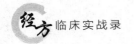

中医惠民——助力酉阳健康扶贫

初到酉阳，就被她的美丽吸引住了，山清水秀，高山连绵，建筑错落。

此行目的地是酉阳县中医院，要开展为期一周的中医义诊活动和传帮带工作。酉阳县地处大山深处，为国家级贫困县，中医药发展不够完善，发展水平不是很高，致公党制定了许多切实可行的政策，提出对口帮扶酉阳县中医院，中医药在扶贫工作中发挥了不可替代的作用。致公党连续 32 年组织了此类义诊扶贫活动，受到当地群众的认可、赞扬和信赖。

第二天上午 8 时，我们一行来到酉阳县中医院，医院很早就把我们的义诊场地布置好了，"致公党河南省委致福送诊义诊活动"之条幅提示本次活动由致公党发起。各个诊桌前已经排满了就诊的患者，他们是一听到消息立刻赶过来的。经观察发现，前来就诊的患者，基本上患的都是慢性病或疑难杂症，如慢性支气管炎、慢性胃炎、慢性鼻炎、类风湿关节炎等，大部分患者经过长时间的治疗而效差。诊疗过程中经常有患者提到，以前曾罹患过什么疾病，但是经过前几批义诊专家、教授们开方调理，多取得了满意疗效，喜悦之情溢于言表。因此，当专家、教授团队再次来到此地时，他们欢呼雀跃，奔走相告。我想，这也是酉阳的美景之一吧。凡是为群众着想、办实事的，群众必定会拥护和喜爱。

党的十九大以来，在国家"健康中国"战略号召下，中医药被搬上了健康扶贫工作的舞台。中医药对口扶贫工作卓有成效，不仅使当地中医药服务能力和可及性明显提升，还给当地群众带来了实惠。专家团队对于酉阳县中医院的帮扶工作，做到"输血"与"造血"并重，一方面直接诊治患者，另一方面通过学术报告、专题讲座、收徒等方式提升其学术水平和诊治能力。只有大大加强基层对中医药的认同感和归属感，才能在基层充分发挥中医药"简、便、廉、验"的特色优势，让更多群众在享受中医药治疗的同时减轻医疗负担，尽可能避免"因病致贫""因病返贫"的现象。

看着各个忙碌的"天使"、虚心学习的学生、耐心候诊的群众，这必将又是一个有意义的日子。

中医帮扶，正在路上。

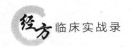

老男人的老胃病——经方治疗顽疾

经过漫长的 14 小时路程，我们于 2022 年 7 月 7 日傍晚时分顺利抵达酉阳。晚餐非常丰盛，有当地人喜欢的土鸡汤、腊肉、篾虾、鱼腥草，还有许多叫不上名的美食，美美地吃上一顿后，舟车劳顿感烟消云散。

2022 年 7 月 8 日，我们坐车前往义诊地点——酉阳县中医院。大概 10 分钟后，到达目的地。医院的领导班子已在医院大门口等候，简单而又热烈的欢迎仪式之后，义诊活动便正式开始了。"致公党河南省委致福送诊义诊活动"的条幅特别惹眼，条幅下面几张桌子一字排开，各个专家座签前已经排满了候诊的患者。此前此类义诊活动已经开展过很多次了，专家团队的医德医术在广大群众中留下了极好的口碑，从排队队伍规模可见一斑。

我在自己的座签前坐下，开始应诊。第一位患者是一个 60 余岁的男子，体形偏瘦，皮肤黝黑，患有胃病 20 余年，经常性腹胀，但很少出现胃痛，伴呃逆，烧心，时有反酸。食辣，或饮酒，上述症状加重。年轻时喜欢饮酒，大约从 40 岁开始，经常出现饮酒后胃部不适，或胀，或恶心，或呃逆。纳食一般，大便偏干。近 3 年出现手足心热，手心出汗，夜晚尤甚。舌暗红，苔厚腻，脉沉弦。多次胃镜检查，均提示糜烂性胃炎，经常服用奥美拉唑，效差。

这是一个老男人的老胃病，我立刻想到了胃病第一方——半夏泻心汤，于是给予半夏泻心汤合三物黄芩汤 3 剂。另外，特别嘱咐患者戒烟酒，注意清淡饮食，三天后需要复诊。其实我也好奇，此药能否解决 20 年的顽疾。

2022 年 7 月 11 日，我果然在排队人群中发现了这位患者。时间过得很快，不一会儿这位患者坐到了我面前。我开门见山："您好！请问中药吃完了没有？胃胀、手脚心发热有缓解吗？"只见患者面带笑容地对我说："您好吴医生，中药吃完了，胃舒服多了，手脚心发热也好多了，几乎不出汗啦。"说完还把双手掌放在一起搓了几下。我继续问道："这药苦吗？是不是很难喝？"答曰："这药一点都不苦，很好喝。"方中有黄连、苦参，是中药里面最苦的两味药，患者居然说一点都不苦,看来药用对症了。有言道:"药对症,喝口汤。"

我告诉患者,胃病是"三分治、七分养",以后饮食一定要多加留意,以清淡、易消化的食物为主,否则容易复发。患者说:"这回一定听您的。我觉得吃您开的中药最舒服。以前也吃过不少中药,有的吃完也有效,但是吃着吃着又没效了,最多一次是坚持喝了10多剂,然后就放弃了。还有一个惊喜就是手心热、出汗也明显好多了。手心出汗专门找中医调理过,可是吃完中药后,不仅没有缓解,反而胃里更不舒服了,一般吃2~3剂就吃不下去了。还有一个,您开的中药是我吃过的中药中最便宜的,非常便宜。太谢谢您用心给我看病了。"这回我又给病人开了7剂,交代一番后患者走了。

胃病为常见病,而半夏泻心汤——千年第一方,名不虚传,用好半夏泻心汤能解决很多脾胃病中的棘手问题。我们经常讲"经方惠民",何为惠民?既能解决患者病痛,花费又低,就是惠民了。经方效好、价廉,值得推广。

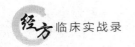
<h1 style="text-align:center">"温胆汤人"的双相情感障碍</h1>

2022年7月9日上午10时20分，一位眉目清秀的年轻女子坐在诊桌前，她22岁，旁边站着的是她的妈妈、姨和朋友，妈妈显然比女儿本人要焦虑得多。怎么这么多人来陪同呢？这位妈妈首先开口了："吴教授您好！我女儿有轻度抑郁，中药可以治吗？"原来如此，孩子的精神类疾病都是父母心里的一个结。

我随即看向年轻女子，问了问病情。原来，年轻女子1年多来苦于"不能正常谈恋爱"，一谈恋爱就有一种自卑感，心情低落，觉得配不上对方而焦虑，无法控制，尝试调整心态而不能。无幻觉妄想，无冲动伤人及自杀自伤言行，日常生活料理可。曾在重庆精神卫生中心门诊就诊，抑郁自评量表（SDS）提示轻度抑郁，给予帕罗西汀片、佐匹克隆片口服。因担心形成药物依赖，没有规律服用上述药物。

以前临床中我碰到过类似情况，它属于双相情感障碍范畴，是一种精神疾病，主要导致情绪、精力和精神功能的异常波动，其特征是抑郁、躁狂和（或）混合症状状态的反复发作，这些症状会导致人际关系破裂，工作或学习表现下降，甚至自杀。

我再次看了看这位年轻女子，圆脸，大眼，双眼皮，头发浓密，体形中等，营养状况好，肤如凝脂。第一印象这是一位"温胆汤人"。所谓"温胆汤人"，就是应用温胆汤出现频率较高的体质类型，也就是说，如果能判断为"温胆汤人"，则应用"温胆汤"特别安全、有效。这种体质类型往往由外观特征和好发症状两部分组成。除了上述外观特征外，"温胆汤人"平素情绪多不稳定，对外界刺激较敏感，易出现焦虑、多疑、恐惧、忧虑、抑郁、心悸、恐高、晕车等表现，好发疾病为创伤后应激障碍、恐惧症、抑郁症、精神分裂症、心脏神经官能症、失眠、眩晕等。

综上判断，我很自信地在处方上写下温胆汤。把处方交给患者前，我又花了一些时间进行心理疏导。我说："您看，您这么年轻、漂亮，有稳定工作，家庭条件又好，应该是一般小伙子配不上您才对。所以说，您高看自己一眼就可以了。其次呢，我之前碰到过类似病例，中药调理效果非常好，现在给您开一个秘方，几剂药下去，药到病除。"妈妈不停地道谢，带着女儿离去了。

因几天后义诊结束，我们专家团队便返回了。患者服药效果尚不得而知。愿"温胆汤"还"温胆汤人"一个健康、宁静、自信的心理状态。

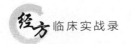

看病后第二天又复诊的患者——见证经方神奇

2022 年 7 月 10 日上午义诊活动临近结束时，来了一位中年女士，当她坐到我面前时，我有一种特别的熟悉感，但我是第一次来酉阳，在这里不认识任何人。我一直纳闷，为什么会有这种熟悉感。真是很怪异。

我开口问道："您好！请问您哪里不舒服？""吴教授您好！我昨天来找您看过。"哦，怪不得有种似曾相识的感觉。不过听她讲完后，心头一紧，昨天刚看过，今天又来了，难道出了什么差错吗？只听她继续讲道："昨天您给我开了 7 剂药，我只取了 3 剂。昨天回去后就开始煮药喝了，喝完了 1 剂药，症状大减。我知道你们很快就要走了，今天特意来，想让您再帮我开几剂药。"听完后，我舒了一口气，我看了一下她手机里留存的处方，立刻想起了这位女士昨天就诊时的情形。

这是一位 48 岁的冉姓中年女士，身材匀称，身高 159 cm，体重 52.5 kg，肤白大眼，面色暗黄，眉头微皱。诉近 3 年来全身出汗，白天、晚上均有汗出，脖子以上汗出如洗，夜间尤甚，需要更换睡衣才可继续入睡。汗出后怕冷，汗也是凉的。纳可，但食后腹胀，时有腹中雷鸣，大便稀溏，5~6 次 / 日。已停经半年。舌红，苔中后腻，舌下络脉充盈，脉弦细。翻阅病历，当时给开的是柴胡桂枝干姜汤合《外台》茯苓饮，7 剂，早晚温服。

于是我问道："您感觉中药有效吗？"答曰："有效，非常有效。"我继续问道："您能说说都有什么效果吗？"她有些眉飞色舞地答道："汗出明显减少，以前夜间头发能捏出水滴的现象消失，大便已正常，不再稀了，肠胃舒服，腹胀明显减轻。总之，全身轻松，已经很久很久没有目前这么舒服的状态了，真是太感谢您了。"我正想说话，只听她接着说："这几年为了看出汗多，吃了很多中药，以前很多医生都用浮小麦、麻黄根等药，说是止汗效果好，可是吃了还是出汗厉害。我看您开的方子里面没有这些药，但是效果却是出奇得好。"我笑着说："俗话说，医治有缘人，我给您用的是经方，说明您和经方是有缘的。"

效不更方，我又给开了 5 剂。患者拿着方子，千恩万谢般地走了，眉头早已舒展。

经方多指《伤寒杂病论》中的方子，其蕴藏着巨大的理论价值和临床价值，历经千年而弥新，至今仍指导着临床。这几年我在临床上喜欢用经方治病，它们从来没有让我失望过，时不时还会带给我惊喜，让人不由得赞叹它们的神奇。"一剂知，二剂已"，此乃学习经方的最高境界。经方不仅效果好，而且价廉，更适合在基层推广应用。愿经方能守护一方健康、平安。

从酉阳到板溪的患者

日期来到 2022 年 7 月 12 日，这是我们一行在酉阳义诊的第 5 天。今天上午的行程有两个，一是在酉阳县中医院查房、义诊，二是在板溪镇卫生院义诊。虽然时间安排得非常紧凑，好在两地距离很近，路上不费什么周折。

如同前几天一样，早上一开始，我和陈春峰老师一起，先到康复科病房查房，会诊疑难患者，优化治疗方案。

查房结束后，来到义诊服务台，发现我的座签前已经有近 20 人在排队。我心里"咯噔"一下，当前是上午九点，而十点半要结束这里的义诊活动，前往下一站——板溪镇卫生院，这么短的时间内我能看完这些患者吗？如果碰上病情复杂的患者，恐怕还需要更多的时间。而且陆续有患者加入排队行列。不管怎样，得加油啰。好在工作人员一边登记现有排队人员，一边向大家详尽地解释了我们的行程安排，劝阻欲加入排队的患者，让他们明天再来。他们也是非常体谅，即使部分患者有些焦躁，但基本上没有抱怨什么，便离去了。

我按部就班，问诊、把脉、舌诊、处方，进展比较顺利，转眼到了十点半，最后一个患者也看诊、处方完毕。我正要起身收拾离开，匆忙间先后来了两位中年人，一男一女，不过他们不是一起的，互相也不认识。

其中一个人一到我跟前就说："医生，帮我看看吧。"另一个也说："医生，也帮我看看吧。"工作人员向他们解释了一下我们的工作安排，让他们明天再来。其中男患者说道："刚听到邻居介绍说吴鸿教授在这里义诊，于是立刻赶了过来，我失眠有 10 余年了。"另一位女患者也说："我也是刚听说，就过来了。"

那边中巴已经启动了，留下来给他们二人诊治必然会耽误专家团下面的行程，于是我说："非常抱歉，现在我们要赶往板溪，那边已经有患者在等候，今天没有时间给你们看病了，你们明天再来，好吗？"患者一听说要去板溪，立刻问："我们要是去板溪，您给看吗？"我连忙说："肯定给看。不过你们去那儿方便吗？"他们回答说："我们是开摩托车来的，很方便。不过要是那边人多，不会轮不上吧？"我被他们诚心求医的态度感动到了，连忙说："我一定给你们看，不看完不下班。"他们说："辛苦吴教授了，板溪见。"然后离开了。

我们得以正常前行，大约十分钟后，来到了板溪镇卫生院。果然在排队人群的尽头，我看到了刚才的两位患者。简单合影拍照后，很快落座，进入看病状态，为已等候多时的当地群众一一问诊、把脉，时间很快来到中午近 1 点钟，终于轮到从酉阳过来的患者了。

此时我虽然有些疲惫，但依然鼓足精气神为他们把脉看病。最终，诊断男性患者为顽固性失眠，给予柴胡加龙骨牡蛎汤合栀子厚朴汤；诊断女性患者为慢性鼻炎，给予黄元御的桔梗元参汤。并嘱咐患者，如有改善，可按原方抓药续服。患者拿着处方，道着谢离开了。

经过几天的观察，我发现失眠、慢性鼻炎、慢性咳嗽、头痛等疾病在当地发病率非常高，少则数年，多则数十年。很多患者辗转多地求医，中西医皆不能收效，虽然不会危及生命，但日常生活质量很难让人满意，严重者甚至影响工作、生活。患者不放过任何一个求医机会，在迷茫中升起一丝希望。作为中医工作者，我们当提升自身能力，以应对临床各种之需。

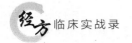

"造血"层级的帮扶与"绝活"分享

本着这次"输血""造血"并重的帮扶宗旨，义诊团日程排得满满当当，每天忙得不亦乐乎，基本上是上午义诊及义诊带教，下午查房及病房带教。另外，还开展了送医送药入户的帮扶活动。一方面直接服务当地患者，另一方面提高了酉阳县中医院职工的临床能力和水平。

2022 年 7 月 12 日下午，酉阳县中医院会议中心坐满了该院的医护人员以及实习、见习学生，他们在期待一场学术会议的开始。这是一次特别的"学术盛宴"——义诊专家团不同专业背景的成员分别在这里授课。之所以特别，是由于时间有限，专家们改变了授课方式——分享自己的"绝活"。

分享很快开始了，来自风湿、脾胃、肿瘤、内分泌、老年病、心血管、妇科、针灸推拿等领域的专家一一上台，倾囊相授，其中老专家冯福海主任还献出了治疗痛风的"祖传秘方"。我们不禁为他点赞！

我给大家分享的是治疗头痛的"三证三方"。之所以分享这个，是因为"三证三方"化繁为简，经过了临床验证，确有疗效，不敢独藏。

从酉阳返回后第四天，我收到了一位头痛患者的反馈，患者欢喜地告诉我："报告吴教授，不疼了，还在吃药。"于是我翻开当时的病例记录看了一下，立刻回忆起来，这是 2022 年 7 月 12 日上午诊疗过的一位女性患者，自诉头痛、头昏 2 个月了，太阳穴部位疼痛为主。已在他处针刺 40 余天，但针刺后更痛了。纳食无味，口干，大便正常。我当时给她开的是 5 剂小柴胡汤加川芎、白芷、菊花。

能学到"绝活"可是难能可贵了。要知道，"绝活"可是"一学就会"的神级存在。"造血"帮扶，在"绝活"中延续。

经方习得

（弟子篇）

JINGFANG XIDE

(DIZI PIAN)

升降散治疗胸痹的临证经验

导读： 升降散出自清代杨栗山《伤寒温疫条辨》一书，是治疗瘟疫之总方，现广泛应用于临床各科疾病的治疗，疗效确实。吴鸿教授在长期临床实践中审证求因，认为气郁痰阻型胸痹的治疗应以祛痰解郁、调畅气机为主，选方以升降散为基础方，或合用温胆汤，或合用颠倒木金散，加强祛痰解郁功效，临床应用，多有效验。

关键词： 升降散；气郁痰阻；气机升降失常；胸痹

升降散出自清代《伤寒温疫条辨》[1]，原方由白僵蚕、全蝉蜕、广姜黄、川大黄、黄酒、蜂蜜等药物组成，此方为温病而设，杨栗山尊此方为"温病郁热内伏"15 方之总方，用于治疗"表里三焦大热，其病不可名状"。吴鸿教授临证应用此方，不囿于温病，多有发挥，尤其应用于冠心病（气郁痰阻型）的治疗，收效颇佳。笔者有幸跟师侍诊，现将吴师治疗此病经验整理于此，以飨同道。

1 胸痹病机发微

胸痹是以胸闷、胸痛为主症的一种疾病，严重者胸痛彻背，背痛彻心。张仲景在《金匮要略·胸痹心痛短气病脉证治》中指出："夫脉当取太过不及，阳微阴弦，即胸痹而痛，所以然者，责其极虚也。今阳虚知在上焦，所以胸痹、心痛者，以其阴弦故也。""阳微阴弦"即胸阳不振，阴寒凝结。阴寒多为气滞、血瘀、痰阻、寒凝之邪，阴寒之邪因元气不足而上乘阳位，痹阻心脉，发为胸痹[2]。吴师认为，随着生活方式改变、生活压力增大，人们日常活动量大幅增加，睡眠或晚或不足，阳气耗损，胸阳不振，体内水湿痰浊形成。另一方面，由于营养结构改变，过食辛辣肥甘、煎炸油腻，脾胃受损，酿湿生痰。在现代医学"生物－心理－社会医学"模式下，吴师认为冠心病等心血管疾病患者多伴有负性情绪，如不安、害怕、紧张、心慌、抑郁、疲劳、睡眠障碍等，亦是体内痰浊形成的重要因素。心主情志、思维等精神活动，《黄帝内经》云，"心者，生之本，神之变也"；"悲哀愁忧则心动，心动则五脏六腑皆摇"。愁肠百结，气机郁滞，气郁生痰，痰浊盘踞。痰浊为有形之邪，最易阻碍三焦气机。气郁与痰浊互为因果，错杂交结，导致病情反复。气机升降出入是生命活动的源泉，气机不畅，升降失权，气血运行不畅，心脉痹阻，不通则痛，发为胸痹。

2　升降散运用心得

升降散由僵蚕、蝉蜕、姜黄、大黄、米酒与蜂蜜组成，后世常取僵蚕、蝉蜕、姜黄、大黄等四味入药。其中，僵蚕味辛气薄，入心、肝、脾经，散邪、除湿、解郁；蝉蜕味甘咸性寒，入肝、脾经，清热、祛风、除湿。僵蚕、蝉蜕皆为虫类药物之升浮之品，入气分而主升，二者配伍以升阳中之清阳。姜黄味辛苦性温，入心、肝、脾经，散结、行气、解郁；大黄苦寒，入脾、胃、大肠等经，泻热、通腑、泄浊、逐瘀。姜黄、大黄皆为降泻之品，二者配伍以降阴中之浊阴。四药相合，升降相因，调畅一身气机。杨栗山曰："一升一降，内外通和而杂气之流毒顿消矣……名升降，亦双解之别名也。"现代中医大家赵绍琴善用升降散，谓其"祛其壅塞，展布气机"[3]。吴师认为，升降散升清降浊，调畅气机，切合冠心病气郁痰阻之病机，方药配伍精当，升降药物并用，内外通和，气机通畅，血脉顺，人安和。应用时轻剂即可，并依据患者不同症状反应配伍其他药物，如气郁甚者合颠倒木金散，痰浊甚者合二陈汤或温胆汤，加强理气祛痰作用，提高疗效。

3　临床病案举隅

病案 1：患者，女，70 岁，2019 年 2 月 21 日初诊。5 年来阵发性胸闷、胸痛，在当地医院诊断为"冠心病"，间断服用单硝酸异山梨酯片、辅酶 Q10、阿司匹林肠溶片等药物，情绪波动后发作频繁。现症见：胸闷，胸痛，连及后背，每次发作持续 1~3 分钟，服用速效救心丸可缓解。伴见口苦，嗜食肥甘厚腻之味，偶有腹胀。平素性情急躁，候诊期间数次进入诊室诉说等待了很长时间。眠差，口服右佐匹克隆片后方可入睡，多梦，易醒。大便时干时稀，小便黄。舌质暗红，苔黄腻，脉弦滑。血压 138/76 mmHg，心电图提示窦性心律，心率 68 次 / 分，前壁导联 ST-T 轻度改变。诊断为胸痹病，证属肝气郁滞、痰瘀互结，处方以升降散合黄连温胆汤加味：炒僵蚕 15 g，蝉蜕 6 g，片姜黄 10 g，酒大黄 10 g，黄连 5 g，法半夏 10 g，陈皮 15 g，茯苓 15 g，竹茹 10 g，枳壳 15 g，合欢花 30 g，炒酸枣仁 30 g，炒土鳖虫 10 g。服上方 7 剂后，胸闷、胸痛明显减轻，睡眠改善。效不更方，继续给予原方 14 剂治疗，服药期间胸闷、胸痛未发作，睡眠可，复查心电图大致正常。3 个月后随访，胸闷胸痛未复发。

【按语】患者嗜食肥甘厚腻之味，内生痰湿，郁而生热，痰热上扰胸阳清旷之区，痹阻心脉，故见胸闷、胸痛，可及后背。患者性情急躁，肝胆气机郁滞，中焦升降失常，胃失和降，故口苦腹胀。同时痰阻中焦，阻碍气机，气滞则血瘀，痰瘀互结为患。舌质暗红，苔黄腻，脉弦滑为肝气郁滞、痰瘀互结之象。方用升降散疏畅气机，黄连温胆汤清热化痰，给予合欢花、酸枣仁养心安神，以土鳖虫助其活血化瘀。赵绍琴言，但见性情急躁、多梦之人，使用升降散多效。黄连温胆汤源自《千金要方》，主要用于治疗痰热内扰型疾病，应用指征有口苦，苔黄腻，脉滑数或弦数等。本案使用升降散联合黄连温胆汤，切中病机，故气机畅，痰热去，血脉通，胸痹平。

病案 2：患者，女，52 岁，2019 年 1 月 31 日初诊。患者 1 个月前生气后出现心前区刺痛，胸部憋闷，伴心悸、气短，发作持续 6 小时，未进行治疗。期间上述症状频繁发作，1 天前因精神压力增大，再发心前区刺痛、胸闷等不适，前来就诊。现症见：心前区刺痛，固定不移，胸闷，心悸，气短，耳鸣，失眠梦多，腹胀，不欲饮食，二便可。舌质偏暗，舌体稍胖大，苔厚腻，脉沉弦数。血压 123/74 mmHg，心电图提示窦性心律，心率 72 次 / 分，广泛导联 ST-T 段异常。诊断为胸痹病，证属气郁痰阻，处方以升降散合颠倒木金散加味：炒僵蚕 10 g，片姜黄 10 g，蝉蜕 6 g，酒大黄 10 g，木香 10 g，郁金 20 g，炒麦芽 10 g，炒山楂 10 g，焦神曲 10 g。7 剂，每日 1 剂，水煎早、中、晚温服，嘱患者调畅情志，勿劳累，禁食辛辣、刺激之物。患者连服 7 剂后，心前区刺痛、胸部憋闷感消失，心悸、气短、腹胀、耳鸣均减轻，食欲、睡眠改善，大便日行 2~3 次，无不适感，反而觉得便后全身舒畅。以前方进退，又服 20 余剂，诸症愈。

【按语】 患者长期因情志不畅以及生活、精神压力大，致气机郁滞，津液代谢障碍，停聚为痰为湿，痰浊上犯，同时加重气机郁滞，血行不畅，症见心前区刺痛、胸闷、气短等不适。痰瘀日久化热，郁热上扰心神、耳窍，故失眠梦多、耳鸣。痰湿阻滞中焦，故腹胀、不欲饮食。舌质偏暗，舌体胖，苔厚腻，脉沉弦数，为痰浊内阻、气机郁滞之征。升降散祛痰逐瘀、解郁清热、调畅气机，切合病机。患者因有心前区刺痛，固定不移，施以颠倒木金散以行气活血。吴谦在《医宗金鉴·杂病心法要诀》曰："胸痛气血热饮痰，颠倒木金血气安。""颠倒木金散，即木香，郁金也。属气郁痛者，以倍木香君之。属血郁痛者，以倍郁金君之。"两方合用，临床效速。

4 小结

临床应用升降散，当抓住"气机升降失常"之核心病机。外邪内侵、饮食不节、情志不畅、体虚劳倦等因素作用于人体，可产生痰、瘀、湿、食等病理产物，影响气机升降，变生百病。吴师认为，结合现代社会人们的生活习惯和工作、精神压力状况，气郁痰阻在"气机升降失常"形成过程中最为多见，灵活使用升降散，祛痰解郁，恢复气机升降，往往成为解决临床棘手问题的有力武器。

参考文献

［1］杨璿.伤寒温疫条辨［M］.北京：人民卫生出版社，1986:160-161.

［2］邱敏，孙科，陶劲，等.《金匮要略》胸痹"阳微阴弦"病机探微［J］.中国中医基础医学杂志，2017，23（2）:151-152.

［3］张仕玉，李增华.赵绍琴调畅气机的治疗思想［J］.中国中医药信息杂志，2007，14（8）:78，108.

（邝可可整理）

乌梅丸心悟

导读： 乌梅丸出自《伤寒论》，原书中记载可用于医治蛔厥及久利者。文章本于经典，参考历代医家的论述，并结合临床医案，阐述了吴鸿教授对乌梅丸的运用经验，主要包括准确掌握方证辨证，乌梅丸的方证是：上热下寒者，或症状在后半夜出现或加重。并附医案二则展示临证使用本方的思路。

关键词： 乌梅丸；上热下寒

乌梅丸出自医圣张仲景所著《伤寒论》第 338 条，为治疗蛔厥及久利而设。笔者跟随吴鸿教授出诊时，发现吴鸿教授多用其治疗心律失常、胃食管反流症、风湿性关节炎等。现从经典和历代医家的认识出发，从方证辨证角度，就吴鸿教授临床上运用乌梅丸的体悟进行阐述。

1 对乌梅丸的认识

《伤寒论》第 338 条对于乌梅丸的阐述为："蛔厥者，乌梅丸主之。又主久利。"据此，后世诸多医家将其应用于对蛔虫及久利之病的治疗。随着对乌梅丸的认识逐步加深，乌梅丸渐渐成为了治疗厥阴病的主方，不再局限于蛔虫及久利二证，对临床中辨证为"寒热错杂"或"上热下寒"的多种疾病，多有奇效。

关于乌梅丸，古代医家已有很多见解。清代的黄元御认为，蛔厥之症主要由于中焦脾胃虚寒，蛔虫上逆犯膈，并呈现出上焦郁而发热，并导致下焦湿寒内蕴的厥阴病上寒下热之象[1]。乌梅、干姜、细辛，杀蛔降逆止呕，人参、桂枝、当归，补中疏肝而润燥，蜀椒、附子，暖肾水而温下寒，黄连、黄柏，泻火以清上热，全方酸甘苦辛并用，清上温下，补虚泻实，治蛔厥之神方实至名归。而中焦亏虚，下焦虚寒，亦多见久利之症。正如清代吴谦《医宗金鉴》记载[2]："久痢脏有寒热不分者，宜用乌梅丸调和之。"吴鸿教授结合经典和历代医家的论述，认为乌梅丸的病机是中焦虚羸，气机升降失调，机体上下阴阳难以续接，终致《伤寒论》中描述的"厥阴之为病，消渴，气上撞心，心中疼热，饥而不欲食，食则吐蛔，下之利不止"上热下寒之象。

2 运用乌梅丸的心悟

2.1 方证辨证

方证是证候的一种特殊形式，是某方剂所治疗的证候，是用方的指征和证据，以方名证，故名方证。方证辨证直接将证候与方剂这两个临床最核心的元素相连，提供了一种简便的中医的学习方法与实践过程。临床时患者情况往往复杂多变，难以把握，而方证辨证则能够帮助临床医师快速准确辨"证"用方，通过简便的诊疗过程，提高诊治效率，快速缓解患者的症状。吴鸿教授认为，方证是反映某方病机的主要症状体征，是组方的基础，每方均有其方证规律，辨明方证则能确定主方。方证辨证是学习经方的大门，也是提高临床疗效的捷径。

2.2 上热下寒乌梅丸

关于厥阴病的病机特点，大部分医家持"上热下寒、寒热错杂"论。黄煌教授认为厥阴病提纲证重点突出了肝气郁结、风火上扰的症状，"气上撞心，心中疼热"揭示了肝郁病机，"饥而不欲食，食则吐蛔，下之利不止"则揭示肝病及脾、脾胃虚弱这一病理现象，认为厥阴病病机特点为寒在脾胃，热在胸中[3]。刘渡舟教授认为厥阴病特点主要为肝热脾寒，或上热下寒，并强调寒是真寒，热是真热[4]，认为但见肝热脾寒，或上热下寒者，皆可从厥阴病论治。吴鸿教授结合诸家经典理论和临证实践心得，认为厥阴病病机当属中焦虚羸，肝脾失和，上下阴阳无以续接，最终使机体反映出上热下寒的表征。而乌梅丸作为厥阴病主方，气血阴阳并调，清上温下，贴合厥阴病上热下寒之机，临床对上热下寒之证者施以此方，往往用之则应。

2.3 厥阴欲解效更佳

《伤寒论》第 328 条曰："厥阴病，欲解时，从丑至卯上。"乌梅丸属厥阴病之主方，可顺厥阴欲解时而治疗疾病。如柯琴《伤寒来苏集》言："仲景此方，本为厥阴诸证之法。"丑至卯上属于阴中之阳，数据统计发现，丑时为乌梅丸所治疗病证发作或加重高发的时间段[5]。也有学者建议，临证时注重把握疾病欲解时之时机，对于丑至卯时发作的疾病在夜间用药能更好地发挥疗效[6]。丑时为厥阴病欲解时的起始之时，为两阴交尽、阴尽阳生之始。以子午流注理论推之，丑时为肝经之主时，故丑时为厥阴病欲解时的关键时刻。所以在厥阴病欲解时，用乌梅丸顺其时治疗相关疾病可以收到事半功倍之效。吴鸿教授结合自身临床经验，认为乌梅丸的方证特点是：证属上热下寒者，或症状在后半夜出现或加重。临床但见此方证，则可施用此方，以其内合理法，外合天时，时常效如桴鼓。

3 典型医案

案例1：（胃食管反流症）患者，男，63岁。2006年因贲门癌行胃近端部分切除术，术后出现胆汁反流、烧心症状，多年来服用奥美拉唑控制效果不佳。患者甚苦于此，于2020年5月24日来我处就诊，予大柴胡汤加味治疗后胆汁反流、烧心等症状减轻，至2020年8月20日症见：凌晨1~5时吐苦水2~3次，烧心，口干，晨起口苦，口角起疮，纳眠一般，大便不成形，2次/日，小便偏黄。舌质暗红，苔白腻，脉沉弦。辨证属上热下寒之厥阴证，治以清上温下，处方乌梅丸：乌梅50 g，细辛6 g，肉桂10 g，黄连15 g，黄柏10 g，当归10 g，人参15 g，附子10 g，干姜6 g，椒目6 g。7剂，日1剂，水煎，早、中晚分服。

2020年8月29日复诊症见：每夜凌晨4时吐苦水1次，偶见夜间凌晨1时、4时各吐苦水1次，吐苦水量减少，无烧心，口干、晨起口苦、口角起疮减轻，纳眠一般，大便稍干，1次/1~2日，小便正常。舌质暗红，胖大，苔中后腻，舌下络脉迂曲，脉沉弦细。守上方，加大黄甘草汤加强止吐作用，同时调理大便。7剂，水煎服，日1剂，早、中晚温服。后患者复诊多次，另予此方28剂，胆汁反流、烧心症状控制可，患者满意。

【按语】患者胆汁反流十余年，初诊时白天夜间均可见吐苦水之症，予大柴胡汤化裁治疗后症状虽缓，但仍见后半夜吐苦水症状，结合患者烧心、口干、口苦、口角起疮、大便不成形之症，为上热下寒之象，吐苦水多见于凌晨1~5时，恰合"厥阴病欲解时，从丑至卯上"之特点，转方乌梅丸，从厥阴病欲解时调治，取得较好疗效。

案例2：（类风湿关节炎）患者，女，78岁，10年前出现手指僵硬麻木，怕冷，手足发凉症状，10年来于多处就诊治疗效果不佳。患者颇为苦恼，加之近日出现胸闷、气短、夜寐汗出、手脚冰凉等症状，于 2020 年 6 月 13 日至我处就诊，给予茯苓杏仁甘草汤合桂枝加附子汤合当归四逆汤 10 剂治疗后症状有所缓解，至 2020 年 7 月 18 日复诊症见：手指僵硬麻木稍轻，胸闷、气短消失，多汗减轻，手足发凉、口干口苦稍轻，怕冷及大便情况无明显变化，纳眠可，大便溏，2~3 次 / 日，小便正常。另诉双手不能沾碰冷水，否则刺骨难忍，夏天亦然。舌质暗红，胖大，苔腻偏黄，脉沉弦。辨证属寒热错杂，处以乌梅丸原方改为汤剂：乌梅 60 g，细辛 10 g，桂枝 12 g，黄连 12 g，黄柏 10 g，当归 12 g，党参 15 g，椒目 8 g，干姜 14 g，附子 10 g。14 剂，水煎服，日 1 剂，早、中、晚饭后温服。后复诊见其病症均有好转，另以此方 14 剂巩固疗效，服后诸症基本消失。

【按语】本案患者症状虽多，但整理归纳，可总结为厥阴枢机不利，寒热错杂，患者口干口苦，舌苔腻而偏黄，此为上热，手足发凉、怕冷、大便溏为下寒之症，且寒热虚实错杂，治以辛开苦降、清上温下、补虚泻实之乌梅丸，方证贴合，用之果应。

综上所述，乌梅丸具有辨治临床多种疾病的潜力。从方证辨证的角度分析，临证见疾病符合上热下寒的症状特点，符合症状在后半夜丑时至卯时出现或加重的时间特点，则可用乌梅丸化裁施治，这样通过灵活运用方证辨证思想使用乌梅丸，也可达到中医学异病同治的目的。

参考文献

［1］黄元御.黄元御医书精华：黄元御伤寒解［M］.孙洽熙，编.北京：中国中医药出版社，2012：15.

［2］吴谦.医宗金鉴·伤寒论注［M］.严康维，陈晶，校注.北京：中医古籍出版社，1995：257.

［3］田明敏，黄煌.《伤寒论》厥阴病篇探析［J］.南京中医药大学学报，2016，32（4）：308-311.

［4］刘渡舟.伤寒论十四讲［M］.天津：天津科学技术出版社，1985：64.

［5］于洪波.基于数据分析的乌梅丸应用规律研究［D］.济南：山东中医药大学，2017.

［6］吴同玉，陶国水.顾植山教授运用乌梅丸的经验［J］.广西中医药大学学报，2016，19（4）：39-41.

（邝可可、王棣丞整理）

柴胡加龙骨牡蛎汤治疗焦虑抑郁症经验

导读： 柴胡加龙骨牡蛎汤出自张仲景《伤寒论》，原方主治伤寒下后，邪陷少阳阳明兼正伤之伤寒往来寒热、胸胁苦满、烦躁惊狂不安、时有谵语、身重难以转侧者。虽然本方看似只为少阳病而设，但自古以来，作为抗抑郁方在临床上的应用非常广泛。笔者在跟随吴鸿教授临床学习时，发现吴师擅用本方治疗焦虑抑郁状态下失眠的患者，且疗效显著，遂结合经典条文、多位医家论述以及临床从师心得，将其经验总结介绍如下。

关键词： 柴胡加龙骨牡蛎汤；焦虑抑郁症

抑郁症作为一种精神疾病，往往也伴随焦虑表现，影响着世界约 10% 的人口。焦虑抑郁症是一种以持久而显著的心境低落和认知障碍为主要特征的心身性疾病，通常是由各种压力引起的。其临床表现往往较易分辨，但在长期的治疗过程中，不少患者对抗焦虑抑郁药物产生依赖，久而久之，服药的整体效果逐渐低于理想的标准。在此情况下，可以兼顾患者体质、情绪与整体功能的仲景经方则体现出了其独特的优势。

1 对柴胡加龙骨牡蛎汤的认识

柴胡加龙骨牡蛎汤出自张仲景的《伤寒论》第 107 条："伤寒八九日，下之，胸满烦惊，小便不利，谵语，一身尽重，不可转侧者，柴胡加龙骨牡蛎汤主之。"伤寒八九日，误用下法，邪气内陷。邪入少阳，枢机不利，胆热内扰，则胸满；胆火上炎，扰乱心神，胆气不宁，肝魂不安，轻者表现为烦躁，重者则为惊惕、谵语；阳气郁于半表半里，壅滞气机，气行不畅，则一身尽重而不可转侧；少阳枢机不利，影响三焦运行水液，则小便不利。原条文所主之证为邪陷少阳阳明兼正伤之证，重点为烦惊谵语，治以和解少阳，通阳泄热，重镇安魂。

本方具有改善焦虑情绪、缓解抑郁状态、抗癫痫、镇静、安眠等作用，适用于以胸满烦惊、心悸谵语、一身尽重为特征的疾病，自古以来多位医家把它作为传统的安神定惊解郁方、精神心理病用方所应用。马骧运用柴胡加龙骨牡蛎汤加减治疗多种神志疾病每获良效，尤其在抑郁症的治疗上，更是对该方推崇备至[1]。对于伴有其他慢性疾病，如糖尿病患者伴抑郁状态属少阳郁火证之消渴郁证运用柴胡加龙骨牡蛎汤，临床疗效显著[2]。在儿科精神类疾病的治疗中，亦有张喜莲根据"异病同治"的原则运用此方化裁治疗小儿癫痫、脏躁、抽动症等神经系统疾病，每每获效[3]。吴鸿教授临床上主要使用该方治疗肝郁气滞为主引起的焦虑、抑郁、失眠等疾病，并取得良好疗效。

2　临床经验

2.1　方证结合

根据本方在《伤寒论》中的论述，其所主之症主要为胸满、烦、惊、小便不利、谵语、身重，并无失眠，但因方中有龙骨、牡蛎、铅丹等重镇安神药，所以药测证，推知本方可兼治失眠，既可在临床实际中得以验证，同样也体现出了经方活用的思想。

至于辨证要点，根据吴鸿教授在临床上对本方的应用，以及条文内容和方剂组成来分析，可以分为以下几点：一为本方证系伤寒八九日，推知当有寒热往来，纳呆呕恶，胸胁胀满，或伴有口苦、咽干、目眩等少阳证。二是表现有食欲差，大便结，小便黄，舌体胖大，有齿痕，苔黄腻等痰热内扰之象，此为内有邪热，弥漫于肝胆肠胃之间，凝津为痰所致。三是出现烦惊谵语，辗转难眠等一系列情志方面的症状，而不寐又常会导致白日精神倦怠、乏力，更加重情志方面相关的症状，皆系胆胃之火上扰神明而致。

临床学习中，所见焦虑抑郁症多属肝郁气滞证，此病属中医学"郁证"范畴。吴师认为此病的发生有内外两因，外由忧心、恐惧、悲伤、大怒等情志刺激诱发，内因性格、体质等因素，情绪郁结，难以舒畅，发为本病。病位在肝，可涉及心、脾、肾三脏。每当情志不遂，肝失疏泄，则气机不畅，而致气滞，发为郁证。吴鸿教授在运用经方治疗此病时注重以方测证，以证选方，灵活运用经方往往能在治疗疾病的过程中取得事半功倍的效果。

2.2 随证加减

通过对吴鸿教授在临床上长期运用本方的疗效观察，在证型不同以及疾病发展的不同阶段下，往往会随证增减药物。

柴胡龙骨牡蛎汤原方为柴胡四两，龙骨、黄芩、生姜、铅丹、人参、桂枝（去皮）、茯苓各一两半，大黄二两，牡蛎一两半，半夏二合半（洗），大枣六枚。因铅丹有毒性，毒副作用大，吴鸿教授常以磁石替之。另有胸闷烦热者，合栀子厚朴汤；面暗红，舌紫黯者，合桂枝茯苓丸；躁狂便秘者，合桃核承气汤。

3 病案举隅

案例 1：郭某，男，32 岁。10 年前生气后出现心中焦急，10 年来于多处诊治，口服中西医药物治疗，症状时好时差。4 年前被诊断为患抑郁症，长期服用盐酸舍曲林片治疗，3 月前改服黛力新，均未达满意疗效。于 2020 年 11 月 8 日至我处就诊，症见：心中焦急，自觉全身不畅，大脑不清醒，常发呆，注意力无法集中，无口干口苦，纳可眠差，二便正常。舌淡胖，有齿痕，苔黄腻，脉弦数。辨证属肝郁气滞、痰气互结，治以清热化痰，调畅气机，宁心安神，处方柴胡加龙骨牡蛎汤合半夏厚朴汤：北柴胡 18 g，姜半夏 15 g，党参 15 g，黄芩 10 g，生姜 15 g，大枣 20 g，龙骨 15 g，煅牡蛎 30 g，酒大黄 10 g，煅磁石 10 g，甘草 10 g，姜厚朴 15 g，茯苓 15 g，紫苏梗 15 g，桂枝 15 g。中药颗粒剂 15 剂，日 1 剂，早晚饭后温水冲服。

2020 年 12 月 19 日复诊时症见：服药后自觉心情愉悦，心中焦急明显缓解，头蒙不清醒明显减轻，睡眠改善，大便偏稀，1~2 次 / 日。舌淡胖，苔厚腻，舌尖红，脉弦滑。上方加泽泻汤以淡渗利水，中药颗粒剂 14 剂，日 1 剂，早、中、晚饭后温水冲服。14 剂服完后整体症状均有明显改善，患者精神状态佳，对疗效颇为满意。

【按语】 清代陆廷珍在《六因条辨》中谈及柴胡加龙骨牡蛎汤言其有"清热化痰、调畅气机"之功。本案患者怒后发病，服用盐酸舍曲林片、黛力新数年，乏效而焦虑愈盛。愤郁不解，气机运行不畅，肝郁克脾，导致脾胃运化失常，痰湿凝聚，与气相结，内扰神窍，从而表现为全身不畅，焦急不宁，心神不安，失眠日渐严重，舌脉均为佐证。治以柴胡加龙骨牡蛎汤疏肝解郁，清热化痰；又因患者长期气机郁滞，遂加半夏厚朴汤以行气开郁，降逆散结。方证相应，故速效。

案例2：王某，女，63岁。平素心中思虑事多，情绪焦虑抑郁，半年前突发心悸，于当地医院查心电图未见明显异常，诊断为抑郁症，给予口服药物黛力新，日一片，效欠佳。于2020年9月3日至我处就诊。症见：呈焦虑抑郁状态，时有心悸、头蒙，急躁时头汗多，自觉浑身乏力，常感腿酸。眠差，入睡困难，易惊醒，醒后难以复睡。大便干。舌质暗红，苔黄腻，脉弦滑结代。辨证属肝气郁滞、痰火内扰，治以疏肝理气、化痰清心、镇惊安神，处方柴胡加龙骨牡蛎汤合栀子豉汤：北柴胡18g，龙骨15g，煅牡蛎15g，桂枝15g，茯苓15g，黄芩10g，党参15g，大黄10g，姜半夏15g，大枣20g，生姜15g，煅磁石10g，栀子15g，淡豆豉15g，肉苁蓉20g。中药颗粒剂6剂，早、晚饭后温水冲服。

2020年9月10日复诊时症见：头蒙、头汗多稍减轻，失眠、心烦无明显变化，日夜均可见心烦，每夜入睡2~3小时，时觉心中焦急，焦虑抑郁状态。纳食可，服药期间大便正常，近3日大便未解，小便正常。1周前黛力新减为每日半片。舌暗红，苔滑腻，脉弦数。上方合桃核承气汤以逐瘀泻热、安神定志。中药颗粒剂15剂，日1剂，早、晚饭后温水冲服。

以后复诊数次，前后服用上述中药60余剂，心悸、心烦已无，自觉精神状态明显好转，情绪平稳，未见心中急，多汗明显减轻，仅夜间眠时偶有多汗。现黛力新减量为隔日半片。继续服用中药调理。

【按语】患者平素情绪焦虑抑郁，导致肝气郁结，肝失疏泄，气机升降失调，肝郁日久导致气郁化火，肝火扰神，气机不利，血行不畅，津液停积而聚集成痰，痰火扰心而时有心悸、急躁心烦，痰火上蒙清窍而出现头蒙、心情抑郁、眠差易醒等症状，血蓄下焦而见大便几日未解，少腹急结，至夜心烦发热，舌质暗红为血瘀征象。遂以柴胡加龙骨牡蛎汤为主方疏肝理气、镇惊安神，兼以桃核承气汤逐瘀、栀子豉汤除烦，亦加强清心泻热之效。方证贴合，取得满意疗效。

4　总结

焦虑抑郁状态作为一种常见的精神类障碍日益影响到患病人群的身心健康，其以情绪低落、辗转难眠为主要特征，患者常诉胸闷心悸、疲倦乏力、兴趣低下，或卧起不安、烦心惊扰等，但各种检查往往无明显异常。

柴胡加龙骨牡蛎汤是由小柴胡汤去甘草，加龙骨、牡蛎、桂枝、茯苓、铅丹、大黄而成。因邪入少阳，故以小柴胡汤和解少阳，调畅枢机。加桂枝温阳化气、通达郁阳；加大黄泻热和胃；加龙骨、牡蛎、铅丹重镇安魂；加茯苓淡渗利水、宁心安神；去甘草，免其甘缓留邪。诸药相合，寒温同用，攻补兼施，肝胆调和，祛热安魂。

本方是古代的常用抗抑郁方，通过对吴鸿教授运用本方的临床观察，发现本方对处于焦虑抑郁状态下的患者确有显著疗效，能改善其睡眠质量，消除惊恐不安感，减轻疲劳感，提高兴趣。对于焦虑抑郁状态下失眠的患者，吴鸿教授均选用柴胡加龙骨牡蛎汤，根据具体情况在其基础上随证加减，同时注重对患者的情绪疏导，嘱其调整心态，均取得良好的效果。

参考文献

［1］李富震，苏金峰，姜德友.龙江名医马骥研用柴胡剂临床经验论要［J］.吉林中医药，2021，41（11）：1438-1441.

［2］王桂娟，刘福晓，龚丽，等.柴胡加龙骨牡蛎汤治疗少阳郁火型消渴郁证的疗效观察［J］.广州中医药大学学报，2021，38（12）：2577-2585.

［3］田雨灵，张喜莲.运用柴胡加龙骨牡蛎汤化裁治疗儿科神经系统疾病验案3则［J］.江苏中医药，2021，53（12）：59-61.

（胡蒙惠整理）

柴胡加龙骨牡蛎汤治疗双心疾病的经验总结

导读：双心疾病是指心血管疾病伴有心理障碍，现代医学对双心疾病的治疗以抗抑郁、抗焦虑药物为主，但疗效较差，且可能增加心血管事件发生率。吴鸿教授善用柴胡加龙骨牡蛎汤治疗此类疾病，疗效显著。笔者有幸侍诊，知其一二。现将吴师辨治双心疾病的临证思路及柴胡加龙骨牡蛎汤治疗此类疾病的经验归纳如下，以飨同道。

关键词：双心疾病；柴胡加龙骨牡蛎汤；方证

双心疾病是指心血管系统与心理相伴发病，其主要表现除了心脏疾病典型症状外伴有精力减退、兴趣丧失、睡眠障碍、食欲减退、性情急躁或情绪低落、记忆力明显减退等，由于情绪异常，心慌、失眠等症状频繁发作，严重影响生活质量[1]。临床针对双心疾病的治疗以抗抑郁、抗焦虑药物为主，因药物之间的相互作用等影响，疗效较差，且可能增加心血管事件发生率[2]。作者在临床跟师学习中发现，吴鸿教授善用柴胡加龙骨牡蛎汤治疗伴有情志异常的心血管疾病，效果显著。现将吴师辨治双心疾病的临证思路及柴胡加龙骨牡蛎汤治疗此类疾病的经验归纳如下。

1 双心疾病的中医认识

中医学古代文献中并无"双心疾病"的名称记载。双心疾病中的心血管疾病多归属于中医学"胸痹""心悸"范畴，而精神疾患则多属"郁证""脏躁""百合病"等范畴。《黄帝内经》关于藏象之心的生理功能的描述，如"心主身之血脉"（《黄帝内经·素问·痿论篇》）、"心者，君主之官也，神明出焉"（《黄帝内经·素问·灵兰秘典论篇》），其所言"心主血脉""心主神明"的两大生理功能就体现了双心之意。

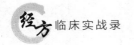

1.1 "情志失调"是双心疾病的主要病因

双心疾病患者不论伴或不伴器质性病变，均有不同程度的精神心理障碍。《类经》云："情志之伤，虽五脏各有所属，然求其所由，则无不从心而发。"心为君主之官，五脏六腑之大主，神明之所出，精神之所舍。七情过极会损及心神，致气机紊乱，脉道闭阻。《灵枢·邪气脏腑病形》谓"愁忧恐惧则伤心"，不良情绪刺激使心主神明失常，耗损心血，进而损伤心体。心主神明与心主血脉之间生理相依、病理互损。《类证治裁·郁症论治》曰："七情内起之郁，始而伤气，继必及心。"亦指出情志过极伤于心，致心失所养，神失所藏，心神失常，出现精神抑郁、性情暴躁、胸闷等症状。

1.2 "心神失养、肝失疏泄"是主要病机

《灵枢·口问》曰："悲哀愁忧则心动，心动则五脏六腑皆摇。"七情过激伤人发病，首先作用于心神，产生异常的心理反应和精神状态，如精神焦虑、郁郁不舒、情绪不宁等症状。《灵枢·本神》云："心藏脉，脉舍神……肝藏血，血舍魂……"心与肝，生理上相互为用，共同维持正常的精神活动。心血充盈，心神健旺，有助于肝气疏泄，情志调畅；肝气疏泄有度，情志畅快，亦有利于心神内守。病理上，心与肝的功能失调，导致心神不安与肝气郁结，心火亢盛与肝火亢逆，前两者相互引动出现以精神恍惚、情绪抑郁为主症的心肝气郁，后两者则表现为以心烦失眠、急躁易怒为主症的心肝火旺的病理变化。由此双心疾病的病因病机为情志失调，损伤心、肝二脏，导致心神失养、肝失疏泄，最终发为本病。

2 柴胡加龙骨牡蛎汤的方证特点

柴胡加龙骨牡蛎汤出自张仲景《伤寒论·辨太阳病脉证并治中第六》："伤寒八九日，下之，胸满烦惊，小便不利，谵语，一身尽重，不可转侧者，柴胡加龙骨牡蛎汤主之。"方中柴胡疏肝解郁，黄芩清泄少阳郁热，一散一清，升降相和；半夏、党参燥湿化痰、益气健脾；龙骨、牡蛎、铅丹镇惊安魂；桂枝温阳化气；茯苓宁神志、利小便；大黄清泻里热，共同发挥和少阳、利三焦、调肝胆、镇肝魂之功。

本方主要辨证要点在于"胸满烦惊"四字，"胸满"即胸中憋闷不适。此处

所述之"烦"，并非心中烦躁、坐立不安之状，而是受惊吓后出现的心中惕惕，即以惊恐为烦。双心疾病患者，平素易受七情所扰，常常因情绪失控、压力过大等因素出现胸闷不适、心悸、心神不宁、惊恐不安、神疲乏力等症状。《杂病源流犀烛》云："七情失调可致气血耗逆，心脉失畅。"

3 柴胡加龙骨牡蛎汤与双心疾病方证相应

双心疾病患者多因情志失调损伤心肝，心主神明失司，肝失疏泄，则临床常见胸胁闷痛、精神焦虑、善恐易惊、情绪不宁、善太息等症。吴鸿教授根据方证相应理论，将柴胡加龙骨牡蛎汤方证归纳为：胸闷，易受惊吓，心中惕惕不安，身体乏力，表情淡漠，抑郁焦虑。由此可见，双心疾病所表现的临床征象与柴胡加龙骨牡蛎汤方证高度契合，故而吴鸿教授见临床心血管疾病伴有情志异常的患者，首选柴胡加龙骨牡蛎汤，收效甚佳。

4 验案举隅

案例1（失眠案）：患者女，36岁，2020年8月23日初诊。患者半年前因孩子病重而情绪紧张焦虑后出现失眠，入睡困难，常需服用艾司唑仑助眠，近2周患者失眠加重，伴胸闷，服用艾司唑仑助眠效果亦不甚理想。平素月经周期延迟1周。

刻下症：失眠，入睡困难，时有胸闷，偶有胸痛。情绪抑郁，胆怯易惊，睡眠不好时易害怕而全身颤抖。口干口苦，纳可，大便不成形，3~4次/日，小便正常。舌质暗红，苔白腻，脉沉弦。心电图提示：窦性心动过缓，心率53次/分。

诊断：不寐；郁证。

处方：柴胡加龙骨牡蛎汤，药用北柴胡18g，龙骨15g，煅牡蛎15g，桂枝15g，黄芩15g，生姜15g，党参15g，茯苓15g，姜半夏15g，酒大黄10g，大枣20g。中药颗粒剂6剂，日1剂，早、晚饭后温水冲服。二诊（2020年8月29日）：睡眠明显改善，不服用艾司唑仑可正常入睡，情绪抑郁、胆怯易惊减轻，仅昨晚在家独处时出现害怕全身颤抖，大便不成形稍有改善，2~3次/日。守一诊方，5剂，善后。

【按语】《素问·举痛论》言："惊则心无所倚，神无所归，虑无所定，故气乱矣。"本案患者因精神紧张，心神失养，气机失调，故出现失眠、胸闷胸痛、胆怯易惊等症。治以柴胡加龙骨牡蛎汤，疏肝解郁，补心安神，使肝气疏、心气安。复诊时患者已正常入睡，且胸闷、胸痛、胆怯易惊等症状亦缓解。

案例 2（心悸案）：患者女，33 岁，初诊：2022 年 8 月 20 日。患者 2 年前因与家人生气后出现心慌、胸闷，未予治疗。近 1 年来患者心慌症状加重，且伴有失眠，入睡困难，彻夜难眠，于外院诊断为"抑郁症"，间断服用抗焦虑、抗抑郁药物治疗，效差。平素乏力倦怠，口臭，无食欲，眠差，入睡困难，便秘，小便正常。

刻下症：心慌，平躺时明显，耳鸣，头蒙，昏沉不清，面颊痘痘较多，月经先后不定期。舌红，舌下络脉充盈，苔滑腻，脉弦数。心电图提示：心率 63 次 / 分，大致正常。

诊断：心悸；不寐。

处方：柴胡加龙骨牡蛎汤，药用北柴胡 18 g，龙骨 15 g，煅牡蛎 15 g，桂枝 15 g，黄芩 15 g，生姜 15 g，党参 15 g，茯苓 15 g，姜半夏 15 g，酒大黄 10 g，大枣 20 g。7 剂，水煎服，日 1 剂，早、中、晚饭后温服。二诊（2022 年 9 月 1 日）：服药后心慌、心烦明显减轻，现口服半片安眠药，每晚睡眠时长可达 7~8 小时。守一诊方微调，7 剂，服法同前，巩固疗效。

【按语】本案患者因与家人生气而发病，《类经·情志九气》谓："心为五脏六腑之大主，而总统魂魄，兼该志意。故……怒动于心则肝应……此所以五志惟心所使也。""肝在志为怒"，大怒伤肝，肝阴亏耗，肝风内动，故见耳鸣、头蒙、昏沉不清等症。肝为心之母，肝气郁则心肝失调，心气虚，心神不宁故发心悸。本案患者为肝气郁，心气虚，给予柴胡加龙骨牡蛎汤，疏肝以调达气血，益气以养心宁神，心肝协调，故疾病向愈。

5　小结

吴师认为，双心疾病的主要辨证要点为情志失调，心神被扰，肝气郁结，继而出现一系列心血管疾病症状。双心疾病临床征象与柴胡加龙骨牡蛎汤方证相契合，故而吴师临床使用此方治疗双心疾病，收效甚佳。吴师常言，临证时只要病与方证相应者，则用之有效，需师古而不泥古，创新而不离宗，方能一蹴而就，药到病除。

参考文献

［1］中国中西医结合学会心血管病专业委员会双心学组 . 双心疾病中西医结合诊治专家共识［J］. 临床医学研究与实践，2017，2（11）：201.

［2］吴建萍，党晓晶，孙海娇，等 . 双心疾病的中医药论治思路［J］. 中医杂志，2016，57（2）：115-117.

（闫京京整理）

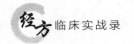

半夏厚朴汤合温胆汤治疗分离转换障碍

导读： 分离转换障碍是临床常见的精神类疾病，临床对其治疗主要以心理干预为主，辅助使用抗焦虑、抗抑郁药物，取效者有之，乏效者亦不在少数。吴鸿教授善用半夏厚朴汤合温胆汤治疗此类疾病，疗效显著。现将吴师辨证分离转换障碍的思路及半夏厚朴汤与温胆汤的方证特点进行归纳总结。

关键词： 分离转换障碍；半夏厚朴汤证；温胆汤证；方证

分离转换障碍是临床常见的精神类疾病，主要表现为感觉障碍、运动障碍或意识状态改变，选择性遗忘或情感爆发等精神症状。对于分离转换障碍的治疗主要包括心理疗法、物理疗法及药物治疗[1]。笔者在跟师学习中发现，吴鸿教授善用半夏厚朴汤合温胆汤治疗分离转换障碍，效果显著，现将吴师辨证分离转换障碍的思路及半夏厚朴汤与温胆汤方证特点归纳如下。

1 分离转换障碍的中医辨证特点

1.1 脏气弱、七情内伤是分离转换障碍的中医致病条件

分离转换障碍患者具有一定的性格缺陷，平素心思敏感，思虑较重。吴鸿教授认为"脏气弱"是分离转换障碍发生的基本条件。正如《杂病源流犀烛·诸郁源流》所言："诸郁，脏气病也，其源本于思虑过深，更兼脏气弱，故六郁之病生焉。六郁者，气、血、湿、热、食、痰也。"由此可见，脏气弱，故脏气易郁。而七情内伤为分离转换障碍发病的必要条件。喜乐无常、悲忧思虑、猝然受惊、过度恐惧等情志活动异常，导致脏腑气机不畅，气机不畅则津液聚而成痰，诱发分离转换障碍。

1.2 气结痰生、痰气交阻是分离转换障碍的中医基本病机

脏气弱，复加七情所伤，导致"气结痰生，痰气交阻"是分离转换障碍的基本病机。正常情况下，情感活动是一种正常的生理表现，不会致病。然而，

分离转换障碍患者生性敏感，易受外界环境影响，猝然遭受强烈或持续的情志刺激，超过自身调节能力，会气机失调，形成气郁，进而导致津液代谢障碍。如《张氏医通》言："郁则津液不行而积为痰涎，津液不布，聚而为痰。"气结痰生、痰气交阻于身体不同部位，则会出现相应部位的不适感。若上扰心神，则会出现心神不安。针对该病机，施以行气化痰之法，则收全效。

2 半夏厚朴汤、温胆汤的方证特点

半夏厚朴汤与温胆汤均为半夏类方，共同的病机特点为"痰气互结"，且有相似发病状态，即精神刺激所引起的神志异常。

2.1 半夏厚朴汤方证特点

半夏厚朴汤出自《金匮要略·妇人杂病脉证并治第二十二》："妇人咽中如有炙脔，半夏厚朴汤主之。"被认为是治疗"郁证""梅核气"的代表方。全方除茯苓甘、淡、平外，其余诸药皆具辛温之性，符合张机"病痰饮者，当以温药和之"的用药原则。以方测证，半夏厚朴汤方证病机特点为"气滞痰阻、痰气互结"。吴鸿教授在临诊时发现，半夏厚朴汤证患者除了表现为咽喉部不适，还可表现为身体其他部位的异样感，如胃肠道异样感觉、胸部异样感觉、头部异样感觉、皮肤异样感觉、生殖器异样感觉等。而这些躯体的异常感觉，与其"痰气互结"的病机不谋而合。正所谓："痰为诸病之源，怪病皆由痰成也。"此外，"舌苔厚腻"往往是半夏厚朴汤对应的典型舌象，且大多数患者在舌面两侧约外三分之一处，会有两条明显的白沫线，即"半夏线"，佐证了"痰"是半夏厚朴汤适用病症的主要病理基础。综上，吴鸿教授将半夏厚朴汤方证归纳为：咽中异物感，甚则神志及躯体感觉异常，或舌有半夏线。

2.2 温胆汤方证特点

温胆汤最早见于《集验方》，现代所用温胆汤多源于《三因极一病证方论》："温胆汤，治大病后虚烦不得眠，此胆寒故也，此药主之。又治惊悸。"方药组成包括半夏、橘皮、茯苓、枳实、竹茹、生姜、大枣、甘草。吴鸿教授认为"气机郁滞、痰热内扰"为其核心病机，患者多胆小、多疑，常有头晕、失眠多梦、晕车等自觉症状，甚则惊恐、多噩梦，可有幻觉。吴鸿教授将温胆汤方证归纳为：胆小、易惊，心神不安。

3 半夏厚朴汤合温胆汤与分离转换障碍方证相契合

3.1 易感人群相同

分离转换障碍患者性格特征主要为：情绪波动大，过分感情用事，表情夸张，戏剧化；容易受周围人和环境的暗示，也容易自我暗示；想象丰富，甚至以幻想代替现实，总是有意无意地扮演幻想中的角色；多为青春期或围绝经期的女性。半夏厚朴汤与温胆汤所适用患者性格特征为：敏感（触觉、视觉、听觉、嗅觉等均非常敏感）；感情丰富，情绪起伏大；多疑、易惊恐；能言善辩、伶牙俐齿；想象力丰富，爱幻想等。

3.2 发病症状相同

分离转换障碍主要临床表现为哭笑无常、思维紊乱、行为怪异，常伴有妄想症、功能障碍、短暂幻觉、躯体感觉异常等精神症状[1]。半夏厚朴汤与温胆汤主治疾病谱包括精神系统疾病，常见症状有咽喉异物感及躯体异常感，以精神系统症状及各种躯体不适症状为多见[2]。

3.3 病机相同

分离转换障碍是由于患者自身生性敏感，脏气易郁，加之猝然遭受强烈或持续的情志刺激，超过自身的调节能力，气机失调，形成气郁。气郁痰结，形成痰气交阻之证候。半夏厚朴汤与温胆汤所治疗患者，易受惊吓等外界精神刺激，致使气郁痰结，痰气交阻，两者共同病机为"痰气互结"。

由此可见，分离转换障碍发病人群、发作症状及病机与半夏厚朴汤、温胆汤适用人群及其方证高度契合。

4 验案举隅

患者，男，34岁，2022年2月10日初诊。6年前因情志不调附加工作环境嘈杂，出现入睡困难且眠浅易醒，之后逐渐出现躯体感觉障碍不适，心理紧张时躯体不适感更加明显，影响工作，先后就诊于上海、北京、郑州等地知名医院及我院精神心理科，诊断为：①分离转换障碍；②强迫障碍。长期口服富马酸喹硫平片、帕罗西汀片，想要缓解肌肉症状、改善睡眠，但疗效一般。1月前再次出现严重失眠，伴心前区及左侧肩胛骨处不适，自觉后头部、腹部、右下肢等处肌肉紧张，来诊。

刻下症：心前区及左侧肩胛骨处不适，风池穴两侧、腹部、右下肢等处肌肉紧张，易出现幻觉，腹胀、嗳气，惊恐，眠差，二便可。舌紫暗，舌下脉络瘀暗，苔中后腻，脉弦。西医诊断：①分离转换障碍；②强迫障碍。中医诊断：①郁证；②不寐。治法：行气化痰，解郁安神。

处方：半夏厚朴汤合温胆汤。药用半夏 15 g，厚朴 15 g，茯苓 15 g，生姜 15 g，苏梗 15 g，陈皮 15 g，枳壳 15 g，竹茹 10 g，大枣 20 g，甘草 10 g，龙骨 15 g，牡蛎 15 g。中药颗粒剂 6 剂，水冲服，日 1 剂，早、晚饭后温服。二诊（2022 年 2 月 17 日）：后头部、腹部、右下肢等处肌肉紧张较前有所减轻，睡眠稍有改善，守一诊方，龙骨、牡蛎改为各 30 g，6 剂，服法同前。三诊（2022 年 2 月 26 日）：身体各处肌肉紧张明显减轻，眠可，仍时有腹胀、嗳气，自行停服富马酸喹硫平片、帕罗西汀片。守二诊方连续调理 3 个月，躯体症状基本消失，心理状态放松，睡眠佳。

【按语】患者 6 年前因睡眠不佳屡治不效，逐渐出现心理、身体感觉异常，辗转各大医院服用抗焦虑、抗抑郁药，全身上下感觉异常、内心紧张感竟一直不能缓解，睡眠亦不能改善。患者为半夏人，既有心理、躯体幻觉、感觉异常之半夏厚朴汤证，又有担惊受怕、恐惧、强迫之温胆汤证，给予半夏厚朴汤合温胆汤，数年顽疾，快速向愈。

5　小结

吴师认为分离转换障碍病因病机为脏气弱，复加七情所伤，导致"气结痰生、痰气交阻"。其与半夏厚朴汤、温胆汤方证相契合，用之神效。吴师常言，临证时要把握患者主证及兼证，要辨病、辨证、辨体相结合，师古而不泥古，创新而不离宗，全面考量患者病情，灵活化裁，药到病除。

参考文献

[1] 周三华，杨云. 分离转换性障碍的治疗进展 [J]. 中国医药指南，2018，16（3）：17-18.

[2] 杨琍舒. 黄煌教授使用半夏厚朴汤的经验整理及研究 [D]. 南京：南京中医药大学，2016.

（闫京京整理）

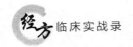

麻黄附子甘草汤合吴茱萸汤治疗慢性鼻炎的经验总结

导读：慢性鼻炎是临床常见慢性疾病之一，以鼻塞、鼻腔分泌物增多等症状反复发作、迁延不愈为主要特点。目前主要运用激素类药物缓解症状，存在治愈率低、疗程长以及药物依赖等问题。吴鸿教授根据多年临床经验总结，运用六经以及方证辨证理论，选用麻黄附子甘草汤合吴茱萸汤治疗少阴病证类的慢性鼻炎，明显提高治愈率、缩短治疗周期，另附医案二则展示临证使用本方的思路。

关键词：慢性鼻炎；麻黄附子甘草汤；吴茱萸汤

慢性鼻炎作为临床常见慢性疾病之一，是鼻黏膜、黏膜下层及鼻窦黏膜发生的炎症反应，以鼻塞、鼻腔分泌物增多为主要临床表现。慢性鼻炎归属于中医学"鼻窒""鼻渊"范畴。《素问玄机原病式·六气为病》云："鼻窒，窒，塞也。"《黄帝内经·素问·气厥论》云："鼻渊者，浊涕下不止也。"均指出了本病的主要症状特点。临床常用激素类药物或血管收缩剂缓解鼻炎症状，但往往疗效不持久，反而形成药物依赖性，难以彻底治愈，严重影响患者的生活质量[1]。导师吴鸿教授运用六经以及方证辨证理论，选用麻黄附子甘草汤合吴茱萸汤治疗少阴病证类的慢性鼻炎，效果显著，现总结如下。

1 辨证方法

六经辨证出自张仲景的《伤寒杂病论》，经方大家胡希恕老先生将六经实质归于八纲，病性、病位结合：表阳证为太阳病，表阴证为少阴病，半表半里阳证为少阳病，半表半里阴证为厥阴病，里阳证为阳明病，里阴证为太阴病。引起人体功能较正常不足者，称为阴证，反之，则称为阳证。辨明疾病六经病证归属后，利用方证辨证直接将疾病与方剂联系起来，其中"方"是治病方剂，

"证"为疾病症状以及体征，选取方剂针对主要症状进行治疗。

导师吴鸿教授临床治疗慢性鼻炎沿袭仲景之法，以六经辨证为指导，辨析其方证，对此病有独到的认识。患者病程日久，正气已虚，无力抗邪外出，属功能减退的阴类病证。且鼻塞、流清涕、怕冷等症状表现，符合少阴表证范畴，可应用温阳解表类方治疗。导师认为临床患者病情往往复杂多变，运用方证辨证则可以快速准确地辨"证"用方，根据慢性鼻炎患者鼻塞、流涕、怕冷等表阴症状，可采用温阳解表、宣通鼻窍的少阴病代表方——麻黄附子甘草汤治疗；若患者伴有头痛、乏力等半表半里厥阴症状，则可采用厥阴头痛代表方——吴茱萸汤治疗，可大幅度提高诊治效率和治愈率。

2 对麻黄附子甘草汤合吴茱萸汤的认识

麻黄附子甘草汤出自《伤寒论》第 302 条："少阴病，得之二三日，麻黄附子甘草汤，微发汗。"本条强调：对于典型的少阴病表现，即在表的虚寒阴证，治疗宜用麻黄附子甘草汤，微发汗以解表。《证治准绳·伤寒》记载："麻黄、甘草之甘以散表寒，附子之辛以温寒气。"其中麻黄发汗解表，但少阴宜微汗，故本方加以附子温阳固里，避免机体出现发汗太过而伤阳气。因此本方温阳解表发微汗，是少阴病的治剂。慢性鼻炎兼证中头痛较为常见，常合用吴茱萸汤。

吴茱萸汤出自《伤寒论》第 378 条："干呕，吐涎沫，头痛者，吴茱萸汤主之。"明朝方有执《伤寒论条辨》云："茱萸辛温，散寒暖胃而止呕；人参甘温益阳，固本而补中；大枣助胃益脾，生姜呕家圣药，故四物者，为少阴扶危之所须也。"以少阴病症为主而兼见头痛者，导师吴鸿教授加用吴茱萸汤以温阳散寒止痛。故麻黄附子甘草汤合用吴茱萸汤，治疗鼻塞、流涕等鼻炎主证，同样兼顾头痛等兼证，临床效果显著。

3 病案举隅

案例 1：患者，女，33 岁。一年前开始出现两侧鼻腔交替流黄色脓样鼻涕，间断头痛，症状时好时坏，自认为是感冒，未做系统治疗。半月前因受凉感冒，服药痊愈后再次出现鼻腔流绿色脓样鼻涕，伴随头痛，两侧太阳穴尤甚。于 2020 年 7 月 2 日来我处就诊，症见：双侧鼻腔流绿色脓样鼻涕，每间隔 10

分钟需擦拭一次，鼻塞，无汗，怕冷，头痛，两侧太阳穴尤甚，遇风或进空调房头痛加重，前额有压迫感。偶有口干，无口苦。纳一般，眠差，多梦易醒。大便次数偏少，偶有不成形。舌淡暗，苔薄白，脉沉弱无力。辨证：鼻渊（慢性鼻炎），少阴厥阴合病，处方麻黄附子甘草汤合吴茱萸汤加味，药用麻黄8g，附子10g，甘草10g，吴茱萸9g，党参15g，生姜30g，大枣30g，苍耳子10g，辛夷10g，石膏45g，金荞麦30g，浙贝母15g。5剂，水煎服，日1剂，早、中、晚饭后温服。

2020年7月9日复诊时患者反馈：服用中药3剂后症状明显好转，鼻塞减轻，通气顺畅，鼻涕颜色由大量绿色脓样转为少量绿色稀薄样鼻涕，鼻涕量大量减少，由原来的每十分钟擦拭一次转为一日擦拭两次，同时头痛减轻。服完5剂后，鼻塞完全消失，鼻涕颜色转为透明色，头痛、前额压迫感消失。大便3~4日一行，不干。守一诊方减量，加火麻仁30g，5剂，服法同前。1周后随访，患者告知：鼻炎、头痛完全康复，未再发作，大便好转。

【按语】患者鼻炎、头痛一年，鼻塞，流涕，无汗，怕冷，提示表邪未解。加之患者精神不佳，脉不浮，反沉弱无力，一派阳虚症状，病性为阴，辨为少阴证。《伤寒论》第302条："少阴病，得之二三日，麻黄附子甘草汤，微发汗。以二三日无证，故微发汗也。"麻黄附子甘草汤温阳解表，微发其汗。正如尤怡云："寒邪不可不发，而阴病又不可过发。"与此同时，患者伴见头痛症状，根据方证辨证理论，合用吴茱萸汤。苍耳子发散风寒、通鼻窍、止痛，与辛夷花同用可有效治疗鼻渊及伤风鼻塞、鼻室、鼻鼽等鼻塞不通之证。因患者患病日久，外邪久郁不解而化热，导致患者鼻涕颜色呈绿色脓样，故加入金荞麦、浙贝母以疏泄热邪。药用对证，方显其效。

案例2：患者，男，31岁。两年前出现鼻塞、流涕以及头痛不适，间断发作，于当地医院诊断为鼻炎，未予治疗。近期外用丙酸氟替卡松鼻喷雾剂进行治疗，效果仍然不佳。于2021年2月4日来我处就诊，症见：鼻塞，通气受阻严重，劳累或受凉后鼻塞加重，呼吸不畅并伴前额头痛，怕冷，无汗出，偶有口干，纳眠可，便干。舌淡胖，有齿痕，苔腻，左寸脉浮细，右寸脉浮。辨证：鼻渊（慢性鼻炎），少阴厥阴合病，治以温阳解表，散寒止痛，处方麻黄附子甘草汤合吴茱萸汤，药用麻黄6g，附子10g，甘草10g，吴茱萸9g，生姜15g，党参30 g，大枣30 g，肉苁蓉20 g。中药颗粒剂12剂，日1剂，早、晚饭后温水冲服。

2021年2月27日复诊时症见：鼻塞明显改善，通气顺畅，受凉时，流少量清涕，头痛未再发作，仅劳累时出现前额麻，大便恢复正常。守一诊方，去酒苁蓉，8剂，巩固疗效。后随访，患者告知服药5剂后诸疾已愈，未再复发。

【按语】 患者鼻塞两年有余，伴流涕，脉浮，此乃外邪稽留。舌淡胖有齿痕，苔腻，此为阴证。故辨为少阴证，给予麻黄附子甘草汤。又因患者鼻塞同时伴见前额头痛，符合吴茱萸汤方证。因药用对证，故方显其效。二者合用，两年顽疾，一朝得愈，患者喜悦之情溢于言表。

综上所述，慢性鼻炎患者鼻塞、流涕等症状迁延不愈，严重影响正常生活，但目前临床常用的药物治疗难得满意疗效。导师吴鸿教授利用六经和方证辨证论治，根据鼻塞、流涕以及脉象等在表、属阴的症候，判断患者所患慢性鼻炎归属于六经病证中的少阴证，确定以麻黄附子甘草汤为主方。合用吴茱萸汤，治疗头痛之兼证，最终达到治愈慢性鼻炎的目的。

参考文献

［1］张国仁.局部使用糖皮质激素类喷鼻剂治疗慢性鼻炎的临床观察［J］.人人健康，2020，（10）：91-92.

（付林、尹悦整理）

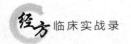

茯苓杏仁甘草汤治疗胸痹的临床心悟

导读： 茯苓杏仁甘草汤是仲景所创用于医治胸痹的经典方子。吴鸿教授善用经方治疗心系疾病，认为饮阻气滞是胸痹发生的主要病理因素之一，应用茯苓杏仁甘草汤论治胸痹获效颇佳。并结合六经、方证及气血津液辨证思想，提出该方主治病机为太阴病，水饮湿邪内停，气机不畅，方证要点是：以胸闷，气短为主证，兼见舌淡胖，苔白厚腻，脉弦滑等由饮停湿阻气滞所致诸症。临证循此脉络辨治胸痹，较易达到方证相应、药至效显的目的。本文通过引据古今医家医籍经典论述，并介绍验案一例对吴鸿教授临证运用此方的经验进行阐析。

关键词： 茯苓杏仁甘草汤；胸痹；太阴病

胸痹是以胸部痞闷不舒，气短，呼吸困难或胸部疼痛甚则胸痛彻背等症为主要临床表现的一类疾病。目前医家大多将胸痹与心痛合而论治，将其与冠心病相对应，多从气血阴阳虚弱以及寒凝、瘀血、痰浊、气滞等病理因素角度辨治。而临证时患者病症复杂，病机多样，胸痹也不仅局限于冠心病，还可涉及呼吸、消化、神经等多系统疾病[1]，治疗本病时更要明晰病机，对证施治。

导师吴鸿教授善用经方治疗各类疾病，通过"六经—气血津液—方证"思路紧抓疾病发生发展的病机，临证获效颇佳；指出胸痹多责之于心肺气血津液失调，病因方面更要注重脾肺的关系和调节水液代谢与气机运行的作用；应用具有健脾利水、理气宽胸功效的茯苓杏仁甘草汤治疗以"胸闷，气短"为主证，兼见饮停湿阻气滞之象的胸痹患者取得了较好疗效。本文对吴鸿教授运用茯苓杏仁甘草汤治疗胸痹的思路与经验进行了阐释，详述如下。

1 溯古纳今探病机

胸痹最早出现在《灵枢·本藏》"肺大则多饮，善病胸痹，喉痹，逆气"的论述中，此处所述胸痹病机与肺中水饮之邪密切相关。《金匮要略》将胸痹心痛合并论述，但并非今之冠心病胸痹心痛，书中所述胸痹病机"阳微阴弦"在后世辨治胸痹过程中具有"垂方法，立津梁"的重要地位。"阳微"指上焦阳气不足，阳气不振；"阴弦"指尺脉弦指，下焦阴寒内盛之象。书中也提到"所以胸痹心痛者，以其阴弦故也"，可见胸痹病机虽然存在上焦阳气不振，而下焦阴寒之邪上盛于胸更是发病的关键，正如吴谦所言："凡阴实之邪，皆得以上乘阳虚之胸，所以病胸痹心痛。"[2] 从阴邪性质来看，水饮质稀易于流动，且弦脉主饮病，《黄帝内经》中也有"民病饮积心痛"的论述，可见水饮之邪当为"阴弦"之一。吴鸿教授应用经方治疗胸痹时遵古而纳今，指出古时物质匮乏，饥困者多，因素体虚弱导致阳微而阴弦者众，而今人则多由于饮食无度或好肥嗜甘等原因，损脾伤胃，中焦运化失司，饮停湿聚，上犯胸阳，发为胸痹。而饮停湿阻气滞日久，亦可导致气血阴阳虚弱，以及瘀血、痰浊等病理因素出现，致胸痹愈发严重。故临证辨治胸痹要注重脾胃功能以及气血津液代谢的调节。

2 茯苓杏仁甘草汤辨治经验

2.1 六经为纲纳病机

六经辨证思想源于仲景，包括外感、内伤在内的各种疾病均能以六经辨证理论体系进行归纳划分。胡希恕先生将太阴病归属于里阴证，指出凡患病引起人体功能较正常不足者，称为阴证，是众多《伤寒论》医家流派中影响深远、临床实用性较强的一种理论体系。

吴鸿教授临床运用茯苓杏仁甘草汤的核心之一便是注重六经辨证。关于茯苓杏仁甘草汤的六经归属，吴鸿教授指出，《金匮要略》中记载茯苓杏仁甘草汤的主治病证"胸痹""气塞""短气"，均属于机体功能抑制消退之象，病性为阴，且胸痹气短之症病位在里，故该方主治病证当属太阴证。结合临床诊疗过程中所见，施以茯苓杏仁甘草汤的患者常有舌苔白腻之象，提示有水饮湿邪的存在。分析发现，许多用茯苓杏仁甘草汤治疗效果良好的患者，经常有脾胃功能失司的表现，如食欲欠佳、胃脘不适、腹胀等症状。脾为太阴湿土，最易化湿聚饮，茯苓一可健脾利湿，消逐中焦水饮，二则散上冲水气之根源。可见无论从证候还是药物组成分析，本方对应病机均属于太阴病范畴。

2.2 气血津液明机制

气血津液是机体生理病理发生发展的基础，所有生命活动的正常运行都离不开气血津液的调和输布。吴鸿教授认为，将六经辨证与气血津液辨证结合，能从疾病部位、性质、病理发展过程的角度准确把握茯苓杏仁甘草汤所治胸痹的病理机制。

现代胸痹多是由于脾胃功能失常，水液运化失司，湿困饮停，上犯于胸，心肺气血津液通行受阻，气行不畅，引起肺失宣降、气机出入失常，最终出现胸闷、气短等症状，而饮停气滞日久，易致血行受阻而为瘀，气血津液互阻互碍，进一步加重胸闷、气短之症，甚则出现胸痛。可见饮停湿阻气滞在胸痹发展过程中占据重要地位，以茯苓杏仁甘草汤利水逐饮，行气宽胸，有瘀血者合用活血化瘀之品，胸痹自除。历代医家对此方也有论述，如《医宗金鉴》云："水盛气者，则息促，主以茯苓杏仁甘草汤，以利其水，水利则气顺矣。"[3]水湿为阴邪，其性重浊黏滞，是导致机体气机不畅的重要病理因素，而气机不畅又可导致津液输布失和，滋生水饮湿邪，水气并壅于上，致胸痹愈发严重。故茯苓杏仁甘草汤运用茯苓利水化湿，水利则气畅，并用杏仁降肺气开胸结，令肺气往来流利，气畅则胸中水液得布，更合甘草健脾益气，助增茯苓、杏仁输布水气津液之力，使胸痹去而气不短。正如黄元御云："茯苓杏仁甘草汤，杏仁和肺气而破壅，茯苓、甘草补土而泄湿也。"[4]这些分析均表明，茯苓杏仁甘草汤所治胸痹存在水饮湿阻、气机不畅之病理机制。

2.3 方证中病痹自除

方证辨证是中医学的重要组成部分，该思想在仲景《伤寒论》"病与方相应者，乃服之"等论述中早有体现，其主要内容是"方"随"证"出，一首方剂对应的方证能使该方应用于临床时更加切合病机。如上所述，吴鸿教授通过分析茯苓杏仁甘草汤病因病机，结合临床经验，指出茯苓杏仁甘草汤归属于太阴病范畴，主治水饮湿邪内阻，气机不畅。并认为现代人们生活水平较高，或饮食无度，或好肥嗜甘，或无忌冷热，均易损碍脾胃功能，致使水气津液无以通行输布，聚而化生水饮湿邪，湿困中焦，则发为胃脘部胀满不适，食欲不佳，大便稀溏；湿困四肢经络，则见肢体困倦；水饮上犯心肺，气机不畅，清浊失司，则致胸痹。

据此，反映茯苓杏仁甘草汤方证病机的临床指征应包括：以胸闷、气短为主证，或兼见胃脘部不适、食欲不佳、大便稀溏，甚至体力不佳、肢体困倦，舌质淡，舌下脉络充盈，舌苔白腻，舌体胖大，边有齿痕，脉弦滑等。这些具体方证均可作为临床针对性运用茯苓杏仁甘草汤的重要参考依据，临证凭此应用茯苓杏仁甘草汤治疗胸痹，可使方药正中病所，取得较好疗效。

此外，如前所述，临证时患者病症复杂，病机多样，常出现多经合病、多方之证，需根据不同病机方证合用对应经方治疗，即可取得满意疗效。吴鸿教授认为，在以六经为法归类证候的基础上，方证辨证为遣方用药提供了明确的参考依据，或能构建完整清晰的理、法、方、药辨治体系，便可明其理，得其法，做到方随证出，药至效显。如兼见畏寒怕冷、脉沉细等属少阴病者，可合用附子汤温经散寒，亦可助增茯苓杏仁甘草汤运气化饮之效；若兼见胸部刺痛、舌色偏暗、舌下络脉瘀暗、脉涩等属瘀血阻脉者，则可合用丹参饮活血化瘀；兼见胸胁不适、口苦、咽干、食欲不佳、脉弦等属少阳病肝脾不调者，亦可合用小柴胡汤治疗。

3 典型医案

患者张某，女，12岁。主诉：胸闷、气喘半年，加重1个月。半年前活动时出现胸闷、气喘，曾于郑州市儿童医院就诊，行心电图等检查均未见明显异常，以哮喘病为诊断，口服甲泼尼龙片等西药治疗后效果不佳。后患者胸闷、气喘症状反复发作，并逐渐加重，近1个月稍动即喘，乏力，不能正常行走活动，致其休学，经友人推荐后于2019年12月26日来诊。症见：被人扶入诊室，体形瘦弱，言语浅短难续，间断胸闷、气喘，稍动即明显发作，时有头晕，倦怠乏力，口干，全身怕冷，无发热，鼻塞，双下肢发凉发麻，食欲不佳，夜眠可，大便时干时溏，小便调。舌红少苔，脉沉弱无力。辨证属胸痹之少阴太阴合病，治以行气化饮、补虚强壮，处以茯苓杏仁甘草汤合麻黄附子甘草汤加味，药用茯苓30 g，杏仁10 g，甘草10 g，麻黄5 g，附子10 g，当归15 g，赤芍15 g，炒白术15 g，川芎10 g，泽泻15 g，干姜6 g，天花粉15 g，防风6 g，黄芪30 g，煅牡蛎15 g。14剂，水煎服，日1剂，早、中晚饭后温服。

二诊（2020年1月9日）：胸闷、气喘减轻，可扶墙行走两三米，头晕已无，余症均有改善，口干较明显，纳眠尚可，大便偏干，小便调。舌质淡红，苔薄白，脉沉弱。守一诊方去白术、泽泻，改麻黄 6 g，加栝蒌瞿麦丸令水湿从温而化，水液复行，口干乃消。

三诊（2020 年 1 月 16 日）：胸闷、气喘明显减轻，可自行走动数十米，余症均明显好转。舌质淡，苔薄白，脉沉。守二诊方微调药量，予 7 剂以巩固疗效。1 个月后随访，其母颇为喜悦，诉其诸症均已好转，行走如常人，且病情稳定，不曾反复，已返校。

【按语】患者脾运失司，饮停湿困，则见食欲不佳、大便时干时溏；饮邪上犯于胸，气机不畅，发为胸闷、气喘；清阳不升，则见头晕；津液难以上承，故见口干，久而化热损阴见舌红少苔；病久累及阳气，则见怕冷、鼻塞、下肢凉、乏力难行、脉沉弱无力等少阴虚寒之象，可见脾虚饮停贯穿该案患者疾病发生发展始终。胸中饮停气滞所致胸痹更是主要症状表现，故以茯苓杏仁甘草汤为主方健脾化饮，行气除痹。方中大量茯苓健脾渗湿利水，主胸胁逆气、膈中痰水，绝水饮之源，是为君药；杏仁宣肺降气祛痰，主咳逆上气、胸间停水，使肺气通利则复能通调而水饮得消是为臣药；甘草补中和中，使邪去而正不伤，且中气足则健运有权，停水自行，是为佐药。患者久病损阳，且见怕冷、鼻塞、脉沉弱等阳虚表证，遂加用麻黄、附子、干姜、防风助阳解表，温化水饮，兼顾表证；中焦饮停，清阳不升而致头晕，正如《金匮要略》述："心下有支饮，其人苦冒眩，泽泻汤主之。"遂加白术、泽泻缓解头晕，更可助增茯苓健脾制水之功。另患者久病体虚，脉行无力，遂以黄芪、当归、赤芍、川芎补气活血，使周身气血通畅，缓解腿软难行，更可防饮积气阻日久生瘀。少佐天花粉、煅牡蛎一可咸寒生津止渴，二可防麻黄、附子辛热伤阴。二诊胸闷、气喘减轻，头晕已无，上焦水饮已减，清阳得复，去泽泻汤；见口干较明显，大便稍干，结合患者腿软难行等阳虚之象，考虑为下焦阳气亏损，水气不行所致，正如《金匮要略心典》所述栝蒌瞿麦丸主治之证："此下焦阳弱气冷，而水气不行之证。"遂合栝蒌瞿麦丸助阳化气利水。三诊见诸症皆缓，药应病机，微调药量，巩固前效。诸药合用，补虚泻实，方证相应，见效迅速。

通过理论探讨，结合临床应用，参考古今医家论述，吴鸿教授指出茯苓杏仁甘草汤所治胸痹病机为太阴病，水饮湿邪内停，气机不畅，方证要点包括：

以胸闷、气短为主证，或兼见胃脘部不适、食欲不佳、便溏、肢体困倦，舌质淡，舌体胖大，舌苔白厚腻，边有齿痕，脉滑等由饮停湿阻气滞导致的里阴证。临证时参考这些要点，灵活运用茯苓杏仁甘草汤，并结合患者的具体表现，遣方用药，定能取得临床疗效。

参考文献

［1］王乐，付亚龙.胸痹与冠心病［J］.北京中医药大学学报，2008，31（4）:286-288.

［2］吴谦.医宗金鉴［M］.北京：人民卫生出版社，1963:523.

［3］吴谦.医宗金鉴·伤寒论注［M］.严康维，陈晶，校注.北京：中医古籍出版社，1995:257.

［4］黄元御.黄元御医集（四）金匮悬解［M］.麻瑞亭，孙洽熙，校注.北京：人民卫生出版社，2015:216.

（王棣丞整理）

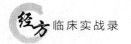

炙甘草汤治疗心悸的经验总结

导读： 炙甘草汤出自《伤寒论》，具有益气养血、滋阴通阳之功，常用于治疗心悸等病证。心悸是常见心系病证之一，病理性质为本虚标实，本虚则为心之气血阴阳亏虚。吴鸿教授临证时强调方证相应，善于结合患者体质及方证特点，选用炙甘草汤治疗心悸，疗效显著。笔者有幸侍诊，现尝试总结吴鸿教授运用炙甘草汤治疗心悸的临床经验，并附验案 2 则，以资借鉴。

关键词： 炙甘草汤；心悸

心悸是指患者自觉心中悸动不安，甚则不能自主的一种病证，或为心悸病的主证，或为其他疾病如胸痹的伴随症状，多呈发作性，每因情志波动或劳累过度而发作。现代医学心动过缓、房性早搏、心房颤动等都可归属于心悸范畴，中医治疗此类疾病往往具有优势。吴鸿教授善用炙甘草汤治疗心悸，疗效好，现将其运用炙甘草汤治疗心悸的经验总结如下。

1 对炙甘草汤的认识

炙甘草汤出自《伤寒论》第 177 条："伤寒，脉结代，心动悸，炙甘草汤主之。"此条论述外邪入心，气血两亏的证治。太阳受邪，内传入少阴，致使心脏受损，气血两虚，心神失养，故脉搏有结代之象，心中有慌慌然跳动不安之感。唐代孙思邈在《千金翼方》中记载炙甘草汤："治虚劳不足，汗出而闷，脉结悸，行动如常，不出百日，危急者十一日死。"因此，不论外感、内伤之心悸脉结，均可治用炙甘草汤益气养血，滋阴通阳，使脉平复。

原方甘草四两（炙），生姜三两（切），人参二两，生地黄一斤，桂枝三两（去皮），阿胶二两，麦门冬半升（去心），麻仁半升，大枣三十枚（擘）。其中炙甘草用量较重，且为主药而命名。因炙甘草补中益气，气血生化有源，以为复脉之本，故为方中主药；重用生地，配麦冬、阿胶、麻仁、人参、大枣可养心血、滋心阴、充心脉;桂枝辛温,配生姜可振奋心阳,温通血脉。诸药合用,具有气血双补、阴阳同调、益气复脉的作用。故本方亦称"复脉汤"。更用清酒煎药,既制大剂生地黄甘寒凝滞之性,又增强通经络、利血脉之效。

2 临床经验

2.1 心悸病因病机

心悸属于心系疾病,病位在心,病性多为本虚标实,虚证多为气、血、阴、阳的亏虚,实证多为气滞、痰饮、血瘀等,二者相互兼杂,相互转化。多位医家关于心悸病因病机的见解不谋而合,如国医大师朱良春认为心悸首先依靠脉象区分阴虚、阳虚、阴阳两虚的不同,治疗多根据阴阳亏虚选药,提出炙甘草汤补中兼通,阴阳两虚均可使用[1]。颜德馨教授则认为,心悸的病因是气血失衡,气血不足是发病的本质,瘀血不仅是主要的病理产物,还是病情进一步恶化的因素[2]。吴鸿教授通过长期临证,认为心悸者虚证居多,多由虚而发,表现为气血阴阳不足,导致心神失养,发为心悸。

2.2 炙甘草汤方证

据《伤寒杂病论》可知,与炙甘草汤相关的证候为"心动悸、脉结代、虚劳不足、汗出而闷"。其中,"心动悸"为主证,即心中悸动不安、有慌慌然跳动之感。"脉结代"为炙甘草汤代表脉证,可认为脉律不齐、脉虚无力是其特征。而"虚劳不足、汗出而闷"补充了运用炙甘草汤的指征。吴鸿教授认为,"心悸、心慌"为炙甘草汤之核心方证。同时强调类方思想,认为炙甘草汤属于桂枝类方,而桂枝类方又适用于"桂枝体质"。所谓"桂枝体质"多指类似于形体偏瘦、功能低下、肤白缺乏光泽等表现的一种体质状态[3],若此类患者出现"心悸、心慌"症状,则首选炙甘草汤治疗,治病调体,一举两得。除此之外,吴师亦注重以方测证,以丰富方证之内涵。因本方中有火麻仁一药,其含丰富油脂,神农谓之"补中益气,久服肥健不老",现代多取其润燥滑肠,所以推知本方方证当有"便干"。

综上,吴鸿教授认为炙甘草汤方证为:心悸,大便偏干,形体偏瘦,面色憔悴,精神萎靡,汗出,胸闷,少气懒言,舌淡,苔薄白,脉细弱,或有心律失常病史。为便于临床精准掌握和应用,进一步总结其核心方证为:心悸,便干，形体偏瘦。基于方证相应思想，凡具以上方证之心悸，选用炙甘草汤治疗，常获良效。

3 病案举隅

3.1 炙甘草汤调治心动过缓案

周某，女，67岁。2个月前活动后出现心悸，心中有慌慌然跳动之感，于当地医院查心电图，提示窦性心动过缓，未予治疗，后心悸每遇活动后发作。于2021年3月27日至我处就诊，症见：体形消瘦，疲倦面容，活动后心悸，自觉心跳明显，双下肢酸困乏力，纳可，眠差，多梦，二便调。舌淡暗，胖大，有齿痕，苔腻，脉沉弱。心电图提示：窦性心动过缓，心率57次/分。血压129/51 mmHg。诊断为心悸，证属炙甘草汤证，治以益气养血、滋阴通阳，方用炙甘草汤：甘草30 g，党参10 g，生地45 g，阿胶10 g，麦冬20 g，火麻仁10 g，桂枝12 g，生姜12 g，大枣20 g。中药颗粒剂6剂，嘱加1两白酒煎煮后服用。二诊（2021年4月1日）：服药后心悸改善，活动后心悸、乏力较前减轻，自觉全身有力，仍时有双下肢酸胀不适。另诉近2日感冒，流涕，咳嗽，大便正常。舌淡胖，有齿痕，苔腻，脉沉弦细。给予两个处方，方一：桂枝加厚朴杏子汤，桂枝15 g，白芍15 g，生姜15 g，大枣20 g，甘草10 g，厚朴10 g，杏仁10 g，3剂。方二：守一诊方，生地黄加至55 g，9剂，仍加1两白酒煎煮。嘱先服方一3剂，待感冒愈，继服方二。1周后随访：感冒已愈，流涕、咳嗽皆无，患者精神状态佳，心悸、乏力均大减，可事体力劳动。继续调理，巩固疗效。

【按语】患者符合"桂枝体质"，消瘦，疲倦。症见活动后心悸、乏力，眠差，舌淡暗，胖大，有齿痕，苔腻，脉沉弱，符合炙甘草汤方证，投以炙甘草汤，心悸大减。二诊时患者罹患感冒，咳嗽，流涕，根据体质调整用药，先投桂枝加厚朴杏子汤祛除外邪，三剂而愈，继而续用炙甘草汤，并重用生地加强养心血、滋心阴、充心脉之功。选方如此，方证相应，因何不效？

3.2 炙甘草汤调治房性早搏案

张某，女，52岁。8年前出现心悸，曾于当地医院查动态心电图提示偶发房性早搏，间断口服酒石酸美托洛尔片25 mg每日一次，心悸未见明显改善。8

年来症状时好时差，1月前加重，心悸频发，于2022年4月28日至我处就诊。症见：体形瘦弱，自觉心中悸动、心跳加快，夜间明显，伴胸闷，纳眠欠佳，大便干，舌淡红，苔腻，脉弦细。诊断为心悸，证属炙甘草汤证，治以益气养血、滋阴通阳，处方炙甘草汤：甘草30g，党参15g，生地30g，阿胶10g，麦冬30g，火麻仁15g，桂枝10g，生姜10g，大枣20g。中药7剂，嘱加1两白酒煎煮。1周后随访：服药后心悸发作次数明显减少，夜间胸闷基本已无，纳眠改善，大便干亦有好转。

【按语】患者心悸病史多年，既有心气心阳耗伤，又有心血阴虚不足，故导致心阴阳俱虚，心失所养。症状可见心悸不安，夜间明显、伴有胸闷，纳眠欠佳，大便干结，舌淡红，脉弦细，加之体形瘦弱、面容憔悴，符合炙甘草汤方证，故方选炙甘草汤，方证相应，使心气得补，心血得充，心阴得滋，心阳得温，心悸得止。

4 总结

吴鸿教授认为，心悸者以虚证居多，表现为气血阴阳不足；炙甘草汤擅长益气养血，滋阴通阳，其方证要点为心悸、便干、舌淡、脉细弱等，临证时再加以"形体偏瘦"之"桂枝体质"特征，可以做到快速准确地选方用药。方证相应之道路，至简至捷，易学易用，为快速学习中医之大道。

参考文献

［1］周玲凤.国医大师朱良春教授治疗心悸经验［J］.中医研究，2011，24（7）：64-65.

［2］胡晓贞，颜乾麟，颜德馨.颜德馨论心悸证病机及其治法［J］.中国中医药信息杂志，2007，（11）：82-83.

［3］李小荣，薛蓓云，梅莉芳.黄煌经方医案［M］.北京：人民军医出版社，2013:16-23.

（胡蒙惠整理）

经方治疗失眠验案总结

导读：失眠属于中医学"不寐"范畴，是临床中常见疾病之一，具有发病率高、易反复等特点。导师吴鸿教授潜心钻研仲景之学，在临床实践中常从方证相应理论出发，结合患者体质，运用经方治疗失眠，每获良效。笔者有幸侍诊，切身体会总结了吴鸿教授治疗本病的经验，并附验案 2 则，与同道分享。

关键词：失眠；方证相应；黄连阿胶汤；柴胡加龙骨牡蛎汤

失眠是以高频次不能正常睡眠为特征的一类病证，主要表现为难以入睡，或睡后易醒，醒后难再入睡，甚至彻夜不眠，严重影响患者的正常工作生活。临床对于失眠的治疗主要以用镇静药物催眠为主，此类药物虽能缓解患者症状，但不易戒断并伴有不良反应。而经方治疗本病，具有疗效好、无不良反应、无依赖性的优势。导师吴鸿教授依据方证相应理论，结合患者体质，运用经方治疗失眠，屡获良效，现将导师吴鸿教授运用黄连阿胶汤、柴胡加龙骨牡蛎汤治疗失眠的方证特点归纳如下。

1　诊疗思路

吴鸿教授临证时常用方证相应思想来诊治疾病，根据患者的体质和主要症状施药，往往药到病除，体现了仲景"观其脉症，随证治之"思想。吴鸿教授认为失眠多与压力和情志有关，现代人因工作、生活压力和情志变化易致失眠，甚至会影响到工作、生活，进入恶性循环。临床中常用黄连阿胶汤、柴胡加龙骨牡蛎汤治疗失眠，效果显著。

2　经方治疗失眠心得

2.1　黄连阿胶汤治疗失眠

黄连阿胶汤出自《伤寒论》第 303 条："少阴病，得之二三日以上，心中烦，不得卧，黄连阿胶汤主之。""心中烦，不得卧"的病机有两个方面：一为少阴热化，心火亢盛，内热上扰心神；二为少阴病，气血津液阴精亏虚，不养心神，阳不入阴则心烦、不寐。本方组成为黄连、黄芩、芍药、鸡子黄、阿胶。方中黄连、黄芩泻心火使心气下交于肾，阿胶滋阴养血、白芍养血敛阴，可制心火之上炎，鸡子黄养心安神（可用生地代替），共奏滋阴清热，交通心肾之功。导师吴鸿教授认为现代人因生活方式的改变，精神压力大，易烦躁，焦虑，虚热内生，心烦失眠，此方诸药合用使体内水升火降，心肾交合，故心烦自除，夜寐自安。黄连阿胶汤方证为：心烦失眠，辗转反侧，情绪多亢奋，舌红，脉数。

2.2 柴胡加龙骨牡蛎汤治疗失眠

柴胡加龙骨牡蛎汤出自《伤寒论》第107条："伤寒八九日，下之，胸满烦惊，小便不利，谵语，一身尽重，不可转侧者，柴胡加龙骨牡蛎汤主之。""胸满"为胸闷；"惊"为惊恐不安；"烦惊"之意是以"惊"为烦；"谵语"为异常的精神状态；"一身尽重"为身体乏力，行动受困。同时，结合体质用药，提升疗效。本方常用于柴胡体质，多表现为偏瘦或中等体形，面色暗黄或青白，无光泽，肌肉紧实，表情淡漠，疲倦懒言。总之，柴胡加龙骨牡蛎汤方证为：胸闷，心烦，失眠，身体乏力，表情淡漠，疲倦貌，情绪抑郁焦虑，双关脉弦。

3 医案举隅

案例1：王某，女，33岁。初诊：2022年2月13日。主诉：入睡困难2年余，加重2个月。患者2年前出现入睡困难，易醒，醒后难再入睡。依赖安定片、乌灵胶囊，方可入睡。近2个月无明显诱因，上述症状加重，服药后仍难入睡。刻下症：入睡困难（凌晨2~3时入睡），易醒，醒后难再入睡，精神亢奋，心烦。无口干口苦，无怕冷，易汗出。月经量少，淋漓12日未尽。形体消瘦，纳可，二便调。舌红，苔腻，脉细数。诊断为不寐，黄连阿胶汤证。处方黄连阿胶汤：黄连12 g，黄芩10 g，白芍15 g，阿胶10 g，生地黄15 g，龙骨15 g，牡蛎15 g。中药颗粒剂12剂，水冲服，日1剂，早晚饭后温服。二诊（2022年2月24日）：精神饱满，睡眠质量可，入睡困难、心烦明显减轻，末次月经已停，纳可，二便调。舌红，苔腻，脉弦数。守一诊方，15剂，服法同前。三诊（2022年4月3日）：睡眠已正常，精神状态佳，其余诸症皆愈。守二诊方，12剂，巩固疗效。1个月后随访，失眠未再反复。

【按语】患者形体消瘦，心烦，失眠，难以入睡，精神亢奋，月经淋漓不尽。心神烦躁，难以入睡，乃心火不能下交于肾而独炎于上所致。正如陈士铎《辨证录》云："夜不能寐者，乃心不交于肾也，……心原属火，过于热则火炎于上而不能下交于肾。"观其舌红，脉数，亦为内热之象，故用黄连阿胶汤清热降火、滋阴安神。方证相应，病得以除。

案例2：时某，男，55岁。初诊：2021年10月9日。主诉：入睡困难3年余，加重1周。患者3年前出现入睡困难，伴情志不畅、全身乏力等，就诊于当地医院，以"抑郁症"为诊断治疗，坚持口服米氮平片30 mg，每日一次，症状控制时好时差。1周前入睡困难症状加重，精神淡漠，乏力懒动。既往心肌梗死PCI术后8年，房颤5年，平素口服波立维、瑞舒伐他汀、倍他乐克。刻下症：入睡困难，每晚仅能休息3小时左右，多梦，易醒，白天全身乏力，下午4—5时较明显，重则持续至夜间8时左右，伴心烦，心中不适，无口干口苦，无汗出，体形偏瘦，纳可，二便调。舌暗红，苔腻，双关脉弦。诊断为不寐，柴胡加龙骨牡蛎汤证。处方柴胡加龙骨牡蛎汤：柴胡18 g，龙骨15 g，牡蛎15 g，黄芩10 g，大黄10 g，桂枝15 g，茯苓15 g，姜半夏15 g，党参15 g，生姜15 g，大枣20 g，煅磁石10 g，栀子10 g，姜厚朴10 g，枳壳10 g。中药颗粒剂15剂，水冲服，日1剂，早晚饭后温服。二诊（2021年10月28日）：睡眠改善，精神状态好转，乏力、心烦不适消失。因中药已服用完毕三日，未能及时复诊，睡眠稍有反复。守一诊方，15剂。后又复诊2次，服30剂，病情逐次好转。服用中药期间，患者自行逐渐减少米氮平片用量，现已停服，每晚能睡6小时，精神状态好，失眠未再反复。

【按语】患者体形偏瘦，瘦人多火，入睡困难、心烦、精神淡漠、乏力懒动、舌暗红，苔腻，双关脉弦，符合柴胡加龙骨牡蛎汤的方证，用之取效，每晚能睡6小时，精神状态好转，乏力、心烦不适消失，米氮平片逐渐至停服。其"心烦"与"胸满烦惊"相应，"全身乏力"乃"一身尽重"之体现。再者，以栀子厚朴汤辅助除烦热、清心烦、抗抑郁。临床常将二方合用治疗失眠、心烦伴抑郁状态者，屡试不爽。

4 结论

从以上两则验案可以看出，虽然同是失眠，吴师却用不同的经方进行治疗，收效颇佳。在治疗失眠的实践中，总结黄连阿胶汤方证为：心烦失眠，辗转反侧，情绪多亢奋，舌红，脉数；柴胡加龙骨牡蛎汤方证为：胸闷，心烦，失眠，身体乏力，表情淡漠，疲倦貌，情绪抑郁焦虑，双关脉弦。正如前面所述，吴师临证时以方证相应思想为指导，结合患者的体质，选方精准，药到病除。

（陈新愿整理）

从"方证相应"运用厥阴病三方经验总结

导读:"方证相应"是临床应用经方的关键。半夏泻心汤、乌梅丸、柴胡桂枝干姜汤为厥阴病典型三方。笔者在跟师学习的过程中发现,吴鸿教授以"方证相应"为指导,临床应用此三方治疗厥阴病得心应手、疗效颇佳,遂将吴鸿教授经验加以总结,与友共享。

关键词:方证相应;厥阴病;半夏泻心汤;乌梅丸;柴胡桂枝干姜汤

方证相应理论源于《伤寒论》中"病皆与方相应者,乃服之"等论述,是保证方出效显的关键。厥阴病为病性属阴、病位在半表半里之证,寒热错杂为其主要病机,此证较为常见,且临床表现复杂多样。吴鸿教授善用经方,认为"方证相应"是通往中医临床的捷径,现结合临床医案,总结吴师运用半夏泻心汤、乌梅丸、柴胡桂枝干姜汤治疗厥阴病的经验。

1 厥阴病浅析

厥阴病为半表半里之阴证,病因多为外感寒邪,久居不去,郁久化热,或暑热外侵,内伤生冷,引起机体气机不畅,阴阳气不相顺接,以致寒热格拒于内。吴鸿教授指出,此证要点为寒热错杂,临床表现为寒证、热证并存于机体。正如《伤寒论》所述:"厥阴之为病,消渴,气上撞心,心中疼热,饥而不欲食,食则吐蛔,下之利不止。"具体表现形式为上热下寒、寒热交互,多见烦热、口干、咽痛、呕吐、汗出肢冷、下利清谷等一系列复杂症状。

此类病证治宜和解半表半里,平调寒热。《伤寒论》创立一系列寒热同调的厥阴病方剂,如半夏泻心汤、乌梅丸、柴胡桂枝干姜汤等,将"寒热并用"理论应用得恰如其分。然而,上述各方侧重点不同,均有其具体的应用指征。方证为经方病机的高度概括,把握"方证相应"是运用不同经方的核心。

2 对厥阴病三方的认识

2.1 半夏泻心汤

半夏泻心汤证为伤寒五六日，已传少阳，本应和解，却以他药下之，邪陷于里，阴阳气不相顺接，寒热错杂结于心下则成痞。从药物本身来看，《医方集解》云："苦先入心，泻心者，必以苦，故以黄连为君，黄芩为臣，以降阳而升阴也；辛走气，散痞者必以辛，故以半夏、干姜为佐，以分阴而行阳也；欲通上下交阴阳者，必和其中，故以人参、甘草、大枣为使，以补脾而和中。"可知半夏泻心汤辛开苦降、交通阴阳，主治寒热错杂之痞证。结合临床，吴鸿教授认为半夏泻心汤典型方证为：呕、痞、利，即于上发为呕吐，于中则为痞满，于下出现肠鸣或泄泻。吴师同时指出，临床若拘泥于"呕、痞、利"，则限制了半夏泻心汤的临床应用价值，认为临床应用本方当把握"心下痞、不欲食"，"心下痞"是半夏泻心汤必见之主证，"不欲食"则为临床常见兼证。

2.2 乌梅丸

乌梅丸常被视为厥阴病之代表方剂，《伤寒论》记载"蛔厥者，乌梅丸主之。又主久利"，暗含其上热下寒之主要病机。"蛔厥者，其人当吐蛔。今病者静，而时复烦者，此为脏寒，蛔上入其膈，故烦，须臾复止。"表明蛔厥为脏有寒，蛔虫上逆致烦之证。观其药物，黄连、黄柏苦寒，清热除烦；干姜、附子、细辛、蜀椒辛温，温中散寒；桂枝、人参、当归补中调气。此方寒温并用，可除上逆之烦、温脏中之寒，使呕止利停。于厥阴病病机基础上以药测证，吴鸿教授总结乌梅丸方证为：心烦，呕吐，手足不温，下利。并强调此方应用时，多结合"厥阴病，欲解时，从丑至卯上"之发病特征，即患者症状于夜间明显或加重。

2.3 柴胡桂枝干姜汤

柴胡桂枝干姜汤条文为"胸胁满，微结，小便不利，渴而不呕，但头汗出，往来寒热，心烦者"，本方证为外证未解，复下之，邪传半表半里，寒多热少所致。后世医家对此方注解颇多，成无己在《注解伤寒论》中认为"微结"是由于热伤津液所致[1]，胡希恕赞同此观点，提出此方是治疗厥阴病最典型的方子，主治柴胡汤证渴而不呕、寒多热少或但寒不热、津液不足而大便干者。不同的是，刘渡舟提出胆热脾寒是此方病机，主要表现口苦、便溏[2]。郝万山的看法与之类似，认为胁痛、口渴、便溏为此方三大主证[3]。吴鸿教授总结前人经验，结合临床体会，认为柴胡桂枝干姜汤典型方证为：口干，口苦，便溏或便干。针对便溏或便干，可通过调整本方之寒热药物剂量而应用、取效。

3　验案举隅

3.1　半夏泻心汤案

王某，女，80岁。初诊：2021年2月21日。主诉：剑突下不适2个月，再发3天。2个月前患者无明显诱因出现剑突下不适，于当地医院住院治疗（具体不详）。3天前食多后出现剑突下不适加重。高血压病史10年，口服苯磺酸氨氯地平片；糖尿病病史10年，口服二甲双胍、格列喹酮；血压、血糖控制尚可。刻下症：精神不佳，唉声叹气，剑突下不适，胃胀，时有胸闷，乏力，稍口干，无口苦，食欲不佳，眠差，大便正常。舌淡紫，胖大齿痕，苔腻，脉弦滑。心电图提示：窦性心律，心率78次/分，逆钟向转位。诊断：胃痞；厥阴病。处方半夏泻心汤，药用半夏15g，干姜15g，黄芩15g，黄连5g，党参15g，大枣15g，甘草10g。中药颗粒剂6剂，水冲服，日1剂，早晚饭后温服。服药后1周，家属反馈：精神好转，剑突下不适、胸闷皆减轻，胃胀基本已无，饮食有味。

【按语】患者精神不佳，面容憔悴、乏力、食欲不佳、舌淡紫、胖大齿痕等，皆乃阴证；无恶寒之表证，亦不属自利不渴之里证，归于半表半里，当属厥阴病。患者无呕吐、下利，但剑突下不适、胃胀、食欲不佳，亦属"但满而不痛者""心下痞者"之半夏泻心汤证。见证取方，精益求精。6剂药下，已解患者燃眉之急。

3.2　乌梅丸案

陈某，男，71岁。初诊：2021年3月11日。主诉：心悸2月余，加重1天。2个月前出现间断心悸，于多处医院就诊检查均未见明显异常，未予治疗。1天前心悸加重，频繁发作，于外院再次复查血常规、肝肾功能、电解质、心电图、消化系统及心脏彩超均无异常，碍于症状反复，转求中医。刻下症：心悸、心前区不适，频繁发作，每次发作3~5分钟可自行缓解，夜间1—2时尤为明显。

面红，时感前额发痒，心烦，口干口苦，入夜尤甚，不欲饮水，吐痰带血丝，平素怕冷，手脚易凉。纳可，眠差多梦，大便干，2~4天一行。舌淡胖，苔腻，脉沉细。诊断：心悸；厥阴病。处方乌梅丸，药用乌梅50g，细辛6g，肉桂10g，黄连15g，黄柏10g，当归10g，人参15g，椒目6g，附子10g，干姜6g。中药颗粒剂6剂，水冲服，日1剂，早晚饭后温服。其女于2021年3月15日来电：患者于外地，请求开药寄回续服。告知症状好转，心悸好转五成，口干改善六成，夜间症状发作减少，大便正常。守一诊方，15剂，服法同前，以续药力。

【按语】患者虽便干，但其面红、口干、心烦、怕冷、手足凉足以表明此寒热错杂证，加之症状于夜间加重，夜间1—2时尤为明显，更为符合乌梅丸的特点，立足方证，精准取方，诸症得解。

3.3 柴胡桂枝干姜汤案

徐某，男，36岁。初诊：2021年7月8日。主诉：腹部疼痛1月余，加重1周。1个月前出现腹部疼痛，呈绞痛，持续数分钟后可自行缓解，未予重视及治疗。1周前腹痛症状加重，持续时间增长，伴大便稀溏，来诊。刻下症：腹痛，稍食凉即腹泻，纳可，口干口苦，无怕冷怕热，大便稀溏。舌淡暗，胖大，苔厚腻，脉沉弱，左脉弦数。诊断：腹痛，厥阴病。处方柴胡桂枝干姜汤，药用柴胡18g，桂枝6g，干姜6g，黄芩6g，天花粉12g，牡蛎15g，甘草6g。14剂，水煎服，日1剂，早、中晚饭后温服。二诊（2021年9月2日）：腹痛、大便不成形好转八成，现晨起口苦，眠一般，小便正常。守一诊方，加党参15g。14剂，服法同前。三诊（2021年9月23日）：患者诉中药果真神奇，症状均无，求数剂固效。

【按语】患者为中青年男性，体格壮实，然适逢夏季，饮食不节，喜食生冷，寒邪日渐入体，加之素体阳盛，结合患者症状，属寒热错杂证，以腹痛为主要表现，食凉后腹泻，同时具有口干口苦，大便溏，符合柴胡桂枝干姜汤方证，服药月余，疾病得解。方证相应，辨证准确快捷，疗效立竿见影。

4 小结

厥阴病以寒热错杂为主要病机，其代表方有半夏泻心汤、乌梅丸、柴胡桂枝干姜汤等，其方证各有特点。吴鸿教授临床善于归纳经方方证，认为半夏泻心汤方证可见呕、痞、利、食欲不佳等；乌梅丸用于心烦、呕吐、手足不温、下利等，症状多于夜间加重；柴胡桂枝干姜汤方证为口干、口苦、便溏或便干。临床验证，屡试不爽。总之，"方证相应"是经方应用于临床的关键，掌握"方证相应"即掌握提高临床疗效的精髓。

参考文献

［1］成无己.注解伤寒论［M］.北京：人民卫生出版社，2012：106.

［2］张保伟.刘渡舟教授论柴胡桂枝干姜汤的内涵与应用［J］.中医药学刊，2002（1）：9-12.

［3］郝万山.郝万山伤寒论讲稿［M］.北京：人民卫生出版社，2018：192-193.

（王凯霞整理）

越婢加术汤临证体悟

导读： 越婢加术汤是《金匮要略》中记载的经典方。吴鸿教授以方证相应指导临床辨证选方，应用此方治疗水热内蕴所致多种疾病，每获良效。并将越婢加术汤归属于治疗太阳太阴阳明合病证方，总结其方证为易汗出，口干渴，浮肿，四肢或乏力酸困或疼痛，小便利或不利等。以方证相应指导临床应用此方，不必拘于一病，可扩大越婢加术汤的临床应用范围。

关键词： 越婢加术汤；胸痹；眩晕；虚劳

1 越婢加术汤方证基础

越婢加术汤出自《金匮要略·水气病脉证并治第十四》[1]："里水者，一身面目黄肿，其脉沉，小便不利，故令病水。假令小便自利，此亡津液，故令渴也，越婢加术汤主之。"本方由越婢汤加白术而成，是治疗水肿性疾病的经典方[2]。越婢汤属向外发越邪热与水气的代表方，治风水夹热证，加用白术可助中焦运化之力，增强祛湿之效。《神农本草经》云[3]："术，味苦温。主风寒湿痹死肌，痉疸，止汗，除热，消食。"从上得知，"主风寒湿痹"为白术的第一功效，并且白术既可利小便又可固涩小便，故小便利或不利均可用之。结合临床常见症状，越婢加术汤方证在越婢汤方证基础上兼见多汗、口渴、四肢乏力等热甚伤津症状，适用于外见表证，内有水饮，兼见多汗、口渴甚等热象之证；此外，四肢乏力不欲举或关节肿胀疼痛亦是越婢加术汤临床常见症。

2 临床经验

吴鸿教授临证从方证出发，根据患者症状特点及病机，辨证选方，不拘于病，运用越婢加术汤亦是如此。认为越婢加术汤可调治水热内蕴兼有表证之眩晕、心悸、胸闷、水肿、乏力、痹症等多种疾病。并总结越婢加术汤的方证多见发热，汗出，头痛，浮肿等表证；兼见大汗，口干渴，烦热等热证；以及身体沉重倦怠，四肢困重麻木不欲举，小便利或不利等水饮之证。核心方证为汗出，口干渴，浮肿，四肢或乏力酸困或疼痛、小便利或不利。应用时常随证化裁，如临床见纳差、便溏、浮肿甚者加量炒白术；舌苔厚腻、表证明显者用炒苍术；内热甚者加大石膏用量；关节痛甚或阳虚者加附子。此外，合方的选择亦灵活，如水肿甚兼见小便不利者合五苓散；湿热甚者合四妙散；眩晕者常合泽泻汤；胸闷者合茯苓杏仁甘草汤或橘枳姜汤；胸中烦热者加栀子豉汤等。

3 案例举隅

3.1 越婢加术汤调治胸痹案

杨某，女，64 岁。1 年前从事体力劳动后出现胸前区疼痛，于当地医院住院被诊断为：不稳定型心绞痛；高血压 3 级（极高危），经治疗好转后出院，后规律口服美托洛尔、阿司匹林、阿托伐他汀、硝苯地平、厄贝沙坦氢氯噻嗪片等药，自觉胸闷不适，血压控制欠佳，头晕间断发作。近 1 周胸前区疼痛发作频繁，伴胸闷、气短，反复发作，深受其扰，于 2022 年 2 月 13 日来诊。现症见：胸闷，自觉胸中似有物堵塞，活动后加重；头晕，双下肢乏力，不能久行，口干、渴欲饮水、夜间尤甚；纳欠佳，眠差，入睡困难，夜间易汗出，夜尿频多，起夜 4~5 次 / 晚，大便正常。舌淡胖，苔腻，脉弦细。心率 84 次 / 分，血压 146/92 mmHg。诊断为胸痹，方用越婢加术汤合橘枳姜汤：麻黄 12 g，生石膏 45 g，生姜 15 g，大枣 20 g，甘草 10 g，苍术 30 g，陈皮 30 g，枳壳 15 g，煅牡蛎 30 g。中药颗粒剂 6 剂，水冲服，日 1 剂，早、晚饭后温服。复诊（2022年 2 月 24 日）：精神状态转好，胸闷、夜尿频明显改善，头晕、乏力亦有减轻，二便调。守一诊方，6 剂，继调之。1 周后随访：胸闷、头晕、周身乏力均较前明显减轻，纳眠可，二便调。

【按语】患者症见胸闷，如物堵塞，易汗出，口渴，下肢乏力，不能久行。水气输布异常，停聚于胸中发为胸闷；水湿停聚，蕴而生热，迫津外泄而汗出；汗出津伤，见口渴欲饮；水湿充斥表里，经脉之气不得畅行，不能温煦濡养下焦筋脉，则见下肢乏力；苔腻，脉弦细为水热内蕴之征，故方用越婢加术汤以清热利水。另合橘枳姜汤，以开胸气，散水行气，缓解胸闷气短等症。方证对应，取效迅速。

3.2 越婢加术汤调治眩晕案

李某，女，58岁。2周前无明显诱因出现头晕，1~2天发作1次，伴周身乏力，四肢倦怠，卧床休息可缓解。既往脑梗死病史10余年，口服阿司匹林肠溶片、柏子养心丸、栝楼通痹丸、天星中风胶囊等药；高血压病史10余年，规律口服缬沙坦胶囊，血压控制欠佳，收缩压可达150~160 mmHg。1周来头晕、头痛频繁发作，影响日常工作及睡眠，遂于2022年3月5日来诊。现症见：眩晕，每天发作2~3次，面目浮肿，腰部及双下肢酸痛困重，呈进行性加重，休息后未见明显好转，严重时视物旋转，不能站立，如坐舟船。伴见头痛，胸闷气短，烦躁不安，神疲乏力，体倦懒言，自觉记忆力减退，纳差不欲食，夜间口干口苦，口渴多饮。大便稀溏，入睡困难，舌红，苔厚腻，脉弦。诊断为眩晕，方用越婢加术汤合泽泻汤：麻黄12 g，生石膏45 g，生姜15 g，大枣20 g，甘草10 g，苍术30 g，泽泻50 g，白术20 g，川芎30 g。7剂，水煎服，日1剂，早、晚饭后温服。1周后随访，患者诉面目水肿消退，头晕、头痛、乏力、纳眠均明显改善，精神状态佳。

【按语】喻昌认为越婢汤："风热之阳，水寒之阴，凡不和于中土者，悉得用之……"越婢加术汤在越婢汤基础上加术四两，增强中焦运化之力，使水湿自祛。本案患者因久病伤及正气，不欲饮食，神疲乏力，体倦懒言，兼见面目浮肿，腰部及双下肢酸痛困重、口渴多饮，夜间口干口苦，大便稀溏等症，故以越婢加术汤助中焦运化，祛一身内外之水。头晕如坐舟船，合以泽泻汤，苍术白术并用则利水行饮，使风邪从皮毛而散，水湿从小便而利。外散内利，表里通畅。

3.3 越婢加术汤调治虚劳案

赵某，女，45岁。1年前出现乏力、头晕，发现血压升高，自行口服硝苯地平缓释片，血压控制欠佳。未予系统诊疗，日久症状加重，近半月来自觉周身乏力、少气懒言，伴心慌、头昏蒙，身体沉重，四肢倦怠，劳累后加重。期间反复发作，深受其扰，于2022年2月19日来诊。现症见：全身困重乏力，下肢尤甚，面淡神疲，手足不温，头部昏蒙，似有戴帽感，自觉心中烦热，偶有心慌，易汗出，晨起明显；伴口渴喜饮，纳谷不馨，夜寐差，夜尿频数，大便溏泄；舌暗红，舌体胖大边有齿痕，苔中后腻，脉弦滑。诊断为虚劳，治以越婢加术汤：生石膏 36 g，麻黄 12 g，生姜 15 g，大枣 20 g，麸炒苍术 30 g，泽泻 50 g，甘草 10 g。中药颗粒剂 6 剂，水冲服，日 1 剂，早、中饭后温服。2022 年 2 月 26 日复诊：服药后乏力困重感明显减轻，心慌、出汗亦有改善，眠可。舌淡胖，苔腻，脉弦。后续继调 1 月余。2022 年 4 月 3 日复诊：精神状态佳，心情愉悦，自觉身体轻松有力，心慌、自觉心中烦热、头部昏蒙均有明显改善，大便不成形已完全好转。

【按语】尾台氏对《外台秘要》越婢加术汤"肉极热，则身体津脱，腠理开，汗大泄，厉风气，下焦脚弱"之论述有以下解释："肉极云者，肉变色，多汗，体重倦怠，四肢不欲举，不欲饮食，食则咳，咳则右肋下疼，阴阴引肩背，不得移动，名曰厉风。"患者全身困重乏力，下肢尤甚，纳谷不馨，倦怠等症，均与本段越婢加术汤所主之症近似，用之效彰。

4 总结

以方证相应为指导思想，精准选方，屡治屡效，正是体现"有是证用是方""观其脉证，知犯何逆，随证治之"之道。越婢加术汤是《金匮要略》治疗水饮病的经典方，吴鸿教授临床应用越婢加术汤不拘于一病，把握其方证可准确应用，提高疗效。其方证为易汗出，口干渴，面目或全身浮肿，身体沉重倦怠，四肢关节乏力酸困或疼痛、小便利或不利，舌体多胖大，色红，脉多沉或弦。在此方证辨证基础上可根据临床症状，灵活化裁。

参考文献

［1］张仲景.金匮要略方论［M］.北京：人民卫生出版社，1963.

［2］付会玲.越婢加术汤合五苓散治疗成人原发性肾病综合征风水相搏证临床观察［J］.四川中医，2020，38（2）：125-128.

［3］尚志钧.神农本草经校注［M］.北京：学苑出版社，2008.

（彭超杰整理）

五积散应用经验探析

导读：五积散源于《太平惠民和剂局方》，具有解表、温中、除湿、祛痰、消痞之功，适用于寒湿性疾病。吴鸿教授临床基于方证辨证理论，结合患者体质，运用五积散辨治寒湿性疾病，每获良效。肥胖之人临床见倦怠乏力、大便偏稀、舌淡苔腻等症状属寒湿在里者，可使用五积散进行治疗。本文结合三则验案，介绍吴鸿教授应用五积散的临床经验。

关键词：五积散；寒湿

五积散见于宋代《太平惠民和剂局方》，是古代治疗寒、痰、食、气、血五种积滞的专方，有解表、温中、除湿、祛痰、消痞等功效。其方剂组成为白芷、川芎、甘草、茯苓、当归、肉桂、芍药、半夏各三两，陈皮、枳壳、麻黄各六两，苍术二十四两、干姜四两、桔梗十二两、厚朴四两。本方以辛温散邪为中心，主治寒、食、气、血、痰五种病邪的郁积，因此以五积散命名。

1 寒湿相关病因病机

《灵枢·百病始生》言："积之始生，得寒乃生，厥乃成积也。"现代人多不注重保护体内阳气，过食生冷，或误用寒凉，日久致人体阳气不足，水湿不化，或生痰浊，进一步伤阳必致寒湿内生，浊气不降，清气不升。吴鸿教授认为，寒为五积之始，五积形成亦以寒为中心。寒湿是五积散证的主要因素，最易损伤人体阳气。若寒湿影响四肢关节，则易出现腰痛、肢体疼痛或麻木等痹证；若影响冲任，则妇人易出现月经不调、白带多、下肢肿等症状；若湿邪困阻脾胃，则易出现胃肠虚冷、肠鸣、顽固性恶心、纳差等；若外感太阳表邪合并太阴寒湿痰阻，则易患空调病、夏天胃肠型感冒等；若其人体质壮实、不爱出汗，同时寒湿水饮为患，易患痤疮、黑斑、咳嗽、咳喘、肥胖等疾病。

2 五积散的适应证

《太平惠民和剂局方》中描述五积散："调中顺气，除风冷，化痰饮。治脾胃宿冷，腹胁胀痛，胸膈停痰，呕逆恶心，或外感风寒，内伤生冷，心腹痞闷，头目昏痛，肩背拘急，肢体怠惰，寒热往来，饮食不进，及妇人血气不调，心腹撮痛，经候不调，或闭不通，并宜服之。"由此可知，五积散可治疗寒、食、气、血、痰等五种性质的郁积。后世医家汪昂论述五积散为"解表、温中、除湿之剂，去痰、消痞、调经之方，一方统治多病，惟活法者变而通之"，说明本方为阴阳表里通用之剂，使用范围广泛。本方由以下几方合方化裁而来：平胃散、二陈汤、四物汤、葛根汤，其中平胃散祛湿、健胃、除胀满、消食积；二陈汤祛湿化痰，专主内伤生冷；四物汤去地黄，可治血中受寒；葛根汤祛除表寒之邪。吴师认为，本方专主散寒祛湿之功，一方可治多病。

根据五积散方证特点与所治疾患的体质特征，吴师认为五积散证临床以倦怠乏力、大便偏稀、舌淡苔腻为辨证要点。适用人群偏于肥胖，以胸腹部圆润突出为特征，偏胖或壮实，面色黄暗，精神倦怠，皮肤多干燥粗糙；身体困重，恶寒不易出汗；腹壁脂肪较厚但柔软。根据五积散方证和体质特征，已有运用五积散治疗胸痹、心悸、眩晕、咳嗽、便秘、腰痛、虚劳、鼻炎、痤疮、肥胖、带下、痛经、卵巢囊肿等疾病的临床实践，且皆获良效。

3 验案举隅

案例1：张某，男，30岁。187 cm/128 kg。2022年3月3日初诊。主诉：发现血压高2年。患者2年前偶然间自测血压发现血压升高，最高达165/105 mmHg，未服药。近日自觉精神及整体状态不佳，欲中药调理。刻下症：间断头蒙，精神不佳，嗜睡，平素口干，饮水无冷热偏嗜，无明显口苦，纳可，夜尿多，3~5次/晚，大便可。舌紫暗，胖大，苔厚腻，舌下脉络充盈瘀暗，脉沉弦细数。血压171/119 mmHg。诊断为眩晕，处方五积散加味：麻黄8 g，苍术20 g，白芷10 g，当归10 g，白芍10 g，川芎10 g，桔梗10 g，桂枝15 g，茯苓15 g，枳壳15 g，厚朴15 g，半夏15 g，陈皮15 g，干姜10 g，生姜10 g，甘草10 g，黑顺片10 g，细辛10 g，生石膏10 g，黄芩10 g。7剂，浓煎，日1剂，早、中饭后温服。

二诊（2022年3月10日）：精神状态好转，嗜睡、夜尿频改善，起夜1~2次/晚。家人诉其鼾声降低，大便正常，较之前稍稀，2~3次/日。舌紫暗，苔腻，脉沉弦。因整体状态较平稳，未监测血压。守一诊方，麻黄加至18g，苍术加至40g。14剂，服法同前。

三诊（2022年3月24日）：精神状态佳，嗜睡、口干、起夜等基本消失，小便正常，大便3~4次/日。守二诊方，麻黄加至20g。7剂，续调之。

【按语】患者虽因血压升高来诊，但2年来无明显头晕，仅偶有头蒙，故考虑以体质为主，整体调理。观此患者虽体格健壮，但精神疲乏，昏昏欲睡，此为明显的"大实有羸状"，虽表现为虚象，实为体内邪实壅盛，气血周流不畅所致。其口干，似为津液不足，但其舌体胖大，苔厚腻，为体内津液流通不畅，无法遍布周身之故。可见患者体内痰饮水湿停滞，影响体内气血津液输布，故见其嗜睡、口干等症。五积散专为寒、湿、气、血、痰五积而设，本案患者体内痰湿积滞，气血输布失常，故以本方健脾化痰，行气导滞，养血活血。只服药1周，嗜睡情况果然好转，加大麻黄用量以振奋体内阳气，以助药力续调半月，体内津液调和，气血顺畅，诸症消失。

案例2：郝某，女，58岁。160cm/72.8kg。2021年5月6日初诊。主诉：胸痛、胸闷3年，加重1周。患者3年前出现胸痛、胸闷，于当地医院诊断为急性心肌梗死，行经皮冠状动脉介入术，于左前降支植入支架1枚，规律服用阿司匹林、可定、倍他乐克等药物后病情稳定。1周前患者受寒后胸痛、胸闷再发加重。刻下症：间断胸痛、胸闷，后背痛，无口干苦，怕冷怕热，多汗，腹胀，晚饭后易反酸，右胁部隐痛不适，纳食一般，眠可，大便不成形，1~2次/日，小便正常。舌淡胖，苔滑腻，舌下络脉瘀暗，脉弦涩，右脉沉弱。诊断为胸痹心痛，处方五积散：麻黄8g，苍术20g，白芷10g，当归10g，白芍10g，川芎10g，桔梗10g，桂枝15g，茯苓15g，枳壳15g，厚朴15g，半夏15g，陈皮15g，干姜10g，生姜10g，甘草10g，栀子10g，连翘20g。中药颗粒剂15剂，水冲服，日1剂，早、晚饭后温服。嘱患者保暖、调整饮食结构。

二诊（2021年5月30日）：服药5天后体重减轻2斤。现胸背痛、胸闷基本消失，多汗减轻，自觉浑身有力，大便等均有改善。舌淡胖，有齿痕，苔薄白，舌下络脉瘀暗，脉弦数。守一诊方，苍术加至30g，麻黄加至12g。中药颗粒剂 15 剂，水冲服，日 1 剂，早晚饭后温服。服 5 天停 2 天。

三诊（2021 年 6 月 24 日）：精神状态佳，自觉全身有力，诉皮肤变白亮，面部红血丝减少。胸部不适基本未再发作。另诉近日上火，口唇溃疡，近 1 周精力旺盛，入睡困难。守二诊方，加黄芩、黄柏各 10 g。中药颗粒剂 15 剂，水冲服，日 1 剂，早晚饭后温服。

【按语】患者胸痛、背痛，其形体肥胖，素嗜肥甘厚味，大便不成形，前干后稀，舌淡胖，有齿痕，苔薄白，为痰浊内生，中阳阻滞；又由外寒引发，阳气损耗，痰浊不化，血脉瘀阻。胸痛、背痛，此乃寒湿水饮流注此处，阻碍气血流通功能。正如《医门法律·中寒门》所述："胸痹心痛，然总因阳虚，故阴得乘之。"此由于心阳虚衰，寒湿郁积体内，痹阻胸阳，凝滞心脉所致，治以五积散温散寒湿，助阳通脉。

案例 3：马某，女，26 岁。158 cm/75 kg。2021 年 7 月 15 日初诊。主诉：大便黏腻不尽 2 周。现病史：患者近 2 周大便黏腻不爽，难解，不成形，为求调理，遂至我处就诊。刻下症：大便黏腻不爽，难解，不成形，晨起稍口干口苦，汗出正常，纳可，眠差，易惊醒，月经紊乱，推迟，淋漓不尽。舌淡胖，苔腻，舌下络脉充盈，脉沉弦细。诊断为便秘，方药选用五积散：麻黄 8 g，苍术 20 g，白芷 10 g，当归 10 g，白芍 10 g，川芎 10 g，桔梗 10 g，桂枝 15 g，茯苓 15 g，枳壳 15 g，厚朴 15 g，半夏 15 g，陈皮 15 g，干姜 10 g，生姜 10 g，甘草 10 g，黄芩 10 g，栀子 10 g。中药颗粒剂 15 剂，水冲服，日 1 剂，早晚饭后温服。

二诊（2021 年 8 月 26 日）：服药后睡眠改善，体重稍减轻。仍眠欠佳，入睡困难，晨起咽痛，大便不成形。舌淡暗，胖大，苔润，舌下络脉充盈瘀暗，脉弦数。守一诊方，白芍改为炒白芍，加连翘 30 g。中药颗粒剂 15 剂，水冲服，日 1 剂，早晚饭后温服。随访后得知患者大便黏腻症状改善，基本顺畅，睡眠好转，精神状态佳，月经改善。

【按语】患者大便黏腻不爽，难解，不成形，舌淡胖，苔腻，结合形态体貌，判定为五积散体质状态，选用五积散。药后整体状态向好，大便较前顺畅。治病调体，实乃上策。

4　小结

五积散证主要病理因素为寒湿，患者多因工作繁忙、压力巨大、饮食不节等因素，损伤脾胃，寒湿内生。五积散证多以倦怠乏力、大便偏稀、舌淡苔腻为辨证要点，结合体质，比较容易掌握。但需注意，五积散证属寒湿为患，素体阴虚或湿热内蕴者，不宜使用。

（吴林柯整理）

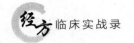

泽泻汤治疗眩晕的经验分析

导读：眩晕是由多种病因引起以头晕、眼花为主要临床表现的一类病证，严重影响患者的生活质量。泽泻汤出自汉代张仲景的《金匮要略》，是治疗眩晕的有效方剂，本文介绍泽泻汤的适用方证、药物比例和临床化裁，并附验案，旨在分享吴鸿教授基于方证辨证运用泽泻汤治疗眩晕病的临床体会。

关键词：泽泻汤；眩晕；方证辨证；临床体会

眩晕是目眩和头晕的总称，以眼花、视物不清和昏暗发黑为眩；以视物旋转，或如天旋地转不能站立为晕，因两者常同时并见，故称眩晕。全身各系统疾病皆可以引起眩晕，如高血压、心脑血管疾病、内分泌疾病及神经官能症等。吴鸿教授根据方证辨证理论将泽泻汤用于治疗眩晕，效果尤佳。现分享如下。

1 泽泻汤的方证

泽泻汤是治疗眩晕的有效方剂，但眩晕的病机多变，病因广泛，历代医籍论述纷繁复杂，若以广义的眩晕作为临证依据，去阐释具体病证的病因病机，难免失之笼统和抽象。

1.1 历代医家对泽泻汤方证的认识

泽泻汤出自《金匮要略·痰饮咳嗽病脉证并治第十二》曰："心下有支饮，其人苦冒眩，泽泻汤主之。"此条文核心有三：一为心下，二为支饮，三为苦冒眩。仲景认为痰饮是眩晕发病的原因之一，其症状可称为"眩""冒"等。《金匮要略心典》言："冒者，昏冒而神不清，如有物冒蔽之也；眩者，目眩转而乍见玄黑也。"明代《普济方》中记载泽泻汤主治："太阳经受风邪，肾气上从风与热而为风厥，身热汗出烦满，不得汗解。"清代《金匮要略正义》言："此条支饮独至冒眩，明是少阴阴气沸腾，蒙蔽天空，心主为之皆昧之象。不必胸胁支满，而其人已苦甚矣。援用专入肾经之泽泻，以之泻水为君；白术补土燥湿为臣，使堤防不坏，下焦安澜，而上焦自复其太清之体也。"刘渡舟先生指出，泽泻汤证的"苦冒眩"，言其头目冒眩之苦，有莫可言状之意，适用于水湿内停证，尤其以眩冒、咳逆、水肿为主要症状者效佳[1]。胡希恕先生将此方方证概括为：里虚胃中有水饮，小便不利[2]。以上医家都认为，泽泻汤主治饮停心下之证，用于因脾失健运、痰饮中阻而产生的冒眩之症。

总之，泽泻汤条文虽寥寥数语，却对其功效主治进行了高度概括，指出核心功效在于治水饮。主治病机与水饮病机相适应，适用于水湿内停证，可表现为眩冒、咳逆、水肿等症。

1.2　吴鸿教授对于泽泻汤方证的认识

吴鸿教授认为，"心下有支饮"提示有水气，并不局限于中焦水饮。湿性弥漫，可停聚全身各处，聚湿生痰成饮，蒙闭清窍，昏昏沉沉，发为眩晕；或阻滞气机，升降失常，清阳不升，清窍失养，也可发为眩晕。另外，眩晕是一种不精确主诉，仲景在条文中讲痰饮致眩，只提病因之饮与症状之眩，而未及其他。其实，眩晕与头晕并不相同，头晕之证虚多实少，而眩晕之病则多呈本虚标实之候，标实征象更为突出。再者，原文提到"其人苦冒眩"，"苦"字就突出患者以疾病的发作状态为苦，即苦于"冒眩"，并且持续不能缓解。因此，泽泻汤的适用方证应为：持续性头脑昏旨沉沉，迷糊不清，反复发作，严重者可表现为头重脚轻、行走不稳等。又或见眼前发花、发黑，头顶发紧，似有重物压迫；或见大便溏稀，舌胖大，苔腻，脉弦沉。凡符合上述方证者，用之皆效。

2　吴鸿教授解析泽泻汤

2.1　泽泻汤组方考证

《金匮要略》中的泽泻汤由泽泻和白术组成。《神农本草经》成书于先秦两汉之间，张仲景时代用药与之最为相符。《神农本草经》记载，"泽泻，味甘寒。主风寒湿痹，乳难消水，养五脏，益气力，肥健。……面生光，能行水上"；"术，味苦温。主风寒湿痹死肌、痉疸，止汗，除热，消食"。现传《伤寒论》《金匮要略》及其他传本都为宋译本，而汉唐以前只有术，当为苍术，至宋代才有二术之分。因宋人倾向于用白术，校定《伤寒论》时，将"术"改为"白术"[3]。

那么，苍术与白术，性味功效方面是否相同呢？非也。吉益东洞《药征》

云："（术）华产两种，其利水也，苍胜于白，故余取苍术也。"《金匮要略》中的"苦冒眩"，强调了病属邪实，若全以白术用药，难免失之偏颇。吴鸿教授认为，白术以健脾祛湿为主，为补脾要药，适用于脾虚湿困而偏于虚证者；苍术以苦温燥湿为主，为运脾要药，适用于湿浊内阻而偏于实证者。总体来说，白术与苍术皆有健脾、祛湿功能，临床运用本方时，不必拘泥于用苍术还是白术，可单用其一，也可二者并用。

2.2 泽泻汤方义辨析

泽泻汤以泽泻五两和白术二两配伍，一方面用大量的泽泻利水祛湿，使已停之饮从小便而去；另一方面用少许白术健脾燥湿，使水湿既化而不复聚。故本方以泻实祛湿为主，具有渗泻水饮、扶助脾胃之功效。吴鸿教授认为，遵循其药物比例而用方，疗效往往好于随性而为者。

3　泽泻汤的化裁应用

临床上，眩晕患者通常会伴有其他症状即"兼症"，这些所谓的"兼症"也是方证辨证的重要依据。胡希恕老先生指出，见到某固定处方的相应证象，就使用某固定处方结构，在此基础上再进行化裁，就可以达到预期的效果[4]。吴鸿教授深谙其理，临证时广泛而又准确地收集患者其他症状表现，将其归纳于下列化裁应用中，如头眩兼有元气虚衰，年老久病者可与肾气丸合用；兼有口渴与小便不利等水液代谢障碍者，可加五苓散；兼见体格健壮，症状不固定且有内热者可合用大柴胡汤；若背恶寒，脉沉弱，可加附子；若有瘀血之象，可与桂枝茯苓丸合用。另外，患者虽以眩晕症状为主，但也会出现表、里、寒、热共病的情况，且不同病位、病性之间有着明显的主次之别，如病本为里寒为主，同时里饮化热，表现出较少的阳明热象，那么治疗则需重点温化寒饮，同时稍加清热药兼顾阳明，可合用二妙散。总之，要以患者主症作为用方指征，随证出方，方与证同。

4　医案举隅

病案 1：王某，女，80 岁，148 cm/40 kg。2020 年 10 月 10 日初诊。主诉：头晕半个月，加重 2 天。现病史：半个月前患者出现头晕、头蒙，当地医院诊断为"神经性眩晕"，间断口服甲钴胺，服药不效，头晕反复发作。2天前头晕、头蒙再发加重，持续发作，毫无缓解之时。刻下症：头晕、头蒙，视物模糊，口中黏腻，咽干，纳眠可，二便调。舌暗红，苔润，舌根苔腻，脉弦细。诊断：眩晕；神经性眩晕。处方予泽泻汤，药用泽泻50 g，白术20 g。中药颗粒剂6剂，水冲服，日一剂，早晚饭后温服。二诊患者诉服药后头晕、头蒙大为减轻，眼睛视物模糊较前改善。另诉平素手脚冰凉，守一诊方，合桂枝汤，予7剂。1周后随访：头晕、手脚冰凉几乎消失，眼睛视物模糊明显改善。

【按语】患者面黄，年老体弱，气血虚衰，正虚有饮，阳气被遏，饮邪上冒，所以长期精神不振，昏沉不清，视物混沌。舌苔脉象提示有痰湿邪实内阻。患者以头冒眩为主症，且无外感经历，既有痰饮之实征，又有"冒眩"之症，予泽泻汤泄实利水，虽寥寥两味，实解病患之苦！

病案2：孟某，女，28岁，162 cm/53 kg。2022年2月24日初诊。主诉：头晕1个月。现病史：患者1个月前出现头晕、昏沉，测血压：143/96 mmHg，未服药，休息后头晕可缓解。后头晕反复发作，来诊。刻下症：头晕频繁，情绪激动时易发作，伴血压升高。无其他不适症状，无口干口苦。纳眠可，大便溏。舌红，苔腻，脉弦细数。心电图提示：窦性心动过速，心率111次/分；左前分支阻滞。诊断：眩晕；高血压。处方予泽泻汤，药用泽泻50 g，白术20 g。中药颗粒剂6剂，水冲服，日一剂，早晚饭后温服。1周后随访：头晕、昏沉已无，血压不超过140/90 mmHg。

【按语】患者1个月以来头晕频发，甚苦于此；加之苔腻，为痰饮水湿之象。清人林礼丰认为："夫心下有支饮，则饮邪上蒙于心，心阳被遏，不能上会于巅，故有头冒目眩之病……故主以泽泻汤。"遂予泽泻汤一方，药量大而力专，利水止眩，血压亦稳。方证相应，裨益临床。

病案3：李某，男，43岁，172 cm/78 kg，2022年3月26日初诊。以"间断头晕、头蒙半年，加重1个月"为主诉来诊。患者半年前出现头晕、头蒙，头痛，后头部昏沉，自测血压最高达150/105 mmHg。1个月前因过量饮酒，头晕、头蒙等症状再发，未予治疗。既往史：高脂血症病史10年，曾间断口服瑞舒伐他汀治疗，具体控制不详。发现血压升高5年，血压最高达150/105 mmHg，半年前服施慧达治疗，血压稳定至128/90 mmHg后患者自行停药。刻下症：头蒙、头部昏沉，时有心烦，头痛，咽干，纳可，睡眠时间较短，醒后不易入睡，二便调。舌淡，苔腻，脉弦数。诊断：眩晕；高血压。给予泽泻汤合栀子豉汤，药用泽泻50 g，白术20 g，栀子10 g，豆豉10 g。中药颗粒剂6剂，水冲服，日一剂，早、晚饭后温服。复诊：头蒙、昏沉、头痛等症状已无，心烦、睡眠明显改善。另诉近期腰痛。守一诊方，合芍药甘草汤，6剂，服法同前，巩固治疗。

【按语】患者头晕、头蒙为主要症状，体形微胖，舌淡，苔腻，脉弦数，与泽泻汤方证相符，给予泽泻汤。又见患者睡眠欠佳，睡眠时间较短，醒后不易入睡，其咽干，心烦，脉弦数，为胸中郁热，故烦躁不得眠，与栀子豉汤"心中懊恼""虚烦不得眠"方证相合，故予栀子豉汤。两方合用，仅4味药物，效如桴鼓。

5 总结

吴鸿教授善用泽泻汤治疗痰饮眩晕，其方证为：持续性头目冒眩，昏沉不清，如置身云雾；或有眼花，视物模糊；大便或溏或稀，往往舌胖大，苔腻，脉弦。并指出眩晕乃本虚标实之症，处方立法须权衡轻重缓急，标急于本，则先治标，标本同现，当予兼顾，标解之后，自当治本。具体遣药，因人、因病而异，不必拘泥。

参考文献

［1］张博生.《伤寒论》方新解［M］.南京：东南大学出版社，2018.

［2］李生财，李廷保.经方大家胡希恕《经方传真》用药配伍规律［J］.中医研究，2015，28（8）：70-72.

［3］杨金萍，王振国，卢星.《神农本草经》与宋本《伤寒论》术类药差异分析［J］.中华中医药杂志，2012，27（8）：2009-2011.

［4］何六零.中医临床家胡希恕先生的六经辨证分析体系［J］.药物与人，2014，27（4）：87.

（曹盼夏整理）

基于方证相应理论运用柴苓汤的验案举隅

导读： 柴苓汤是小柴胡汤与五苓散的合方，两方均出自《伤寒论》，具有和解少阳、行气利水的功效，适用于少阳枢机不利伴水液代谢失常的病证。导师吴鸿教授将其方证归纳为：患者体形多偏瘦，往来寒热，胸胁苦满，默默不欲饮食，心烦喜呕，晨起口干口苦，咽干，目眩，伴有柴胡带不适，小便不利，身重困乏，舌苔白厚腻或水滑，舌淡胖、边有齿痕，脉弦滑。临床应用柴苓汤疗效显著，现基于方证相应探讨并总结吴鸿教授运用柴苓汤治疗心悸、眩晕等疾病的经验，并附验案 2 则。

关键词： 柴苓汤；心悸；眩晕；方证相应

方证是用方的证据，是安全有效使用本方的临床证据和凭证，熟练掌握方证能够使临床运用经方具有一定的标准和规范。吴鸿教授根据方证相应运用柴苓汤治疗心悸、眩晕等疾病疗效显著，现将吴鸿教授运用柴苓汤的方证及临证思路归纳如下。

1 柴苓汤方证

与方构成相同，柴苓汤方证也是由小柴胡汤方证与五苓散方证构成的。经方药少功专，通过合方，可以发挥更好的疗效。

1.1 小柴胡汤方证

《伤寒论》第 96 条："伤寒五六日，中风，往来寒热，胸胁苦满，默默不欲饮食，心烦喜呕，或胸中烦而不呕……小柴胡汤主之。""默默"指患者情绪低落，可见抑郁、悲观、悲伤欲哭、闷闷不乐等表现。《伤寒论》第 97 条："血弱气尽，腠理开，邪气因入，与正气相搏，结于胁下。正邪分争，往来寒热，休作有时，默默不欲饮食……小柴胡汤主之……""外邪"是形成小柴胡汤证的直接致病因素，"血弱气尽"是小柴胡汤证的内在基础。吴鸿教授认为，正是由于此类患者体形多偏瘦，内有气血不足，病邪深入，正气与其相搏结于胁下（此属柴胡带的部位）而出现往来寒热、胸胁苦满、默默不欲饮食、心烦喜呕等症，此即小柴胡汤证的四大主症。柴胡带包括头面、颈肩、胸胁及少腹部等以身体的侧面为主的部位。少阳病提纲列出少阳病三大症："少阳之为病，口苦，咽干，目眩也。"临床尤以晨起口苦最能诊断少阳病，《伤寒论》第272条："少阳病欲解时，从寅至辰上。"根据昼夜"十二时辰"计时法，3：00—5：00为寅时，7：00—9：00为辰时，此时是少阳病欲解之时，也是少阳病最易加重之时。因此，归纳小柴胡汤证方证为：往来寒热，胸胁苦满（柴胡带不适），默默不欲饮食，心烦喜呕，晨起口苦，咽干，目眩，脉弦，患者体形多偏瘦。

1.2 五苓散方证

《伤寒论》第71条记载："太阳病，发汗后……欲得饮水者，少少与饮之，令胃气和则愈。若脉浮，小便不利，微热消渴者，五苓散主之。"吴鸿教授认为，五苓散是一张调节水液代谢失常的方。此类患者口渴、小便不利是常见症状，可伴有身重困乏，大便干或大便不成形，舌苔多白厚腻或水滑，舌体胖大有齿痕。"小便不利"不仅包括小便量少、艰涩，也包括小便量多、频数。本方证患者体形特征不定，虚胖者多肌肉松软而易浮肿；实胖者肌肉充实而易腹泻；瘦者胃部易停水，常有振水音，多伴有食欲不振、腹胀满。因此，归纳五苓散方证为：体形或胖或瘦，口渴，小便不利，可伴有身重困乏，舌苔多白厚腻或水滑，舌体胖大有齿痕。

柴苓汤为上述二方合用，治疗范畴更广，疗效提高。其方证可归纳为：患者体形多偏瘦，往来寒热，胸胁苦满（柴胡带不适），默默不欲饮食，心烦喜呕，晨起口干口苦，咽干，目眩，小便不利，身重困乏，舌苔多白厚腻或水滑，舌淡胖、边有齿痕，脉弦滑。

2 病案举隅

2.1 柴苓汤治疗心悸案

付某，女，56岁。155 cm/50 kg。初诊：2022年2月24日。患者间断心慌半月余。曾于社区医院就诊，给予酒石酸美托洛尔片口服后缓解，后未服其他药物，昨日自觉心慌、心跳不规律，现至我处就诊。心电图提示：窦性心动过速，心率 113 次 / 分；T 波改变。既往史：半个月前体检发现甲亢，未予治疗。刻下症：间断心慌，自觉心跳不规律，口干，晨起口苦，纳稍差，眠可，大便正常，小便多。舌淡胖，苔润，脉沉弦。动态心电图提示：①窦性心律，平均心率 83 次 / 分；②偶见房性早搏；③部分时间部分导联 T 波异常；④心率变异性降低。诊断为心悸病，给予柴苓汤：柴胡 18 g，黄芩 10 g，半夏 15 g，生姜 15 g，党参 15 g，甘草 10 g，大枣 20 g，茯苓 15 g，猪苓 15 g，泽泻 20 g，白术 15 g，桂枝 12 g。中药颗粒剂 15 剂，水冲服，日 1 剂，早、晚饭后温服。

2022 年 3 月 10 日复诊，服药后心慌、大便干、口干口苦症状较前均明显改善，自行监测血压 150/80 mmHg，心率 80 次 / 分，眠差。舌淡胖，苔腻。守一诊方，加浙贝母 15 g、蜂房 10 g。中药颗粒剂 15 剂，水冲服，日 1 剂，早、晚饭后温服。

1 周后随访，患者告知，自觉心情舒畅，心悸、口干口苦等不适基本已无。

【按语】患者半月前体检发现甲亢，在少阳经循行部位，即"柴胡带"上；平素精神欠佳，口苦，小便多，舌淡胖、苔润、脉沉弦，此为少阳枢机不利伴水液代谢失常的表现，与柴苓汤病机和方证相符，给予柴苓汤。方证相应，故收效甚佳，二诊加入浙贝母、蜂房，兼顾调理甲亢。之后服用二诊方继续调理数剂，整体状况稳定。

2.2 柴苓汤治疗眩晕案

王某，男，37 岁。173 cm/65 kg。初诊：2021 年 1 月 3 日。患者 1 个月前出现头蒙，自测血压 160/110 mmHg，后于当地医院住院治疗，住院期间查头颅 CT、心脏彩超、心电图等均未见明显异常，至今坚持口服替米沙坦、硝苯地平片，今晨自测血压 130/92 mmHg。其父母均有高血压。刻下症：头蒙，精神欠佳，平时易焦虑烦躁，口干口苦，晨起明显，无汗出，纳眠可，大便稀，不成形，1 次 / 日，小便多，饮水后尤甚。舌淡胖，有齿痕，苔腻，舌下络脉充盈，脉弦数。诊断为眩晕病，处方为柴苓汤。处方：柴胡 18 g，黄芩 10 g，半夏 15 g，生姜 15 g，党参 15 g，甘草 10 g，大枣 20 g，茯苓 15 g，猪苓 15 g，泽泻 30 g，白术 15 g，桂枝 12 g。12 剂，水煎服，日 1 剂，早、晚饭后温服。

2021 年 2 月 6 日复诊：服药后头晕、头蒙未再发，血压控制在 120/80 mmHg 左右，近 1 周唇干起皮，大便干，量少，小便正常。余未诉其他不适症状。舌淡胖，有齿痕，苔腻，脉弦数。守一诊方，12剂，水煎服，日1剂，早、晚饭后温服。

【按语】患者来诊时焦虑面容、闷闷不乐，平时易焦虑烦躁，属"默默"所包括的情绪范畴，晨起口干口苦，结合头晕、头蒙、大便不成形、舌淡胖有齿痕、苔腻，辨为少阳枢机不利伴水饮停滞之证，与柴苓汤方证相契合，给予柴苓汤。有是证，用是方，故收桴鼓之效，后效不更方，患者继续服用此方，巩固疗效。

3 小结

柴苓汤是小柴胡汤与五苓散的合方，吴鸿教授将其方证归纳为：患者体形多偏瘦，往来寒热，胸胁苦满（柴胡带不适），默默不欲饮食，心烦喜呕，晨起口干口苦，咽干，目眩，小便不利，身重困乏，舌苔多白厚腻或水滑，舌淡胖、边有齿痕，脉弦滑。临诊时遇到上述方证的患者，即可用柴苓汤进行治疗，切不可束缚柴苓汤之用，正如《伤寒论》第101条所言："伤寒中风，有柴胡证，但见一证便是，不必悉具。"

（舒艳整理）

运用大柴胡汤验案举隅

导读： 大柴胡汤出自张仲景《伤寒杂病论》，原方主治以往来寒热、胸胁苦满、喜呕，呕不止、郁郁微烦、心下痞满拘急硬痛、下利、腹满不通为主要表现的少阳阳明合病之证。笔者在跟随吴鸿教授临床学习时，发现吴师善用本方治疗体质胖壮之高血压、糖尿病及冠心病的患者，且疗效卓然，遂结合经典条文、方证相应以及临床从师心得，将其经验总结介绍如下。

关键词： 大柴胡汤；方证相应

1　对大柴胡汤的认识

大柴胡汤是临床常用的经典方剂，首见于《伤寒论》与《金匮要略》，其为历代医家所珍视，奉为圭臬，尊为良方。原方为柴胡半斤，芍药三两，黄芩三两，半夏（洗）半升，生姜（切）五两，枳实（炙）四枚，大枣十二枚，大黄二两。上八味，以水一斗二升，煮取六升，去滓，再煎，温服一升，日三服。

本方主治少阳未解，内有里实，少阳阳明合病，该方用药精简，配伍严谨。方中用柴胡、黄芩疏泄少阳之郁滞，宣透半表半里之邪热。芍药养血和营、缓急止痛，配枳实可除心下满痛。柴胡、枳实、白芍，为四逆散去甘草之方，可调畅气机，疏肝理气。生姜、半夏降逆止呕调和胃气。大枣补益脾胃，以木土俱病，故于泄邪之中，兼顾中焦。其中对是否含大黄一味，《伤寒论》原方本无，但其方后注中强调"一方加大黄二两，若不加，恐不为大柴胡汤"，且《金匮要略》此方已载有大黄，故此可从，配大黄有清少阳余邪及内泻阳明郁热之意，另大黄配伍枳实可行气消痞，又可治腹中胀满、疼痛。本方的组成包含了小柴胡汤和四逆散之意。以药测证，故知大柴胡汤一方面可疏利少阳气滞，使肝气调达，郁热清除；另一方面可荡涤阳明实热，泄浊通腑，使有形之邪如瘀血、痰浊等消除，脉道通畅气血运行没有阻碍[1]，共奏和解少阳，内泄阳明热

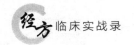

结，畅通血脉之效。

2 跟诊经验

2.1 方证相应

有关大柴胡汤证的条文在仲景原文中共有四条，三条见《伤寒论》第 103、136、165 条，由此研读可知，大柴胡汤证包括主证和次证，其主证为少阳郁热兼阳明里实证及大柴胡汤体质，症见往来寒热、胸胁苦满、喜呕等，更见呕不止、郁郁微烦、心下痞满、拘急硬痛，下利，腹满不通，舌苔厚腻，脉弦等证[2]。方证中"郁郁微烦"是指大柴胡汤证的精神心理症状，表现为烦躁易怒、心情紧张、失眠等。而"心下痞硬"则是指大柴胡汤证的自觉症状，多为胃脘部有拘急不快或疼痛感。大柴胡汤体质人群以中老年居多，往往体格壮实，面色暗红，上腹部充实饱满，或腹肌紧张，按压上腹部则有抵抗感或疼痛不适感[3]。笔者据吴师临床经验总结大柴胡汤体质为体形胖壮，面暗，腹部外形膨隆及按压有阳性体征者。其次证为疾病谱，如心血管疾病、代谢综合征等表现有上述症状若为实热者多考虑大柴胡汤。第四条见《金匮要略》："按之心下满痛者，此为实也，当下之，宜大柴胡汤。"由此可知应用本方时腹诊的重要性，当需按压上腹部，"按之心下满痛"是其首要指征。

临床学习中，笔者根据吴鸿教授对本方的广泛应用，总结以下辨证要点：本方主治证候以实热证为主，体形胖壮，面色暗，胸胁苦满或心下满痛，头晕，口苦，脾气急躁，紧张，失眠，腹部外形膨隆，全腹部按压紧实或疼痛不适，以上腹部尤为明显，便秘或便干，苔腻、脉弦等。同时吴师亦强调临床用方时以证选方，方证相应，灵活化裁，避免机械地针对症状用药。

2.2 随证化裁

在疾病的方证辨证发展阶段，往往需要随证化裁，方可药到病除。如冠心病伴胸痛、面暗者，合活络效灵丹；胸部憋闷不畅者，合橘枳姜汤；血糖偏高者，合葛根芩连汤；心烦、失眠者，合栀子豉汤，另有加龙骨、煅牡蛎以重镇安神等。

3 验案举隅

案例 1：大柴胡汤治疗高血压合并糖尿病。李某，男，37 岁，体形胖壮，面色暗，半年前发现血压升高，遂口服施慧达降压，血压控制一般，近期出现头晕伴胸闷、气短，于郑州市中心医院住院治疗，效欠佳，于 2022 年 3 月 27 日至我处就诊，症见：头晕，胸闷、气短，呼吸不畅，口干欲饮，腹诊时腹壁按压紧实，平素脾气急，纳可，眠差，入睡难，醒后难复睡，小便正常，大便偏干。舌红，苔腻，脉弦。既往糖尿病 1 年，现口服二甲双胍降糖，血糖控制一般。血压 130/90 mmHg。诊断为：眩晕；消渴类病。大柴胡汤证，予大柴胡汤合葛根芩连汤：柴胡 24 g，酒大黄 10 g，枳壳 15 g，黄芩 10 g，白芍 15 g，姜半夏 15 g，生姜 15 g，大枣 20 g，粉葛 50 g，黄连 20 g，甘草 10 g。7 剂，水煎服，日 1 剂，早、中、晚饭后温服。二诊时腹部不适、口干消失，头晕、胸闷、气短亦大减，血压维持在 110/85 mmHg 左右。另诉静坐时易感心脏、头部稍不适，时心前区刺痛，如物覆盖，纳可，眠差，入睡难，二便调。舌红，胖大，苔腻，脉右弱左沉弦。综上守一诊方合温胆汤，5 剂，水煎服，日 1 剂，中、晚饭后温服。服完以上 12 剂汤药后患者头晕未再发，胸闷、气短基本消失。后又多次复诊，共服汤剂 68 剂效佳。随访知现患者降压药、降糖药已停 4 月余，血压波动在 122~118/88~93 mmHg，空腹血糖波动在 6.2~6.7 mmol/L，未诉特殊不适，且对疗效颇为满意。

【按语】本案患者体形胖壮，面色暗，腹诊腹壁按压紧实，符合"大柴胡汤体质"，症见头晕、胸闷，平素脾气急、大便偏干，苔腻，脉弦，符合大柴胡汤方证，故予大柴胡汤，服后腹部不适症状消失，头晕、胸闷亦大减。另症见口干欲饮，便干，故知其里实湿热明显，故合葛根芩连汤以清利湿热亦增降糖之效。二诊时吴师结合患者体质及实热症状明显，予温胆汤，取黄连温胆汤之意，以增强祛痰热之力。综上以证选方，方证相应，故疗效甚佳。吴鸿教授临证时亦常注意此方与五苓散方证鉴别，后方虽亦治疗高血压肥胖体质，但其口干不欲饮，多浮肿貌，腹诊时腹大多松软，面多油光，痰湿明显，热象不甚明显。同时吴师亦强调运用经方治疗时注重整体思维，方证相应，灵活化裁，方可得显著疗效。

案例 2：大柴胡汤治疗冠心病。赵某，女，71 岁，体形偏胖，面色暗，1周前无明显诱因出现胸前区嘈杂不适，伴胸痛，今为求整体中药调治，遂至我处就诊。症见：胸前区嘈杂不适，时胸痛，腹部膨隆，脾气急躁，心烦，眠差，早醒，纳一般，二便调。舌暗，胖大，舌下充盈，苔腻，脉弦滑。心电图提示：窦性心律，心率 60 次／分；完全左束支阻滞。既往冠心病病史数年，平素口服倍他乐克 47.5 mg 每日一次、他汀类药物。诊断为胸痹心痛。符合大柴胡汤方证，予大柴胡汤合栀子豉汤合活络效灵丹加味：柴胡 24 g，酒大黄 10 g，枳壳 15g，黄芩 10 g，白芍 15 g，姜半夏 15 g，生姜 15 g，大枣 20 g，栀子 10 g，淡豆豉 15 g，丹参 12 g，当归 12 g，乳香 12 g，陈皮 30 g，龙骨 30 g，煅牡蛎 30 g。7 剂，水煎服，日 1 剂，早、中、晚饭后温服。西药倍他乐克药量减半，他汀类同前继服。二诊时胸闷痛基本消失，睡眠、心烦亦改善，偶有心慌，胃脘部不适，无腹胀，纳可，二便调。舌暗红，苔腻，舌下充盈、瘀暗，脉弦。守一诊方，加甘松 15 g、苦参 6 g。7 剂，水煎服，日 1 剂，早、中、晚饭后温服。西药倍他乐克药量减至 1/4 片。后随访知患者心慌基本消失，且对本次中药整体疗效甚为满意，诉继服以巩固疗效。

【按语】患者既往冠心病史数年现又胸闷痛，观其体形偏胖，面色暗，腹部膨隆，符合大柴胡汤体质；症见胸闷痛、脾气急躁、心烦、眠差，舌暗苔腻，脉弦，此为少阳阳明合病，且符合大柴胡汤方证，方证相应，选用大柴胡汤为底方。患者心烦、失眠，合栀子豉汤以清热除烦；另以药测证，加龙骨、煅牡蛎以重镇安神；结合患者痰瘀互结心脉闭阻，合活络效灵丹以增化瘀止痛之效，加陈皮取橘枳姜汤之义以行气和胃。二诊时患者胸闷痛基本消失，另诉心慌，故守前方加甘松、苦参以助抗心律失常。综上吴鸿教授亦指出运用大柴胡汤时，准确把握方证相应，灵活化裁，是药到病除的关键。

4 总结

吴鸿教授认为，大柴胡汤方证要点以少阳郁热兼阳明里实证及大柴胡汤体质为主，多表现为体形胖壮，面暗，头晕，口苦，胸胁苦满或心下满痛（或腹部按压紧实），脾气急躁，便干，苔腻、脉弦。吴师亦深入系统学习中医经典古籍，注重患者的主诉和体征，强调方证相应，常以此方为底方，随症加味，治疗体质胖壮之高血压、糖尿病及冠心病的患者，均疗效卓然，值得推广。

参考文献

［1］李伟令，宋堃，张晓晶．大柴胡汤在 2 型糖尿病中的应用［J］．河南中医，2013，33（3）：336-337．

［2］王文卓，刘艳军．基于"异病同治"理论探讨大柴胡汤在临床疾病中的应用［J］．中国民族民间医药，2022，31（6）：19-23．

［3］毛科明．黄煌教授运用大柴胡汤经验［J］．光明中医，2014，29（12）：2641-2648．

（梁腾云整理）